Über dieses Buch Der Mangel an fundiertem Wissen über Epilepsie und über das Leben von Epilepsiekranken veranlaßte Sue Cooke, die Geschichte ihrer Jugend niederzuschreiben. Es ist die Geschichte vom Ausbruch und Verlauf ihrer Krankheit, vom Suchen nach den Möglichkeiten und den Grenzen, die ihr dadurch gegeben sind.
Sue Cooke erzählt vom jahrelangen, beschwerlichen Prozeß des Freischwimmens. Sie berichtet von dem Wunsch, so zu leben wie die anderen, und von ihren Bemühungen, sich nicht als Behinderte einschränken zu lassen. Nicht die Anfälle selber, sondern Selbstmitleid und die Vorurteile und Reaktionen der Mitmenschen erweisen sich dabei als die größeren Schwierigkeiten. Ungeachtet aller Hindernisse sucht sie ihren Weg, die Sehnsucht nach Unabhängigkeit läßt sie nicht ruhen. Aber erst nachdem sie ihre Familie verlassen hat und völlig auf sich gestellt im Ausland lebt, reift sie von einem kranken Mädchen zu einer erwachsenen, selbständigen Frau.
Nach all diesen Erfahrungen rät sie anderen Epilepsiekranken: »Was immer Sie tun möchten, ob Sie nun Gurken pflanzen oder an den Schwimmwettkämpfen der Olympischen Spiele teilnehmen möchten – tun Sie es. Sie können es, und es wird Ihnen gelingen. Ich weiß es.«

Die Autorin 1949 in Australien geboren, seit ihrem 15. Lebensjahr epilepsiekrank. Sie studierte Philosophie und Geschichte der Naturwissenschaften, arbeitete als Lehrerin, Fabrikarbeiterin und Bürokraft, später im Buchhandel. 1972 übersiedelte sie nach England, hier entstand dieses Buch. (1985 erschien ebenfalls in England ihr erster Roman: ›Memory's Dancer‹). Sie lebt heute zusammen mit ihrem Mann und ihrem Kind wieder in Australien.

Sue Cooke

Zerzaustes Käuzchen

Die Emanzipation
einer Epilepsiekranken

Deutsch von
Hans Joachim Salize

Fischer
Taschenbuch
Verlag

Lektorat: Anke Rasch

Deutsche Erstausgabe
Veröffentlicht im Fischer Taschenbuch Verlag GmbH,
Frankfurt am Main, Februar 1987

Titel der englischen Originalausgabe: ›Ragged Owlet‹
Erschienen bei Arrow Books Ltd., London

Umschlaggestaltung: Jan Buchholz/Reni Hinsch
Gesamtherstellung: Clausen & Bosse, Leck
Printed in Germany
1080-ISBN-3-596-23245-7

Persönliche Erfahrungen mit Krisen

Unter dieser Überschrift legt der Fischer Taschenbuch Verlag Titel vor, deren Autoren aus eigenem Erleben oder auch aus der Betroffenheit über das Schicksal eines anderen versuchen, Ereignisse und Empfindungen zu reflektieren.
Ob die Ursache der Krise psychische oder physische Erkrankung, das Scheitern einer Partnerschaft oder sonst ein tief berührendes Erlebnis war – es gab Anlaß, das Leben zu überdenken.

Vorbemerkung

Niemand außer mir könnte diese Geschichte erzählen – nicht einmal ein anderer Epilepsiekranker. Keiner von uns gleicht dem anderen. Unsere Erkrankung kann die verschiedensten Ursachen haben. Ebenso unterschiedlich sind ihre Auswirkungen. Aber wir haben alle das gemeinsame Problem, die Krankheit zu verbergen – sei es vor Freunden, Arbeitgebern oder vor Behörden. Falls wir sie jedoch nicht vor aller Welt geheimhalten, müssen wir die Konsequenzen tragen – wenn wir stark genug sind. Denn sobald wir das Wort *Epilepsiekranker* auch nur flüstern, fallen wir auf wie der Joker im Kartenspiel. Alle, die uns hören, stecken uns in eine Schublade mit der Aufschrift »Vorsicht«, denn das allgemeine Wissen über Epilepsie ist erstaunlich gering – so gering, daß es in manchen Fällen noch nicht einmal zum Kampf um Anerkennung, um Gleichberechtigung in unserer aufgeklärten westlichen Gesellschaft kommen kann. Das habe ich viele Jahre lang erlebt. Aber es müßte nicht so sein – und das ist den Kampf ganz bestimmt wert. Wenn man mitmacht, dann zählt nur eins: die Selbsteinschätzung als ganzer Mensch.

Dies ist nicht unbedingt die Geschichte eines Erfolgs. Aber ich vermute, daß ich aus meinem Leben ein interessanteres Chaos gemacht habe als viele der sogenannten »normalen« Menschen. Der Kampf geht für mich weiter, und ich kann nur hoffen, daß meine Geschichte anderen Mut macht, sich freizukämpfen von Eingrenzungen und Vorurteilen und wirklich zu *leben*.

1. Kapitel

Es war ein klarer Tag spät im April, kühl genug für unsere vorgeschriebene Winter-Schulkleidung, dem Trägerrock mit den grünen Schottenkaros und der goldfarbenen Bluse. Zwei Aufsichtsschülerinnen holten mich aus dem Klassenzimmer und sagten, daß der Direktor mich zu sehen wünsche. Ich ahnte mehr oder weniger den Grund, aber trotzdem stieg Beklommenheit in mir auf – alle sechshundert Schülerinnen hatten großen Respekt vor dem Direktor.

Er war ein kleiner, untersetzter Mann mit einer ruhigen, aber bezwingenden Art: tief religiös und von hohem Ansehen in der Protestantischen Gemeinde. Immerhin leitete er eine der angesehensten Privatschulen für Mädchen in ganz Melbourne. Seit er der Schule vorstand, hatte die Zahl der Schülerinnen beträchtlich zugenommen und ebenso die der neuerbauten Unterrichtsgebäude. Er war nicht nur Pfarrer, sondern auch Arzt... vermutlich wollte er mich deshalb sprechen – aus echtem Interesse, verbunden mit Fürsorgepflicht.

Der neue Kies knirschte unter unseren Füßen, als ich mit meiner Eskorte zu dem Büro des Direktors ging. Dort setzte ich mich, ohne zu wagen, mich in diesem Allerheiligsten umzuschauen. Dabei hatte ich noch nie zuvor das Büro des Direktors betreten. Er fragte mich, was die Ärzte für mich tun, und erklärte, daß ich an der Schule weiterhin willkommen bin (das war verwirrend); dann versicherte er mir, von seiner Seite und von seiten des Kollegiums habe sich die Haltung mir gegenüber nicht geändert (meine Bestürzung wuchs). Dann wollte er wissen, welche Fächer ich in der fünften Klasse belegt habe, ob es Schwierigkeiten mit ihnen gibt und was ich für die Zukunft plane. Ich hatte keine Ahnung, worauf er hinauswollte, und murmelte etwas von Unterrichten oder Kindererziehung. Er schien mit meinen Antworten nicht ganz zufrieden zu sein. Das habe er mit seiner Frage nicht gemeint. Aber – was wollte er denn bloß von mir hören?

»Du weißt, daß dein Leben sich nun von Grund auf ändern wird! Du kannst die Dinge nicht mehr so betrachten wie früher. Du bist anders als die anderen, und du wirst nie mehr so sein wie

sie!« Er sagte das freundlich und als würde er mit einem Erwachsenen sprechen. Um seine Augen erschienen kleine Fältchen, als er traurig lächelte. Trotzdem hatten seine Worte einen Beigeschmack des Verhängnisvollen, der mich tief bestürzte.
Ich erwiderte: »Ich sehe nicht ein, weshalb sich etwas ändern soll. Ich werde all das tun, was ich schon immer getan habe!«
»Du bist ein mutiges Mädchen! Wirklich sehr tapfer!« erwiderte er sichtlich befriedigt.
Aber ich war überhaupt nicht tapfer. Ich war gerade fünfzehn geworden, und wie man sich vorstellen kann, hatte ich von nichts eine Ahnung.
Reverend Morley sprach das schreckliche Wort nicht aus. Er sah keine Veranlassung dazu. Wahrscheinlich nahm er an, daß ich das Wort und seine Bedeutung bereits kannte und schon genug darunter litt. Und so war es auch: Die Lehrer und meine Klassenkameradinnen hatten die Anweisung bekommen, das Wort in meinem Beisein nicht zu erwähnen. Es war also unwahrscheinlich, daß es mir in der Schule überhaupt zu Gehör kam.
Völlig verängstigt hörte ich den Direktor dann sagen, wir müßten zusammen für mich beten, da mir diese neue Prüfung auferlegt worden sei. Man sagte nicht einfach »Nein« zu Reverend Morley. Starr vor Angst ließ ich mich von ihm – er hatte die Hand auf meiner Schulter – zu der Schulkapelle führen. Wir knieten nieder, und er forderte mich drei- oder viermal auf, laut zu beten.
»Nur ein paar Worte, und der HERR wird ein Einsehen haben!«
Aber auch unter normalen Umständen wäre ich in seiner erlauchten Nähe nie dazu in der Lage gewesen. Und jetzt wußte ich wirklich nicht, wofür ich denn überhaupt beten sollte. Ich starrte mit wachsender Panik auf die bunten Kirchenfenster mit den frommen Heiligen. Die Stille wurde fast greifbar, als wir so nebeneinander knieten.
Ich spürte, daß Reverend Morley ungehalten wurde. Gebete waren für ihn *die* Lösung für alle Probleme. Ich konnte nichts tun, um der Situation die Spannung zu nehmen, so verängstigt und eingeschüchtert war ich. Schließlich sprach er allein ein paar Worte, stand dann schnell auf und entließ mich.
Das Gespräch mit ihm verstärkte meine Verwirrung. Es weckte in mir dunkle Vorahnungen. Reverend Morley tat so etwas nicht sehr oft. Offensichtlich war ich also ein ganz spezieller Fall.
Nur ganz allmählich begann ich zu begreifen (richtig klar wurde

es mir vielleicht fünfzehn Monate später), weshalb ich damals ausgesondert worden war. In diesem April wurde mir ein Etikett aufgedrückt, das ich für den Rest meines Lebens tragen werde: *»Epileptikerin!«*

Ein Vorfall, der dem schrecklichen Gespräch mit dem Direktor vorausging, hätte mich eigentlich warnen müssen. Obwohl das Drama erst zwei Tage vorher stattgefunden hatte, schien es in keinem Zusammenhang mit den Prophezeiungen des Direktors zu stehen. Das war doch kein Grund, mir einen roten Teppich auszurollen.

Die fünfte Klasse verbrachte den Nachmittag in der Schulbibliothek mit Lernen und dem heimlichen Austauschen von Zetteln, da Unterhaltungen verboten waren. Als nächstes kann ich mich nur daran erinnern, daß ich auf dem Teppich lag und alles wie in einem verschleierten Traum sah. Ich war davon überzeugt, daß alle anderen genauso dalagen. Dieser seltsame traumähnliche Zustand muß ziemlich lange angehalten haben. In Momenten, in denen das Bewußtsein zurückkehrte, wollte ich aufstehen; dabei erinnere ich mich an den Gehrock und die Hand von Reverend Morley, der neben mir kniete und mich zurückdrückte. »Nein, nicht aufstehen, Susan!« sagte er. »Bleib ruhig liegen.« Nun, dann war es wohl richtig, liegenzubleiben. Sogar die Bibliothekarin, meine erklärte Feindin, mußte sich den Anordnungen des Direktors beugen.

Der unwirkliche Traum, ich würde tatsächlich während einer Schulstunde flach auf dem Rücken liegen, wurde immer wieder von Phasen unterbrochen, in denen ich alles um mich herum vergaß. Ich hatte nicht die geringste Ahnung, was eigentlich geschah.

Aber Liz, meine beste Freundin, hatte neben mir am Tisch gesessen und alles miterlebt. Sie bemerkte, wie ich meinen Kopf langsam nach rechts drehte, zur Seite kippte und auf ihren Schoß fiel. Sie glaubte, ich würde Spaß machen, bis sie meinen starren Blick sah und die verkrampften Glieder spürte. Irgendwie gelang es ihr, mich auf den Fußboden zu manövrieren. Mein Gesicht lief blau an, mein Körper begann zu zucken und zu zittern, meine Augen verdrehten sich, und ich stöhnte ganz schrecklich.

Liz bekam panische Angst und glaubte, ich würde sterben. Sie war völlig unvorbereitet. Ihre Knie gaben nach, und sie begann zu zittern. Sie empfand Ekel und Entsetzen vor der unbekannten Macht, die so plötzlich Besitz von mir ergriffen hatte. Sie

schüttelte mich ab und ergriff die Flucht, auch wenn sie mich ganz offensichtlich halbtot liegen lassen mußte.
Die arme Bibliothekarin hatte bestimmt genausoviel Angst wie Liz. Sie schickte jemand los, der sofort Hilfe holen sollte, und sie benachrichtigte die Schulleitung. Und das war gut. Nur Reverend Morley konnte einen Raum voller halbwüchsiger Mädchen beruhigen, die vor Angst hysterisch wurden, weil sie mitansahen, wie eine ihrer Klassenkameradinnen von einer gewalttätigen und unberechenbaren Krankheit heimgesucht wurde. Liz erzählte später, daß sie noch eine Woche unter den Folgen des plötzlichen Schocks gelitten hatte.
Vom Rest des Tages habe ich nur sehr wenig in Erinnerung. Jemand brachte eine Trage, und man schaffte mich vorsichtig die Holztreppe hinunter und über das Schulgelände zum Verwaltungsgebäude. Zwei Lehrer brachten mich nach Hause, nachdem meine Mutter angerufen worden war. Einer von ihnen riet ihr, sofort einen Arzt zu verständigen, denn das Ganze sei mehr als ein simpler Ohnmachtsanfall gewesen.
Mutter mußte zu Tode erschrocken sein. Ich habe mich noch oft gefragt, wie sie sich wohl an diesem Tag gefühlt haben mochte. Ich war viel zu benommen, um auf ihre Reaktion zu achten, sondern war dankbar für mein warmes Bett, das weiche Kissen und die Wärmflasche für meine ungewöhnlich kalten Füße.

Die Natur ist oft freundlich zu denen, die sie willkürlich zu Fall bringt. Mir schenkte sie einen schweren, segensreichen Schock, der nach meinen schlimmsten Anfällen mehrere Tage anhielt. Ich konnte dadurch meine Fassung wiederfinden, ohne mich darum zu kümmern, was der Rest der Welt dachte. Bis meine Verstandeskräfte wieder soweit waren, daß ich mir den Kopf über die Reaktion der Leute auf meinen letzten Anfall zerbrechen konnte, war er für sie schon wieder Schnee von gestern.
Also erschrak ich auch nicht, als unser freundlicher und weiser Hausarzt erschien. Ich fragte mich nicht einmal, weshalb er wohl gerufen worden war. Er verschrieb mir sofort Medikamente, die mir bis zur genauen Diagnose durch einen Facharzt helfen sollten.
Wahrscheinlich wußte aber auch er bereits genau, ebenso wie der Direktor, was mit mir los war. Er sagte es jedoch nicht

meiner Mutter, obwohl er schon seit Jahren unser Hausarzt war. Möglicherweise befürchtete er, sie würde sich unnötig zu große Sorgen machen.
Zwei Tage lang befand ich mich in einem Zustand, in dem ich ohne zu fragen alles mit mir geschehen ließ. Auch als ich am zweiten Tag zu einem Spezialisten in der Collins-Street gebracht wurde, fragte ich nicht nach dem Grund. Ich erinnere mich noch dunkel an das Messingschild, auf dem »Facharzt für Neurologie« stand. Normalerweise wäre ich vor Angst erstarrt – wenn ich fähig gewesen wäre, mir die Bedeutung klarzumachen. Die Praxis war mit allem ausgestattet, was den erfolgreichen Facharzt kennzeichnet: ein leise summender Lift, ein abgedunkeltes Wartezimmer, weiche Teppiche, exklusive Zeitschriften und eine Sprechstundenhilfe, die nur mit gedämpfter Stimme sprach. Der Arzt war ein gepflegter Herr mit einem grauen Haarkranz um die Glatze. Er schickte mich zu verschiedenen Untersuchungen, die seine Vermutungen bestätigen sollten.
Eine der sichersten Methoden, mit der sich eine Epilepsie nachweisen läßt, ist die Elektroenzephalographie (EEG). Bei diesem Verfahren werden die Gehirnströme gemessen und auf einen endlosen Papierstreifen übertragen, der langsam abrollt, während die Kurven aufgezeichnet werden. Ein EEG ist für einen Neurologen ebenso aussagekräftig wie ein Elektrokardiogramm (EKG) für den Herzspezialisten.
Das EEG-Gerät sieht ziemlich furchterregend aus, und es war wahrscheinlich nur gut, daß ich nicht wußte, was mit mir geschah, als ich dem ersten Test unterzogen wurde. Die Untersuchung ist jedoch nicht schmerzhaft. Allerdings glaubte ich lange Zeit, die flachen Elektroden, die dabei an meinem Kopf befestigt wurden, hätten Nadeln an der Unterseite. Niemand erklärte mir etwas! Zuerst setzte man mir ein Haarnetz auf. Dann wurde an den Ableitpunkten eine Flüssigkeit aufgetragen, die die Leitfähigkeit verbessert. Anschließend brachte man die Elektroden an, die mit einem Dschungel von Gummikabeln gesichert wurden. »Augen schließen... Augen öffnen... schneller atmen... das rechte Auge schließen...beide Augen schließen... Atem anhalten...« – So ging es eine Ewigkeit (zwanzig Minuten, um genau zu sein). Schließlich wurde alles wieder entfernt, und ich durfte gehen. Ich sah aus wie ein Baum mit einem Vogelnest in der Krone. Zu Hause wusch ich mir als erstes das klebrige Zeug aus den Haaren.

Ich mag EEGs auch heute noch nicht, obwohl sich mittlerweile einiges an dem Verfahren geändert hat. Man sitzt nun auf einem bequemen Stuhl, anstatt in einem abgedunkelten Raum liegen zu müssen. Alles ist viel freundlicher und funktioniert reibungslos. Dieser Eindruck wird jedoch durch den furchterregenden Beginn beeinträchtigt, wenn man grellen Lichtern ausgesetzt wird, die mit unterschiedlicher Geschwindigkeit flackern – durch die der Arzt aber offensichtlich wertvolle zusätzliche Informationen erhält.
Die Kurven des EEG wiesen mich geradezu als klassischen Fall aus. Sie hatten das für Epilepsiekranke typische Aussehen. Das verschwieg man mir einige Zeit, aber ich spähte oft in meine langsam dicker werdende Krankenakte, in die schmale, mit roter Tinte unterstrichene Papierstreifen – Abschnitte der EEG – geklebt waren. Für den Neurologen mußten sie Bände sprechen.
Danach begann eine lange Phase, in der ausprobiert wurde, welche Kombination krampfhemmender Medikamente bei mir am besten wirkte. Man verschrieb mir nach und nach alle gängigen Mittel: Dilantin, Ospolot, Mysoline, Tegretol und Phenobarb.* Wie wenig ahnte ich doch am Anfang, daß ich diese Medikamente nicht nach ein paar Wochen wieder würde absetzen können, wie bei meinen bisherigen Krankheiten, sondern mein ganzes Leben lang einnehmen muß.

Als ich mich von dem ersten Anfall wieder erholt hatte und der Besuch beim Facharzt hinter mir lag, gab es für mich keinen Grund, noch länger in der Schule zu fehlen. Aber der erste Anfall hatte meine Sensibilität für die Reaktionen der anderen erhöht. Das brachte mich zu der Überzeugung: Etwas an mir mußte sich radikal verändert haben! Aber ich kam nicht dahinter, was. Deshalb verwirrte mich auch das Gespräch mit dem Direktor so. Ich konnte einfach nicht glauben, daß ich mich über Nacht verändert haben sollte – und alle, die davon überzeugt zu sein schienen, verrieten mir mit keinem Wort, worin ich mich denn so plötzlich von ihnen unterschied.

* Diese Medikamente werden in der Bundesrepublik unter folgenden Handelsnamen vertrieben: *Dilantin:* Epanuitin, Phenydan, Zentropil; *Ospolot:* Ospolot; *Mysoline:* Liscantin, Mylepsin, Resimatil; *Tegretol:* Tegretal, Timanil, Sirtal; *Phenobarb:* Luminal, Phaenemal, Maliasin.

Aber das Gespräch mit dem Direktor, das mir mit fünfzehn so verwirrend und beschämend vorkam, war in Wirklichkeit der sorgfältig geplante Teil einer ganzen Reihe von Maßnahmen, die nach meinem ersten Anfall ergriffen wurden. Einige Lehrer haben mir erzählt, wie sehr sie Reverend Morley dafür bewunderten, daß er die Situation so gut bewältigte. Ich, die Patientin, hatte es noch am einfachsten, denn ich mußte ja lediglich ruhig auf dem Boden liegen. Meine Mitschülerinnen dagegen dachten, ich würde sterben. Aber Reverend Morley hatte die Situation im Griff, und seine besonnene Art beruhigte alle auf der Stelle und auch noch während des restlichen Tages. Ohne seine Autorität in Verbindung mit fundiertem Fachwissen wären die meisten Mädchen sicher nicht mit der Sache zurechtgekommen. Rückblickend weiß ich, daß ich Reverend Morley großen Dank schulde.
Ich habe ihm – mittlerweile ist er pensioniert – vor kurzem geschrieben, um genau zu erfahren, was in der Schule vor sich ging, wenn ich die Dinge um mich herum geschehen ließ. Als Antwort beschrieb er seine Reaktion auf die außergewöhnliche und so störende Krise an seiner Schule.

Jemand klopfte heftig an die Tür zu meinem Büro. Diesmal sollte ich sofort in die fünfte Klasse kommen.
»Es ist Sue«, sagte das Mädchen. Susan bekam epileptische Anfälle – und zwar ernste.
Die Lage war bereits mit den Mädchen der Klasse besprochen worden. Es konnte sein, daß Susan ganz plötzlich Hilfe brauchte. Sie konnte an ihrem Pult zusammenbrechen und schwer fallen. Sie konnte sich auf dem Boden wälzen, mit den Armen um sich schlagen, furchtbar stöhnen und die Kiefer verkrampfen. Die beiden Mädchen neben ihr sollten ihr in solchen Fällen helfen, die anderen dagegen sich weiter mir ihren Büchern beschäftigen. Die Helferinnen sollten Susan mit sanfter Gewalt niederhalten und ihr einen Bleistift oder ein Lineal zwischen die zusammengepreßten Zähne schieben, damit sie sich nicht die Zunge oder die Lippen zerbiß. Ein drittes Mädchen sollte Hilfe holen – entweder jemand aus dem Sanitätsraum oder aus meinem Büro.
So geschah es auch in der Regel. Ich erschien immer sehr schnell auf der Bildfläche, aber die nötigen Schritte waren bereits unternommen worden. Die Klasse geriet zwar in Aufregung, aber nach außen hin bemühten sich die Mädchen darum, ruhig zu

bleiben und scheinbar zu lesen. Und schon hatte sich der Sturm gelegt. Dann erwachte Susan – ihr intelligentes Gesicht war so bleich, so überrascht und fragend – so erschöpft – mit den Worten: »Was ist passiert? Wo bin ich?« Anschließend kam der Transport mit der Trage in den Sanitätsraum, der Anruf bei ihrer Mutter und die leise Klingel, die das Ende der Schulstunde ankündigte.
Ich war stets erstaunt über die Selbstverständlichkeit, mit der alle Betroffenen, vor allem die Mädchen aus der Klasse, die Situation bewältigten. Immer tat jemand instinktiv genau das Richtige – mit einem Sinn für tätiges Mitgefühl und auch für Hoffnung. Es gab nie große Diskussionen. Höchstens einmal eine Bemerkung wie: »Das letzte Mal war es schlimmer als heute.«
Aber nach den Anfällen stand auf Susans Gesicht Verwunderung und Ratlosigkeit, sobald sie die Augen öffnete. Immer fragte sie dann: »Was ist passiert?«

Wir wurden stets dazu angehalten, in überraschenden Situationen mit den Lehrern zusammenzuarbeiten. Man erwartete von den Schülerinnen, daß sie sich in Krisensituationen so besonnen wie Erwachsene verhielten. Ich glaube, ich war bis zu diesem Zeitpunkt an der Schule das einzige Mädchen mit Epilepsie, aber schon andere Problemfälle – zum Beispiel wenn ein Mädchen Vater oder Mutter verlor oder Schwierigkeiten hatte, sich einzufügen – waren mit der Klasse und den Lehrern oder dem Direktor diskutiert und bewältigt worden. Zwei Jahre lang gehörte ein geistig behindertes Mädchen zu unserer Klasse. Wir wurden auf ihr Kommen vorbereitet – man nannte uns auch die Gründe, aus denen sie in unsere Klasse kam. Alle Außenseiter sollten in die Klassengemeinschaft integriert werden, und die Klasse mußte ihre Angelegenheiten selbst in die Hand nehmen. Als mein Fall mit ihnen erörtert wurde, zeigten sich deshalb auch alle sechsunddreißig dieser sechzehnjährigen Mädchen in der Diskussion zumindest aufgeschlossen, und sie stellten sich darauf ein, noch weitere, ähnliche Zwischenfälle zu akzeptieren.
Ohne daß ich davon wußte, existierte aus diesem Grund ein einfaches Erste-Hilfe-Programm, das jederzeit ablaufen konnte, wenn ich in der Schule war. Jeder Lehrer bestimmte ohne großes Aufhebens vor seiner Stunde die beiden Mädchen, die als meine »Helferinnen« fungieren sollten. Es war selbstverständlich, daß diese beiden sich dann um mich kümmerten, wenn es zu

einem Anfall kam. Ich weiß nicht, ob die jeweiligen Helferinnen es mir übelnahmen, daß man sie auswählte, denn mir gegenüber wurde das Verfahren mit keinem Wort erwähnt. Ich bemerkte es auch nie, obwohl die Einteilungen wahrscheinlich achtmal am Tag stattfanden. Ich kann es der Schule nicht hoch genug anrechnen, daß sie Hunderte von halbwüchsigen Mädchen dazu brachte, Verständnis für eine anhaltende und störende Krise zu entwickeln und in ihr Alltagsleben zu integrieren. Reverend Morley war nach jedem Anfall innerhalb weniger Minuten zur Stelle. Ich lernte bald: Sein schwarzer Gehrock neben mir war das sichere Zeichen für einen Anfall. Möglicherweise erschien er nur deshalb, weil er die Klasse beruhigen wollte. Aber mein Vertrauen zu ihm wuchs, und meine Furcht vor ihm schwand.

In dieser behüteten Umgebung brauchte ich keine Angst davor zu haben, ausgestoßen oder gemieden zu werden. Lange Zeit war mir gar nicht bewußt, daß es überhaupt Gründe dafür geben könnte. Ich sah ja nicht, welchen Anblick ich den anderen Mädchen bei meinen Anfällen bot. Kinder sind nicht so grausam, wie man im allgemeinen unterstellt, und schon gar nicht, wenn man ihnen erklärt, weshalb sie Rücksichtnahme üben sollen.

Ich habe noch nie jemanden bei einem Krampfanfall gleich welcher Art beobachten können. Vielleicht ist das ein Glück – vielleicht auch nicht –, gewissermaßen hoffe ich, daß mir dieser Anblick erspart bleibt. Wenn ich jedoch in den ersten Jahren den Anfall eines anderen miterlebt hätte, dann hätte ich mir natürlich viel eher die möglichen Reaktionen meiner Umgebung vorstellen, aber genausogut davon einen Komplex bekommen können. Es war schon schlimm genug, als ich einmal sah, wie meine Mutter nach einem Blutgerinnsel einen Krampf hatte. Ich träumte noch nach Jahren davon.

Nach allem, was man erzählt, kann das Aussehen eines Menschen bei einem Anfall einem Beobachter wirklich Angst einjagen – es sei denn, er ist daran gewöhnt. Meine Mutter jedoch hat ihren ersten Schock, den ihr mein Anblick versetzte, nie ganz überwunden, obwohl sie doch so viele meiner Anfälle miterlebt hat. Möglicherweise ist es für sie so schlimm, weil sie viel stärker als andere betroffen ist.

Bei einem großen epileptischen Anfall (gewöhnlich *Grand mal* genannt) geschieht folgendes mit mir: Meine Augen werden starr, und bereits von diesem Moment an bin ich nicht mehr bei Bewußtsein. Mein Kopf dreht sich langsam nach rechts (gewöhnlich schmerzen meine Halsmuskeln auf der linken Seite noch ein oder zwei Tage danach), dann wird mein Körper steif und fällt zur Seite. Ich spüre dabei keinerlei Schmerzen, obwohl alle meine Muskeln angespannt sind. Der Sturz bedeutet aber in der Regel eine dicke Beule am Kopf und blaue Flecken an meiner linken Schulter, an den Rippen, am Arm oder an der Hüfte. Wie groß sie sind, hängt davon ab, wie schwer ich stürze. Es gleicht am ehesten einem Schlaganfall oder einer Art Miniaturtod. Weil ich nicht atme, läuft mein Gesicht blau an, und der Speichel rinnt mir aus dem Mund. Wenn es nachts geschieht, ist mein Kopfkissen feucht.

Dieser leblose Zustand kann von dreißig Sekunden bis zu einer Minute dauern. Bis sich die Starre löst, sieht diese Phase für einen Augenzeugen weit gefährlicher aus, als sie ist. Danach setzt die Atmung sehr heftig wieder ein, und Speichel wird durch die aufeinandergepreßten Zähne gedrückt. So entsteht der typische Schaum vor dem Mund. Nach und nach löst sich die Muskelverkrampfung vollends, um vom »Zucken und Zähneknirschen« abgelöst zu werden. Meine Zähne pressen sich dann mit unglaublicher Kraft aufeinander. Die Zunge ist gewöhnlich auf der linken Seite ziemlich zerbissen – der Seite, nach der ich immer falle. Das Zähneknirschen ist so heftig, daß Anwesende gut beraten sind, wenn sie dem Mund des Patienten nicht zu nahe kommen. Meine Mutter hat sich bei den Versuchen, meine Zunge zu retten, oft zerbissene Finger geholt.

Das alarmierende Zucken des Körpers ist bei einem *Grand mal* normal. Aber nur wir wissen, weshalb wir um uns schlagen. Bei mir geschieht es, weil ich in einem Grab oder unter den Wassermassen eines tiefen, schwarzen Ozeans begraben worden bin und verzweifelt versuche, aus der Tiefe wieder zum Licht zu kommen. (Obwohl die Augen weit aufgerissen sind, sehen sie nichts anderes als tiefstes Schwarz, denn während eines Anfalls empfängt das Gehirn keine visuellen Eindrücke.) Jeder Muskel meines Körpers ist beteiligt an dieser enormen Anstrengung, an diesem Kampf ums Überleben.

Schließlich beginnt das Gehirn wieder normal zu arbeiten. Aber das geschieht nur sehr langsam. In meinem Fall dauert es zwei oder drei Stunden, bis ich herausgefunden habe, wo ich

bin (in der Schule? Zu Hause? In welchem Gebäude, in welcher Stadt, in welchem Land?). Alles um mich herum sieht fremd aus. Ich weiß weder das Datum noch die Uhrzeit, erinnere mich nicht daran, ob Morgen oder Abend war, wo ich mich eigentlich befinden sollte (bei der Arbeit? Im Bett?) und weiß auch nicht, was ich vor dem Anfall gemacht habe. Es dauert sogar geraume Zeit, bis mir überhaupt bewußt wird, daß ich einen Anfall hatte. Die Reaktionen der anderen Menschen sind manchmal eine Hilfe – so wie mir in der Schule die Anwesenheit von Reverend Morley verriet, was passiert war. Wenn ich allein bin, dauert alles viel länger. Das Endresultat sind rasende Kopfschmerzen, eine geschwollene Zunge, Gleichgewichtsverlust, entsetzliches Frieren und die Schwierigkeit, einen festen Punkt zu fixieren – sowie der überwältigende Wunsch, nur noch zu schlafen. Die unglaubliche körperliche Anstrengung, den Ozean zu teilen (ich nehme an, dabei handelt es sich um den animalischen Überlebensinstinkt), hat mich schließlich so erschöpft, daß ich nur noch passiv irgendwo liege und alles um mich herum geschehen lasse – so wie an dem Tag meines ersten Anfalls.
Erst nach mehreren Stunden kann ich wieder etwas klarer denken, und die Kopfschmerzen weichen vielleicht dem Gefühl der Zerschlagenheit am ganzen Körper, was etwas leichter zu ertragen ist. Die Muskeln meines Oberkörpers schmerzen oft nach diesem Kraftakt. Es dauert sehr lange, bis ich wieder auch nur zu den allernotwendigsten Dingen des Alltags fähig bin. Nach einem leichteren Anfall versuche ich normalerweise mein Tagesprogramm auch zu Ende zu führen, aber ein schwerer *Grand mal* kann mich einen oder sogar zwei ganze Tage außer Gefecht setzen.
Ein Anfall dieser Art ist für Tausende von Menschen in der ganzen Welt eine nur allzu vertraute, tägliche Erfahrung. Allein in Großbritannien leben vierhunderttausend Epilepsiekranke, und in jedem Jahr werden dreitausend neue Fälle diagnostiziert. Einige von uns wurden sogar berühmt: Dostojewski zum Beispiel, Napoleon und Julius Caesar – nicht zu vergessen der bekannte Cricketspieler Tony Greig.
Gott sei Dank behalte ich die Kontrolle über meinen Schließmuskel. Einige Epilepsiekranke entleeren bei ihren Anfällen Blase und Darm, was für sie und die Anwesenden eine zusätzliche Belastung und Peinlichkeit bedeutet. Die Heftigkeit meiner Anfälle variiert sehr. Das Beschriebene ist eine allgemeine

Darstellung des *Grand mals* oder des großen epileptischen Anfalls – der eigentlichen Ursache, weshalb Menschen mit schwerer Epilepsie seit jeher von den »normalen« Menschen eingesperrt oder gemieden wurden.

Nach meinem ersten Anfall brachte man mir bei, zwischen einem *Grand mal* und dem, was die Fachärzte *Petit mal* nennen, zu unterscheiden. Es ist ziemlich wahrscheinlich, daß ich bereits mehrere Jahre lang *Petit mals* hatte, denn in der Schule war ich als unaufmerksam bekannt und galt als Träumerin. Glücklicherweise machte ich das jedoch durch meine Leistungen bei Prüfungen wieder wett. Ich sah ständig aus dem Fenster und war ganz in den Anblick des blauen Himmels vertieft – sehr zum Ärger und zur Verzweiflung der Französisch- und Mathematiklehrerinnen, die mich erst fünf Minuten vorher wegen der gleichen Sache ermahnt hatten. Ich vermute, es war nur ein schwacher Trost für sie, daß es schließlich eine Erklärung für diese Unhöflichkeit gab.
Ein *Grand mal* läßt sich als ein Sturm elektrischer Entladungen im Gehirn beschreiben, die eine Art Kurzschluß verursachen, bei dem der Patient wie vom Blitz getroffen zusammenbricht. Beim *Petit mal* handelt es sich um einen weniger schweren Gewittersturm, bei dem der Patient nicht auf den Boden stürzt, der aber die Verstandestätigkeit sekundenlang unterbricht. Die Erinnerung an das, was man gerade noch tun wollte, wird dabei vollständig weggewischt, und es kann fünf bis zehn Minuten dauern, bis man einen Gesprächsfaden wiederfindet. Es gleicht schlicht Geistesabwesenheit. Ich habe festgestellt, daß die Menschen bei einem *Grand mal* eher bereit sind, mein Verhalten zu akzeptieren, da sie ja sehen können, daß irgend etwas Schlimmes mit mir passiert sein muß. Aber bei einem *Petit mal* sind für sie keine physischen Ursachen sichtbar. Deshalb kann ich keinem, der meine Krankengeschichte nicht kennt, übelnehmen, wenn er mich für ausgesprochen unhöflich oder faul hält.
Als meine Epilepsie diagnostiziert wurde, hatte ich ungefähr dreißig leichte Anfälle – *Petit mals* – am Tag. Ich habe sie nie wirklich gezählt, aber sie konnten sehr lästig sein. Normalerweise wurden sie bereits dadurch ausgelöst, daß mir etwa jemand in der Schule eine Frage stellte. Aber sie traten genausooft auf, wenn so etwas Unauffälliges wie ein Zaunpfahl oder

ein Grashalm meine Aufmerksamkeit auf sich lenkte. Ich konnte mich so auf die winzigsten Dinge konzentrieren, daß sie mich völlig in ihren Bann zogen.
Zu meinem Glück stellten sich Lehrer und Familie bald darauf ein. Aber viele Kinder machen solche Erfahrungen jahrelang, ohne daß sie als Anfälle erkannt werden, und müssen dann (so wie ich) ständig Ermahnungen wegen ihrer Unaufmerksamkeit ertragen. Wiederum glücklicherweise scheinen sich die ständigen *Petit mals* jedoch nicht negativ auf meine Erziehung ausgewirkt zu haben. Viele Kinder schreiben sich selbst als »hoffnungslose Fälle« ab oder halten sich für »dumm«, nur weil sie eine Frage oder Anweisung des Lehrers nicht hören können – oder schlimmer, sie haben sie verstanden, sind aber physisch nicht in der Lage, dem immer ungeduldiger werdenden Erwachsenen sofort zu antworten.
Das waren also die beiden Arten meines neuen »Befindens«, die ich zu unterscheiden lernte und über die ich dem Neurologen berichten sollte. Aber die Vokabel »Epilepsie« hatte immer noch keinen Eingang in meinen Wortschatz gefunden.

Es war bald ein gewohnter Anblick: Ich wurde auf der Trage über das Schulgelände getragen und lächelte jedem schwach zu, den ich in einem wachen Moment erkennen konnte. Aber ich hatte auch viele Anfälle an den Abenden – vor allem vor dem Fernseher. Einige traten auch morgens unter der Dusche auf.
Wir stimmten bald darin überein, daß alle Arten Lichtreflexe geeignet waren, mich auf die Reise zu schicken – es genügte sogar schon, wenn die Windschutzscheiben vorbeifahrender Autos Sonnenstrahlen durch die Jalousien warfen. Wenn die starke australische Sonne von den Badezimmerwänden reflektiert wurde und sich ihr Licht dicht am Duschkopf in den Wasserstrahlen brach, löste sie sehr häufig heftige *Grand mals* aus. Das hielt mich natürlich nicht vom Duschen ab. Mutter gewöhnte sich daran, mich naß und glitschig auf die Badezimmermatte zu ziehen. Mein Schutzengel gab dann besonders gut auf mich acht, denn ernsthaft verletzte ich mich beim Duschen oder Baden nie. Vollbäder sieht man in Australien fast schon als Luxus an. Das liegt zum Teil an der Notwendigkeit, Wasser zu sparen. Nach und nach entdeckte ich aber doch, daß ein langes

und heißes Bad genauso gefährlich sein und Anfälle auslösen kann wie eine Dusche. Ich bade gerne sehr heiß. Aber die Hitze und der aufsteigende Wasserdampf (durch den ich wahrscheinlich nicht genügend Sauerstoff bekomme) lösen häufig *Petit mals* in einer Kette aus. Und mindestens einmal hatte ich auch einen *Grand mal*, als ich allein im Bad war, und entging nur knapp dem Ertrinken.

Zu Anfang kam es beim Fernsehen regelmäßig zu *Grand mals*. Merkwürdigerweise hatte uns niemand davor gewarnt. Wir waren uns selbst überlassen und mußten das durch eigene – und manchmal natürlich schmerzhafte – Erfahrung herausfinden. In Australien gab es lange Zeit lediglich nur Schwarzweißfernsehen, und es ist auch wahrscheinlich, daß die Bildqualität nicht so gut wie in Großbritannien oder in Amerika war. Da ich jedoch das Lernen für die Schulabschlußprüfungen (die am Ende der fünften Klasse stattfanden) sehr ernst nahm, saß ich damals nicht sehr oft vor dem Fernseher. Außerdem waren die australischen Programme nicht gerade besonders anspruchsvoll. Es war schon ein besonderer Leckerbissen, wenn einmal ein Film oder eine Komödie aus Großbritannien zwischen all den amerikanischen Serien aus den fünfziger Jahren gesendet wurde, die man der ABC verkaufte, wenn sie in Amerika niemand mehr sehen wollte. Ich saß viel lieber auf der Hintertreppe und unterhielt mich mit unserem geliebten Hund, einer schwarzen Promenadenmischung, anstatt vor dem Bildschirm.

Ich lernte bald, alle flackernden Lichtquellen zu meiden. Das galt vor allem für Neonröhren. Sie schienen mit ihrem »weißeren« Licht und dem zusätzlichen Brummen besonders gefährlich zu sein. Wahrscheinlich war das Kino noch gefährlicher, aber wir fuhren damals nur ungefähr ein- oder zweimal im Jahr in die Innenstadt, um uns einen Film anzusehen. Die Kinos bei uns, in denen ich als Kind mit meinen drei Pence Schlange stand, um Cowboyfilme zu sehen, waren schon vor Jahren geschlossen worden und wesentlich profitableren Squash- oder Bowlingcentern gewichen.

Als der Film »2001 – Odyssee im Weltraum« lief, hatte ich mich bereits daran gewöhnt, vor allem, was Anfälle auslösen konnte, in Deckung zu gehen. Bei der langen Schlußsequenz, die fast nur aus blitzenden Lichtern, psychedelischen Farben und anderen halluzinatorischen Effekten besteht, kroch ich buchstäblich unter den Kinositz.

Wenn ich mir damals hätte vorstellen können, welche Umstellungen auf mich und meine Familie zukamen und wie viel wir noch über dieses neue Element in meinem Leben lernen mußten, dann hätte Reverend Morley mich bestimmt nicht für so tapfer gehalten.

2. *Kapitel*

Der Beginn einer Epilepsie ist so erschreckend, daß man denkt, nichts könne so bleiben, wie es war. Von einem Tag auf den anderen mußte ich mich an eine völlig neue Art zu leben gewöhnen. Viele radikale Änderungen wurden notwendig.

Ein Mensch mit Epilepsie muß lernen, jeden Tag in gleichmäßige, streng reglementierte Abschnitte zu unterteilen. Am allerwichtigsten ist, nie zu vergessen, die richtig dosierten Medikamente einzunehmen. Man riet mir, »wenig, aber oft« zu essen, damit der Blutzuckerspiegel nicht zu stark schwankte. Mindestens ebenso wichtig ist ein Minimum von acht Stunden Schlaf. Das Medikament Phenobarbitone, das ich von Anfang an verschrieben bekam, ist anscheinend notwendig, um mich zu beruhigen und eine zu starke Gehirnaktivität zu verhindern. Das Mittel hat mir noch nie etwas von meiner Energie genommen, aber es sorgt dafür, daß ich lange genug schlafe, denn sonst laufe ich den ganzen Tag über mit einem Brummschädel herum. Ich werde unter Schlaflosigkeit gewiß nie leiden.

Der ewige Trott von geregelten Mahlzeiten, Medikamenten und ausreichendem Schlaf sowie die steigende Wachsamkeit auf die vielen Faktoren, die einen *Grand mal* auslösen, war auf Dauer sehr lästig. Aber hatte sich mein Leben dadurch wirklich so sehr verändert? Auch bevor eine Epilepsie bei mir diagnostiziert wurde, führte ich gezwungenermaßen ein ruhiges und irgendwie einsames Leben.

Als ich sechs war, verließ Vater unser Haus und nahm meinen älteren Bruder mit, an dem ich sehr hing. Aber er hatte nicht vor, seine beiden anderen Kinder, die bei Mutter blieben, zu vernachlässigen. Also lebten wir während unserer an Aufregungen sehr armen Wochen zu Hause und verbrachten jedes zweite Wochenende ähnlich zurückgezogen auf Vaters kleiner Farm. Als Kinder überließ man uns weitgehend uns selbst, und wir konnten unseren kindlichen Beschäftigungen ungestört nachgehen. Wir unterschieden uns sehr voneinander, und jeder hatte andere Interessen; deshalb spielten wir nicht oft miteinander. Aber wenigstens sahen wir einander regelmäßig. Peter half Vater auf der Farm und trieb viel Sport; Michael ging auf die

Jagd und wurde zum Philosophen; und ich arbeitete im Garten, las Dads Bücher und hörte seine alten klassischen Schallplatten – vor allem Beethoven und Tschaikowsky – die ich auf einem handbetriebenen Grammophon mit achtundsiebzig Umdrehungen in der Minute abspielte. Viel später, als die Gegend endlich ans Stromnetz angeschlossen wurde und wir eine Musiktruhe anschafften, lernte ich auch Chopin sehr schätzen.
Ich war damals schrecklich sensibel, meinen extremen Glücksgefühlen und meiner Traurigkeit oft hilflos ausgeliefert. Manchmal stand ich auf unserer großen, geräumigen Veranda und verlor mich vollständig im Spiel der Sonnenstrahlen auf den blausilbernen Blättern der Eukalyptusbäume, die ölig glänzten. Dann wieder war ich plötzlich eine halbe Meile vom Haus entfernt und wußte nicht, wie ich dahingekommen war. Ich hatte auch keinen Grund, einfach so in der Gegend herumzulaufen, besonders da es überall, auch im Garten, giftige Schlangen gab. Jede dieser kleinen Episoden könnte der Beginn eines *Petit mals* gewesen sein.
Peter und ich hatten Pferde, auf denen wir an den meisten Nachmittagen durch die Umgebung ritten. Wir lernten schon früh, wie man sich im Busch zurechtfindet, und erkundeten oft das ganze Wochenende über allein die unberührte Natur. Wir bauten unsere eigenen Brücken über die ausgetrockneten Flußbetten. Einige davon waren ziemlich waghalsige Konstruktionen, mit drei oder vier Pfeilern, einer Spannweite von sechs Metern und einer Höhe von fünf. Peter entwarf sie und fällte die Bäume; ich klammerte mich an das Seil des Flaschenzugs, mit dem die Stämme hochgehievt wurden, und holte Saft und Kekse von der Farm. Es war eine gute und nützliche Partnerschaft. Wir hatten beide keine gleichaltrigen Freunde, und wir vermißten sie auch nicht. Später stellte ich fest, daß das ein Handicap war, denn ich hatte nicht die geringste Ahnung im Umgang mit anderen – sei es nun ein Mann oder eine Frau. Ich lernte zwar viel über die Natur, aber nur sehr wenig über das Zusammenleben mit Menschen.
Unsere Eltern führten beide ein sehr zurückgezogenes Leben. Sie gingen fast nie aus. Meine Mutter hatte genug mit uns Kindern zu tun und fühlte sich in Melbourne sehr einsam, nachdem Vater sie verlassen hatte. Ihre ganze Familie und all ihre Freunde lebten in Sydney. Die Vororte von Melbourne sind immer noch nicht der ideale Wohnort für jemanden, der keinen großen Freundes- und Bekanntenkreis hat. Das Gehör meines

Vaters war schon seit seiner frühen Jugend sehr stark beeinträchtigt. Er muß nach einigen konfliktreichen Jahren herausgefunden haben, daß er sich in der Abgeschiedenheit am glücklichsten fühlte. Sein Interesse galt zu gleichen Teilen seiner kleinen Buchhaltungsfirma und dem Frieden seines geliebten australischen Buschs.

An den Wochenenden zu Hause ging ich in die Kirche, spielte Klavier, führte den Hund spazieren, las oder verbrachte die Zeit mit anderen Beschäftigungen, bei denen man allein sein kann. Die Woche über nahmen mich die Schule, Näharbeiten und meine Entdeckung, die klassische Musik, völlig in Anspruch. Mein Leben verlief also bereits mit fünfzehn extrem ruhig, ohne Aufregungen und in wohlgeordneten Bahnen. Das erwies sich dann als unerwarteter Vorteil. Ein anderer Teenager hätte es wahrscheinlich sehr ärgerlich und deprimierend gefunden, so viele neue Verhaltensmaßregeln befolgen zu müssen. Mir war das im Grunde genommen gleichgültig.

Ich staune noch heute, daß es mir gelang, so lange den Gedanken an die Konsequenzen der ganzen Sache zu verdrängen. Sie wurden mir nur sehr langsam und stufenweise bewußt. Die Erwachsenen zu Hause und in der Schule (und wahrscheinlich auch die meisten meiner Klassenkameradinnen) müssen mich jedoch mit ganz anderen Augen gesehen haben – mit Angst, Mitleid, Unsicherheit oder Mißtrauen, je nachdem, wieviel Lebenserfahrung, Toleranz oder Wissen sie besaßen. Sicher hat es einen nachhaltigen Eindruck bei ihnen hinterlassen, denn alle können sich daran erinnern, mich bei Anfällen gesehen zu haben. Eine meiner Lieblingslehrerinnen gibt zu, daß sie schreckliche Angst davor hatte, die notwendigen Hilfeleistungen nicht ausführen zu können. Man hatte den Lehrern gesagt, es sei lebenswichtig, mir die Zähne auseinanderzudrücken; obwohl es sich später herausstellte, daß es am besten war, die Anfälle ihren sowieso unabänderlichen Lauf nehmen zu lassen – außer natürlich alle Gegenstände aus meiner Nähe zu entfernen, an denen ich mich stoßen konnte.

Dieselbe Lehrerin vergaß jedoch ihre Furcht, wenn sie mich dann sah. Es war ermutigend mitzuerleben, wie sie ganz selten auch nur die Möglichkeit in Betracht zog, daß ich während ihrer Stunde einen Anfall bekommen konnte – bis es natürlich geschah. Aber dann kümmerten sich meine Klassenkameradinnen als die besseren Krankenschwestern um mich. Eine andere Lehrerin stammte aus einer Arztfamilie und war gut befreundet mit jemandem, der Epilepsie hatte. Sie verhielt sich nicht so übertrieben ängstlich und kam mit ihren Befürchtungen ganz gut zurecht. Schließlich waren die Lehrer auch nur Menschen, und sie reagierten natürlich mit der ganzen Bandbreite menschlicher Gefühle. Aber ich bewundere heute noch, wie es ihnen gelang, das vollständig vor mir zu verbergen.

In der Schule gewöhnte man sich bald an das neue Phänomen. Liz, mit der ich mich am besten verstand, erzählte mir, unsere Freundschaft sei ein paar Monate lang aus dem Gleichgewicht geraten – zumindest aus ihrer Sicht. Ihre Angst und Verwirrung überdeckten ihre eigentlichen Gefühle. Es kostete sie einige Zeit, bis sie das so völlig unerwartete Ereignis und seine Folgen überwunden hatte. Dann wurde sie jedoch »wieder vernünftiger«, wie sie es ausdrückte, und konnte die Anfälle als Symptome einer physischen Krankheit akzeptieren.

Ich vermute, es war keine große Hilfe, daß an der Schule das Neue Testament im Mittelpunkt stand. Viele Mädchen kannten die Geschichten aus der Bibel auswendig. Es muß ein ziemlicher Schock für sie gewesen sein, als plötzlich in ihrem Klassenzimmer die Teufel in eine ihrer Mitschülerinnen fuhren, die Christus vor zweitausend Jahren austrieb. Es hat sie sicher einige Anstrengung gekostet, die Sache mit Vernunft zu betrachten, so wie Liz, und die gewalttätigen und widerwärtigen Attacken ganz und gar auf körperliche Ursachen zurückzuführen. Ich habe den Verdacht, einigen der Mädchen ist das nicht gelungen. Aber wir waren wie die meisten Schulklassen eine Gemeinschaft, aus der so leicht keine verstoßen wurde, wie seltsam sie sich auch benehmen mochte. Dazu mußte man schon gegen eines der grundlegenden Gesetze unseres genau definierten Ehrenkodexes verstoßen. Liz akzeptierte mich nicht nur, sie ging noch weiter. Sie betrieb aus eigenem Antrieb Grundlagenforschung und fand in was weiß ich für einem Buch die Information, daß vor allem hochsensible und überaus intelligente Menschen anfällig für Epilepsie seien. Sie wurde sehr stolz darauf, daß ich ihre Freundin war, und verteidigte mich vor den andern. Ich dagegen empfand keinen Stolz, sondern große Dankbarkeit für ihre Freundschaft.

Unsere Schule war ein guter Ort für unkonventionelle Kinder. Die warmherzige und religiöse Atmosphäre förderte den Geist der Nächstenliebe in den Mädchen. Niemand machte sich über

mich lustig oder verspottete mich; das stand außer Frage. Ich war viel jünger als die meisten meiner Klassenkameradinnen, denn ich kam schon mit drei Jahren in die Grundschule, anstatt erst wie üblich mit fünf. Damals war das bei einem aufgeweckten Kind noch möglich. Deshalb hinkte ich auch in der Entwicklung hinter meinen »reifen« Klassenkameradinnen her. Einige hatten schon feste Freunde, die meisten gingen regelmäßig auf Parties, und viele waren für meine unbestechlichen Augen geradezu beängstigend hübsch. Es war nur eine schwache Entschädigung für meinen beklagenswerten Mangel an Bewunderern, daß ich bei Prüfungen gewöhnlich besser abschnitt.
Bald schon nahm ich die Epilepsie als eine Art Entschuldigung für mein wachsendes Minderwertigkeitsgefühl auf diesem Gebiet. Ich wollte mich nicht etwa von den anderen abheben – ganz im Gegenteil: Meine Unfähigkeit, wie die anderen Mädchen zu denken und zu fühlen, war für mich eine Quelle großen Kummers. Aber Liz unterschied sich von den anderen. Sie stammte aus einem behüteten und puritanischen Elternhaus und war in einer Kleinstadt am Murray River (mitten im Weizengürtel) aufgewachsen. Sie kam sich in dieser Klasse selbstbewußter Stadtmädchen als Außenseiterin vor. Also fühlte sie sich zu der anderen Außenseiterin hingezogen – zu mir. Sie hat mir versichert, daß ich schon immer »anders« gewesen sei – also auch schon, bevor die Epilepsie ausbrach. Aber sie mochte mich so. Das ist eine bedeutsame Aussage. Vielleicht hatte sich durch den Ausbruch der Krankheit meine Persönlichkeit doch nicht in dem Maße verändert, wie ich glaubte.
Vielleicht war es wirklich nur eine Ausrede, zu der ich Zuflucht nahm, wann immer es mir nötig erschien – vor allem dann, wenn ich die realen oder eingebildeten Unterschiede zwischen mir und den anderen Mädchen in der Klasse erklären wollte.
Ich verlor wegen der ständig wiederkehrenden Anfälle keine Freunde, und ich gewann auch keine. Sehr bald schon durfte ich ebensowenig aus der Reihe tanzen wie die anderen, und die Klasse gewöhnte sich an die (herbeigesehnten) Unterbrechungen des Unterrichts ungefähr zweimal pro Woche. Meine einzige Reaktion am Anfang bestand darin, den Geographieunterricht sausenzulassen – Wetter und Gestein langweilten mich, und man mußte ohnehin nur fünf Fächer haben, um in die Klasse versetzt zu werden, in der man die Hochschulreife erlangen konnte. Das war das erste, aber bei weitem nicht das letzte Zeichen, daß ich mich mit einer Epilepsie abzufinden begann.

Falls ich weiterhin mit derselben Regelmäßigkeit Anfälle in der Schule bekam, wäre es durchaus möglich gewesen, daß ich den Stoff nicht mehr hätte nachholen können. Meiner Meinung nach hätte ich auch den Geographieunterricht mit Leichtigkeit geschafft, aber Mutter war außer sich vor Sorge. Sie verstand die Krankheit nicht und hatte zu Anfang nur eine sehr unklare Vorstellung von meinem Zustand, den sie wahrscheinlich sogar mit einer Geisteskrankheit in Verbindung brachte. Sie dachte, der Druck des ständigen Lernens würde mein Befinden nur verschlimmern. Dabei war das doch das einzige Gebiet, auf dem ich mich wirklich sicher fühlte.

Es gab noch mehr kleine Veränderungen. Nach den ersten Anfällen empfahl man mir, ein Notfallarmband mit dem Vermerk von Name, Telefonnummer und Medikamenten zu tragen. Das ist wahrscheinlich ein guter Rat für Epilepsiekranke, die unter Menschen häufig oder täglich Anfälle bekommen und lange brauchen, bis sie wieder bei Bewußtsein sind. Ich merkte jedoch bald, daß für mich der Haupteffekt des Armbandes darin bestand, mich abzusondern. Es war uns streng verboten, Schmuck in der Schule zu tragen. Ich erhielt eine Ausnahmegenehmigung, über die ich mich freute – aber nicht sehr lange.

Eine andere Ausnahmegenehmigung, über die ich mich freute, war, mitten in der Stunde den Unterricht verlassen zu dürfen – genau um zwölf Uhr mittags –, um die Tabletten zu nehmen. Abgesehen davon (und von der Tatsache, daß ich Geographie sausenließ), benutzte ich jedoch in der Schule die Epilepsie nicht als Ausrede. Der Unterricht machte mir Freude, und ich wollte mich nicht vor der Arbeit drücken. Aber man verbot mir die Teilnahme an der alljährlichen Theateraufführung, weil ich auf der Bühne einen Anfall hätte bekommen können. Wir hatten J. M. Barries Stück »Der liebenswerte Chrichton« einstudiert, und ich sollte eigentlich einen jungen Geistlichen spielen, der auf einer einsamen Insel ein Mädchen namens Tweeny durch die Bambuswälder verfolgt. Es war keine Hauptrolle, aber die Gefahren lagen auf der Hand – Gefahren nicht so sehr für mich, sondern für das Stück. Wenn einer der Darsteller plötzlich auf der Bühne zusammengebrochen wäre, dann hätte er das Publikum um das (zweifelhafte) Vergnügen gebracht, den Rest der Vorstellung zu genießen.

Ich begriff immer noch nicht, daß mein gesellschaftliches Leben auf dem Spiel stand, daß ich meine Erwartungen bezüglich einer Berufskarriere würde radikal ändern müssen und daß meine Aussichten auf »Heirat und Familie« äußerst gering waren. Wobei letzteres immer noch das höchste Ziel der meisten australischen Mädchen war – zumindest dachte ich das damals. Ich hatte nicht die geringste Vorstellung davon, was es heißt, mit einer Epilepsie durchs Leben gehen zu müssen, und schon gar in Melbourne mit seinem überkommenen Viktorianismus und den Resten alten Aberglaubens. Deshalb nützten mir auch die Gebete Reverend Morleys nichts, auch dann nicht, als ich längst gelernt hatte, mich bei meinem neuen Namen zu nennen.

Das alles geschah jedoch viele Monate, bevor meine Mutter, meine engste Verwandte, langsam die Wahrheit über meine Krankheit zu erfahren begann. Einen Großteil ihrer Informationen entnahm sie Gesprächen mit Nachbarn. Es vergingen möglicherweise sogar Jahre, ehe sie den Namen der Krankheit zum ersten Mal hörte, geschweige denn, daß sie etwas darüber erfuhr, was mir helfen konnte. Sie war deshalb natürlich nicht in der Lage, solche Dinge mit mir zu besprechen. Sie mußte ja mit meinen Anfällen fertig werden, die oft dreimal pro Woche, manchmal aber auch zweimal am Tag auftraten, wobei sie nicht viel Ahnung davon hatte, wie lange diese »Zustände« (so hatte sie die Anfälle zu bezeichnen gelernt) dauern würden, was sie auslöste und wie ernst sie wirklich waren. Niemand informierte sie richtig.

Wahrscheinlich wären bei einer besseren Verständigung mit den Ärzten und Lehrern, die sich um mich kümmerten, Mutter viele Sorgen und Ängste erspart geblieben. Aber anscheinend wurde sie niemals gebeten dabeizubleiben, wenn die Ärzte mit mir sprachen. Sie wechselte nie mehr als ein paar Worte zwischen Tür und Angel mit ihnen. Wahrscheinlich nahmen die Schulleitung, der Neurologe und unser Hausarzt jeweils an, daß eine andere Mutter die Situation bereits erklärt hatte. Allerdings ist das eine recht dürftige Entschuldigung für diese schlechte Absprache zwischen ihnen. Unter solchen Umständen ist es kein Wunder, daß Eltern sich die schlimmsten Dinge ausmalen. Ich hoffe, die Kommunikation hat sich mittlerweile verbessert.

Für die Ärzte und Spezialisten war ich nur einer unter tausend Fällen, die ihnen im Laufe des Jahres begegneten. So war es nicht zu vermeiden, daß sie mich nur routinemäßig behandelten und die Fragen und Befürchtungen von Mutter einfach übergingen. Sie ignorierten, daß ich der erste Epilepsiefall in unserer Familie war. Es hätte uns sehr geholfen, wenn sie das berücksichtigt hätten, und mir die hektische Suche an richtigen und falschen Stellen nach Antworten erspart, in dem Bemühen, die Befürchtungen der Familie zu zerstreuen. Wenn Mutter von dem Erste-Hilfe-Programm an der Schule geahnt hätte, dann wären ihr wenigstens in dieser Zeit viele Sorgen erspart geblieben. Aber auch darüber wurde mit ihr nie gesprochen. Warum wurde nicht alles offen zur Sprache gebracht? Ein Übel, das man kennt, ist immer noch besser als eines, das man nicht kennt! Meine Mutter aber wurde allein gelassen und mußte ihren Kampf ohne Anleitung führen.

Mein Vater erzählt, nach anfänglicher erschrockener Ungläubigkeit und der Hoffnung, die Anfälle würden von selbst wieder aufhören, habe er gefordert, daß man ihm die Ursache nannte. Es scheint so, als würden Eltern und nahe Verwandte bei allen Krankheiten, die sich nicht genau einordnen lassen (und erst recht natürlich bei Geisteskrankheiten, zu denen viele Menschen Epilepsie automatisch rechnen), fieberhaft nach Ursachen forschen. Es gibt dafür verschiedene Gründe: um Heilmethoden oder Behandlungsmöglichkeiten zu finden; um die schwer greifbare Krankheit in eine Schublade stecken zu können, damit man sich leichter mit ihr abfinden kann oder um sich im Falle einer Erbkrankheit von Kollektivschuld freizusprechen. Mein Vater durchforstete gründlich alle Krankengeschichten in seiner Familie. Der einzige Fund, der der Sache noch am nächsten kam, war ein unerklärlicher Selbstmord seines Großonkels. Es muß sogar einen kurzen Kontakt zwischen Mutter, die sich die größten Sorgen machte, und Vater (inzwischen wiederverheiratet) gegeben haben. Er schien über meine Krankheit wirklich sehr betroffen zu sein. Als ich noch kleiner war, brachte er mir Bücher und Spiele, wenn ich zu krank war, um ihn besuchen zu können.

Bald wurde offenkundig, daß die Neuigkeit bei meinen Verwandten die Runde gemacht hatte. Die Nachricht muß ihnen große Sorgen gemacht haben, und wahrscheinlich fühlten sie sich auch verantwortlich, denn sie taten sich zusammen und schickten mich zu dem Neurologen in der Collins Street. Es gab damals noch kein staatliches Versorgungsprogramm, aber eine ganze Reihe privater Krankenversicherungen. Meine Verwandten diskutierten die Untersuchungsergebnisse des Spezialisten untereinander, aber niemand informierte meine Brüder –

oder mich. Ich weiß nicht, ob sie die möglichen Ursachen der Krankheit mit meiner Mutter besprachen, aber sie beschäftigte sich (nach dem Gedanken: »Warum mußte das mich treffen?«) mit dem wenigen, was sie über die Krankengeschichten in ihrer eigenen Familie wußte. Aber auch sie fand nichts.

Die Suche nach der Bedeutung dieses Unbekannten, das uns so plötzlich überfallen hatte und anscheinend zu bleiben gedachte, mußte deshalb ohne Hilfe von Lehrern oder Ärzten stattfinden. Mein Vater, ein sehr intelligenter Mann auf vielen Gebieten, kannte sich mit dieser Sache nicht aus. Deshalb machte er sich sofort daran, Informationen und Ratschläge einzuholen. Vater und Mutter stießen jedoch beide auf eine Mauer des Schweigens, die das Thema umgab und die sie zur Verzweiflung brachte.

Auch das Wälzen in den Geschichtsbüchern half nicht viel, obwohl Epilepsie eine der wenigen Krankheiten ist, von der bereits seit den alten Ägyptern Aufzeichnungen existieren. Von einigen Pharaonen wird behauptet, daß sie daran gelitten haben. Eine der Behandlungsmethoden, von denen berichtet wird, bestand darin, die Schädeldecke zu trepanieren – das heißt, Löcher hineinzubohren –, wenn die Prozedur den Patienten nicht auf der Stelle tötete! Die Griechen nannten Epilepsie »die heilige Krankheit«, weil die unerklärliche Plötzlichkeit, mit der die Anfälle beginnen und aufhören, auf eine übernatürliche Heimsuchung hinzudeuten schien. Aber die Menschen, die an der Krankheit litten, wurden damals nicht verfolgt, sondern nur ausgesondert. Das Neue Testament erwähnt Menschen, die von Teufeln (oft im Plural) besessen waren und die Jesus oder die Jünger exorzierten. Exorzismus wird in allen Religionen praktiziert, von den primitiven bis hin zu den mystischen. Auch in der christlichen Kirche werden heute noch Teufelsaustreibungen vorgenommen. Es ist allerdings zweifelhaft, ob die Menschen, an denen in früheren Jahrhunderten diese oft gewaltsamen Praktiken ausgeübt wurden, immer Epilepsiekranke waren. Aber viele schriftliche Überlieferungen beschreiben die Symptome der Anfälle ganz ähnlich, wie sie bei mir auftreten. Die vermuteten Teufel fahren in den Körper einer Person, ergreifen mehrere Minuten lang von ihr Besitz, scheinen mit ihr zu kämpfen und lassen sie dann schließlich erschöpft zurück.

Aber solche Geschichten halfen meinen Eltern in unserer modernen Welt nicht zu verstehen, was mit mir los war. Das unausgesetzte Fragen und Nachforschen in medizinisch bewanderten Kreisen führte jedoch schließlich zu einem ziemlich verläßlichen Bild über die Krankheitsursachen. Was also ruft eine Epilepsie hervor?

Um kein Risiko einzugehen, geben die Neurologen zu, daß auch sie die endgültige Antwort nicht wissen. Aber die Forschung hat mittlerweile vieles enthüllt, was man damals, als ich fünfzehn war, noch nicht wußte. Eine Epilepsie ist das chronische Symptom einer Hirnschädigung. Das bedeutet, daß wir den Keim zu den Krampfanfällen immer in uns tragen, auch wenn sie nicht ständig auftreten. Gewöhnlich diagnostiziert man die Krankheit mit Hilfe der EEG, die die typischen Kurven aufzeichnen. Sie tritt im Gehirn als heftiger Sturm elektrischer Entladungen in Erscheinung, der ganz plötzlich an Gewalt zunehmen und in einem *Grand mal* ausbrechen kann. Oder er ruft andere, weniger dramatische, aber ebenfalls sichtbare Veränderungen bei dem Patienten hervor. Vor kurzem sind Berichte veröffentlicht worden, in denen es heißt, Epilepsie sei ein chronisches Symptom bestimmter physischer Veränderungen der Gehirnzellen und deshalb eigentlich keine Krankheit.

Jeder Mensch mit Epilepsie, der sonst normal ist, kann deshalb also getrost alle Ängste und allen Aberglauben, die sein Leiden mit den Geisteskrankheiten in Verbindung bringen, über Bord werfen. Manche Menschen, die physisch krank sind, leiden allerdings zusätzlich zu ihren sonstigen Problemen noch an Epilepsie. Eine Geisteskrankheit muß um so schwerer zu ertragen sein, wenn die nicht leicht greifbaren, aber dadurch nicht weniger realen Symptome etwa einer akuten Depression oder geistiger Retardierung von so etwas massiv Körperlichem wie den Anfällen begleitet wird. Der überlieferte Glaube, epileptische Anfälle seien ein Zeichen für eine Geisteskrankheit, ist so stark, daß viele von uns unter der Ungerechtigkeit dieses Stigmas leiden, auch wenn ihnen die neurologischen Fakten bekannt sind.

Mein Vater brachte in Erfahrung, alle echten epileptischen Anfälle, ganz gleich, ob leichte oder schwere, seien definitiv auf eine Schädigung der Gehirnzellen zurückzuführen. Also bestand sein nächster Schritt darin, herauszufinden, was eine solche Schädigung bei mir hervorgerufen haben könnte. Es gab eine Reihe von möglichen Erklärungen, die zumindest die Familie von einer Schuld freisprachen. Zum Beispiel hatte ich als kleines Kind insgesamt dreimal Lungenentzündung, wobei das Fieber jedesmal über vierzig Grad gestiegen war. Bereits das kann das Gehirn eines Kleinkindes beträchtlich schädigen. Allerdings wußte man in der Anfangszeit meiner Epilepsie noch nicht, daß anhaltend hohes Fieber eine Hirnschädigung zur Folge haben kann.

Auch jede ernsthaftere Kopfverletzung konnte eine mögliche Ursache sein. Mein Vater erinnerte sich an einen Auffahrunfall, als er mit uns einmal einen Ausflug zum Melbourner Zoo unternommen hatte. Dabei war ich mit dem Kopf gegen die Windschutzscheibe geprallt und hatte mir eine Gehirnerschütterung zugezogen. Das konnte durchaus einen bleibenden Schaden zur Folge gehabt haben. Indem er sich so die verschiedensten Ereignisse meiner Kindheit ins Gedächtnis rief, gelang es Vater eher, die Akte »Ursachen« mit einem für ihn befriedigenden Ergebnis zu schließen und eine neue mit dem Etikett »Folgen« zu öffnen. – Wie sehr würde die Krankheit mein Leben verändern?

Mutters direktere Konfrontation mit der Krankheit muß ihr auch weit mehr schlaflose Nächte beschert haben. Sie jedoch wußte von einer noch wahrscheinlicheren Ursache einer Gehirnschädigung bei mir. Viele Menschen mit Epilepsie finden irgendwann einmal heraus, daß sie »Zangengeburten« sind. (Das heißt, daß sie mit Hilfe der Geburtszange auf die Welt gebracht wurden.) Auch bei mir war das der Fall. Wenn man den weichen Kopf eines ungeborenen Kindes mit einer harten, gerundeten Stahlklammer umfaßt, kann das Gehirn geschädigt werden, vor allem dann, wenn es bei dieser Prozedur an entsprechender Behutsamkeit fehlt. Natürlich hat sich die Konstruktion der Zangen ebenso wie die Ausbildung der Geburtshelfer in den vergangenen fünfundzwanzig Jahren enorm verbessert. Das könnte dazu beitragen, die Zahl der Epilepsiekranken erheblich zu verringern – es sei denn, diese positive Entwicklung würde durch die Zunahme schwerer Verkehrsunfälle, der anderen Ursache der Hirnschädigungen, wieder mehr als wettgemacht. Solche Unfälle können ebensogut wie die Geburtszangen Verletzungen oder Vernarbungen in einem sich noch in der Entwicklung befindlichen Gehirn hervorrufen – und diese sind die Schwachstellen, an denen später, wenn noch andere Faktoren hinzukommen, die Kurzschlüsse entstehen.

Und es gibt so viele periphere Ursachen, die in Verbindung mit einer bereits vorhandenen Hirnschädigung einer Epilepsie schließlich zum Ausbruch verhelfen können. Je länger meine Eltern suchten und fragten, desto zahlreicher wurden diese Faktoren, bis es schließlich so aussah, als hätte niemand das Recht, *nicht* in irgendeiner Form unter Anfällen zu leiden. Aber die Gründe, weshalb die Mehrzahl aller Menschen diesem Schicksal entgeht, fanden wir erst sehr viel später heraus.

Einige von uns sind von Geburt an Epilepsiekranke und bekommen bereits im Säuglingsalter Krämpfe. Manchmal haben auch geistig retardierte Kleinkinder epileptische Anfälle. Für die Familien muß das besonders schwer zu akzeptieren sein, weil das Baby für sie noch nicht eine Persönlichkeit geworden ist, die sie auf jeden Fall lieben können. Unglücklicherweise reagieren jedoch diese Eltern, wie überhaupt die Eltern behinderter Kinder, meist mit Schuldgefühlen. Viele von ihnen glauben, es müsse irgendwie zum Teil ihre Schuld sein, daß ihrem Kind so etwas zugestoßen ist. Die Vorwürfe, die sich eine Mutter macht, sind einleuchtend: Hätte ich die Tabletten gegen meine Depressionen oder Erschöpfungszustände wirklich nehmen müssen? Hätte ich mich während der Schwangerschaft mehr ausruhen sollen? Hätte ich mich bei der Geburt mehr anstrengen können, um die Zange zu vermeiden?

Die Väter leiden unter nebulöseren Schuldgefühlen und mögen sich fragen, ob sie ihre Frau während der Schwangerschaft nicht genügend entlastet oder ihr wirklich all die Unterstützung gegeben haben, zu der sie fähig gewesen wären. Die Zahl der zutreffenden und nicht zutreffenden: »Wenn ich doch nur...« geht ins Endlose und bringt viele Eltern dazu, sich die Schuld für eine dauerhafte Behinderung ihrer Kinder zu geben. Diese Schuldgefühle sind jedoch genauso unnötig wie weitverbreitet. Schlimmer noch: Wenn sie anhalten, und das Kind bemerkt sie, dann können die Schuldgefühle zu einer Quelle des ständigen gegenseitigen Mißverstehens zwischen den sorgenvollen Eltern, die nur helfen wollen, und dem vorwurfsvollen Kind werden, das sich seiner Stellung innerhalb der Familie nicht sicher ist, weil es ja von Anfang an »anders« behandelt wird.

Es gibt aber auch Menschen, bei denen die Anfälle irgendwann während der Kindheit beginnen. Oft handelt es sich dabei um »hochgradig nervöse« Kinder, und häufig sind sie überdurchschnittlich intelligent. Übrigens können auch bestimmte Persönlichkeitsstrukturen eine bereits vorhandene Hirnschädigung negativ beeinflussen. Ein empfindsames Kind kann durch

Kleinigkeiten, die der Familie überhaupt nichts ausmachen, außer sich vor Zorn geraten. Zum Beispiel kann ein von Natur aus ängstliches Kind über alle Maßen erschrecken, wenn es von einem spielenden Hund angesprungen wird. Ein Kind, das Erwachsenen träge und langsam erscheint, macht sich vielleicht die tiefsten Gedanken und ist möglicherweise in die Betrachtung scheinbar uninspirierender Dinge versunken oder nimmt sich eine ganz alltägliche Situation sehr zu Herzen.

Hochgradige Sensibilität ist wahrscheinlich erblich. Wenn noch andere Faktoren hinzukommen, kann diese Sensibilität eine latent vorhandene Disposition zur Epilepsie – die Hirnschädigung – soweit begünstigen, daß es schließlich zu Anfällen kommt. Vielleicht erträgt ein Kind nicht die Last seines hohen Intelligenzquotienten. Vielleicht zehrt ein plötzlicher Wachstumsschub zu viele Energiereserven auf. Vielleicht wird auch ein verborgener Kummer oder Schmerz zu einer zu großen Bürde – gesteigerte Empfindungsfähigkeit kann für Kinder jedenfalls eine Quelle großer Freude sein, aber sie kann auch zu tiefer und kaum zu ertragender Traurigkeit führen.

Treffen bei einem Kind mit einer Hirnschädigung einige oder gar alle dieser Faktoren zusammen, dann können die unkontrollierbaren Wutausbrüche, Kummer- oder Schamgefühle zu Stürmen elektrischer Entladungen werden und in eine Epilepsie münden. Ich zum Beispiel hatte im Alter von zwölf eine unglaubliche Wachstumsphase. Innerhalb von nur drei Jahren wurde ich, die Kleinste in der Klasse, zur Zweitgrößten. Auch meine Noten in der Schule waren zweifellos höchst erfreulich. Der IQ-Wert war jedoch bei uns an der Schule nicht so sehr in Mode, so daß wir nicht wußten, wie hoch meiner war. Aber das alles konnte meine Anfälle noch nicht erklären. Ich hatte vor dem ersten Anfall weder unter unkontrollierten Wutausbrüchen noch unter irgendeiner Art von Krämpfen gelitten. Meine Eltern mußten also weitersuchen.

Es kommt sehr häufig vor, daß die Krampfanfälle im Alter von zwölf bis vielleicht siebzehn zum ersten Mal auftreten. Dann macht sich nämlich ein weiterer Faktor bemerkbar: die Belastungen der Pubertät. Ein amerikanischer Facharzt hat vor kurzem festgestellt, daß die Gruppe junger Heranwachsender besonders epilepsieanfällig ist, die während der Kindheit über lange Zeit hinweg großen Kummer ertragen mußte oder durch Tragödien innerhalb der Familie aufgewühlt wurde. Ich war immer ein extrem ruhiges Kind. Eine meiner Großmütter erzählt oft, daß ich stundenlang, ohne zu zappeln oder zu stören, auf ihrem Schoß saß, wenn sie mich zu ihren Besuchen mitnahm. Ich beobachtete immer mit großem Ernst, was vor sich ging. Vielleicht war ich zu ruhig. Auch daß sich meine Eltern, als ich sechs war, trennten, kurz darauf die Scheidung folgte und mein älterer Bruder das Haus verließ, um bei Vater zu leben, schien mir nichts auszumachen. Aber vielleicht braucht man gar nicht weiter zu suchen, um den unterdrückten Kummer zu finden, der zusammen mit all den anderen Faktoren schließlich in meinem fünfzehnten Lebensjahr eine Epilepsie zum Ausbruch brachte.

Es ist keine Frage, daß die Veränderungen, die während der Pubertät im Körper vorgehen, die meisten Jugendlichen belasten und ihre Persönlichkeit beeinflussen. Vielleicht brachte das bei mir das Faß zum Überlaufen. Ich bekam meine erste Periode mit zwölf. Als die Anfälle dann mit einer gewissen Regelmäßigkeit auftraten, stellte ich fest, daß ich immer kurz vor oder während der Periode einen besonders heftigen *Grand mal* hatte. Unter Frauen mit Epilepsie ist das eine weitverbreitete Erfahrung – es gibt übrigens dafür spezielle Medikamente.

Als wir schließlich die wahrscheinlichen Ursachen meiner Erkrankung summierten, fiel es meinen Eltern leichter, sich damit abzufinden. Sie waren nun weniger ängstlich, dafür aber resignierter. In gewisser Weise hatte ich sogar Glück, daß ich die Epilepsie so früh bekam. Bei manchen Menschen wird sie erst lange nach der Pubertät diagnostiziert. Was mag dann bei ihnen der Tropfen gewesen sein, der das Faß zum Überlaufen brachte? Arbeitsüberlastung oder Schwierigkeiten innerhalb der Familie? Das unmerkliche Versagen von Gehirnzellen, das eine bereits seit Geburt bestehende Hirnschädigung zum Vorschein brachte und den elektrischen Entladungsstürmen den Weg bahnte? Ein Autounfall?

Diese Menschen können sich wahrscheinlich nur sehr viel schwerer mit der plötzlichen Veränderung ihrer Lebensweise abfinden als diejenigen von uns, die sich bereits in ihrer Jugend daran gewöhnt haben. Ältere Menschen haben sich möglicherweise einen Beruf aufgebaut, der durch die überraschende Entdekkung gefährdet wird. Sie fürchten sicher auch die Reaktionen ihrer Familie oder ihrer Ehepartner, von Freunden ganz zu schweigen. Für die meisten ist ihre Krankheit ein streng gehütetes Geheimnis; das Stigma, mit dem eine Epilepsie behaftet ist, übertrifft das aller anderen Krankheiten, mit Ausnahme der Geisteskrankheiten, weit.

Ich kenne allerdings zumindest eine lobenswerte Ausnahme – eine Dame, die dieses Spiel des Verschweigens und Brandmarkens nicht mitspielt. Ihre Epilepsie wurde erst mit achtundfünfzig diagnostiziert, und ihre Erleichterung darüber war wirklich erstaunlich. Die Diagnose erklärte alles ... und es stimmte tatsächlich. Soweit ihre Familie zurückdenken konnte, hatte die Frau immer wieder ganz merkwürdige Dinge getan. Sie konnte zum Beispiel ihrer Tochter sorgfältig und bewußt Tee über den Kopf gießen oder den Sonntagsbraten in den Abfalleimer werfen, als er gerade angeschnitten werden sollte. Die Familie fand sich schließlich mit ihrer »Exzentrik« ab. Schließlich aber mündeten die zunehmenden Spannungen innerhalb der Familie in einer ganzen Serie von *Grand mals*. Das EEG der Frau wies natürlich die typischen Kurven auf, und man diagnostizierte Epilepsie. Endlich fand sich eine hieb- und stichfeste medizinische Erklärung für ihre ständigen seltsamen Anwandlungen. Es ist ermutigend, wie sich das Selbstwertgefühl dieser Frau veränderte!

Schließlich fand meine Familie noch etwas heraus: Eine Epilepsie läßt sich nicht heilen! Allerdings bleiben bei vielen Kranken die Anfälle eines Tages einfach weg. Und mit einer Kombination verschiedener Medikamente kann man die Anfälle – bis auf die schwersten – verhindern. Meine Eltern gaben die Hoffnung nicht auf, daß ich unter den Glücklichen sein würde, bei denen die Anfälle von selbst aufhören. Aber die Hoffnung darauf ist bei vielen Betroffenen reine Spekulation, ähnlich wie die Frage nach der eigentlichen Ursache der Krankheit. Die Heilige Krankheit, wie man sie früher nannte, bleibt auch heute noch ein Rätsel.

3. Kapitel

Es ist auch im Zeitalter der wirksamen Medikamente noch möglich, daß Eltern und Freunde von Ängsten und Zweifeln beherrscht werden. Das liegt vor allem an dem bedauerlichen fehlenden Allgemeinwissen über Epilepsie. Es gibt einige extreme Fälle. Einer von ihnen war mit der Hauptanstoß für mich, dieses Buch zu schreiben. Es ist die Geschichte einer walisischen Frau.
Ihre Familie empfindet ihre Epilepsie als so große Schande, daß sie die Sache unter allen Umständen geheimhalten. Die Frau hat seit ihrem dreizehnten Lebensjahr das Haus nicht mehr verlassen, nicht einmal zu einem Kirchenbesuch. Sie ist in meinem Alter und bekommt ihre *Grand mals* nicht viel häufiger als ich. Sie lebt auch heute noch als eine Gefangene, weil ihre Angehörigen verständlicherweise Angst um sie haben, aber auch weil sie sich schämen. Und das ist nicht so leicht zu entschuldigen. Manche Menschen glauben, daß mit einer Epilepsie bei ihren Kindern ein geistiger Verfallsprozeß einhergeht, so daß sie schließlich in eine Anstalt eingewiesen werden und dort bis zu ihrem Tod bleiben müssen. Was für ein tragischer Irrtum! Es wäre keine Überraschung, wenn die arme Frau, deren Heim gleichzeitig ihr Gefängnis ist, tatsächlich verrückt würde.
Es läßt sich heute nur noch schwer sagen, ob meine Eltern ähnliches befürchteten. Ich würde jedoch nicht ausschließen, daß sie zumindest diese Möglichkeit in Betracht zogen, da sie ja nie mit so einer Krankheit zu tun hatten und von den Ärzten nur sehr spärliche Informationen erhielten. Es war nur natürlich, daß sie mich beschützen wollten und mich mit aller Vorsicht behandelten – zumindest so lange, bis sie wußten, welche Gefahren eine Epilepsie tatsächlich mit sich brachte. Meine Mutter hatte nicht die geringste Ahnung, was alles noch folgen konnte, deshalb dachte sie wahrscheinlich, daß allergrößte Vorsicht angebracht sei. Ihr war nicht klar, daß die moderne Medizin bei meiner, wie bei vielen anderen früher gefürchteten Krankheiten, wahre Wunder wirken kann. Und sie hatte nicht mit mir gerechnet.
Ich tat natürlich stets das genaue Gegenteil von dem, was meine

Mutter wollte, wie so viele Teenager. Solange ich denken kann, wurde ich immer schon »trotzig« genannt. Ihre Vorschläge waren meist recht vernünftig, aber für mich hatten sie vor allem eines gemeinsam – sie waren falsch. Ich ignorierte aus taktischen Gründen alles, solange es nur ging, sei es nun, daß sie »Laß dir die Haare schneiden« sagte oder »Bitte, hör mit dem Reiten auf. Was ist, wenn du einen Anfall im Sattel bekommst?«

Am Anfang jedoch war ich auf die Sicherheit und den Trost meines Bettes mehr als angewiesen und ließ mich dankbar von Mutter bedienen. Nach jedem Anfall in der Schule kam sie und holte mich ab. Ich wankte an ihrem Arm über den Schulhof zum Auto. Mein Gleichgewichtssinn ist nach jeder Attacke völlig gestört, und ich kann mich wahrscheinlich danach ernsthafter verletzen, indem ich die Treppe hinunterfalle, als beim Anfall selbst. Ich hatte immer schreckliche Kopfschmerzen und glaubte, mich übergeben zu müssen. Meine Hinfälligkeit und das Gefühl, nicht ganz »bei Sinnen zu sein«, hielten den Rest des Tages über an. Ich wehrte mich nicht dagegen – ungefähr drei Monate lang.

Dann begann ich zu rebellieren und beschloß, das ganze Aufheben sei unnötig – es behinderte mich viel zu sehr bei den Aufgaben, die das Leben an mich stellte. Und ich fand die Abhängigkeit sehr lästig. Deshalb lag ich später in diesem Jahr nach Anfällen nur ein paar Stunden im Sanitätsraum der Schule und hatte nichts dagegen, daß mir die Lehrer eine Tasse Tee brachten. Tee vertrieb irgendwie die Übelkeit. Man schickte stets jemanden, der mir Gesellschaft leisten sollte – wahrscheinlich jedoch nur, damit man sicherging, daß ich keinen weiteren Anfall bekam. Liz schlich sich öfter in den Sanitätsraum, anstatt in die Bibliothek zu gehen, und fragte: »Na, wie geht's, Susie?« Ich konnte zumindest schon grinsen, wenn sie dabei erwischt wurde. Später wankte ich dann oft mit ihrer Hilfe zum Klassenzimmer zurück und konnte zu meiner eigenen Überraschung wieder viel besser am Unterricht teilnehmen, als alle geglaubt hatten.

Es kostete einige Willenskraft, nicht bequem unter den grauen Armeedecken liegenzubleiben. Aber der Sanitätsraum war nicht gerade eine Zuflucht für Faulenzer, sondern kahl und ein gänzlich uninspirierender Ort. Deshalb bat ich stets, sobald ich die Kopfschmerzen einigermaßen ertrug und wieder wußte, wo ich mich befand und wieviel Uhr es war, aufstehen und ins Klassenzimmer zurückkehren zu dürfen. Es wäre leicht gewesen, den Status eines auf Dauer geschädigten Halbinvaliden in Anspruch zu nehmen und die anderen alles für mich tun zu lassen. Für Passivität hatte ich ja DIE Rechtfertigung. Aber die natürliche Aufsässigkeit einer Fünfzehnjährigen gegen äußere Zwänge war stärker. Also schlossen mein kleiner Teufel und ich einen Kompromiß – er durfte bleiben und Besitz von mir ergreifen, und ich ignorierte ihn dafür.

Bald jedoch rebellierte ich auch auf einem viel wichtigeren Gebiet. Plötzlich waren viele der Unternehmungen und Abenteuer, die ich so liebte, gefährlich geworden. Der Nachteil bei Vorsichtsmaßnahmen ist jedoch, daß sie sich praktisch auf jede Minute, die man wach ist, ausdehnen lassen! Wenn man als Epilepsiekranke zu jeder Tageszeit einen Anfall bekommen kann, dann ist es bereits äußerst gefährlich, sich nur auf einen Klavierhocker zu setzen. Man könnte ja nach hinten fallen und sich das Genick dabei brechen – ganz zu schweigen von Reiten, Fahrradfahren, Schwimmen oder Spazierengehen an einer Steilküste.
Ich vermute, das ist eine Möglichkeit, die Dinge zu sehen. Ein so vorsichtiger Mensch endet wahrscheinlich im Lehnstuhl und wartet däumchendrehend auf den nächsten Anfall – wenn er nicht vorher an Langeweile, Selbstmitleid und Frustration stirbt. Man kann der Gefahr gegenüber jedoch auch einen anderen Standpunkt einnehmen: Laß es darauf ankommen und bezahle unter Umständen Lehrgeld! Ich war sehr bald schon auf der Seite der Desperados und scheute kein Risiko. Natürlich war es ein Spiel mit dem Feuer, und natürlich hatte ich Unfälle, aber nicht genug, um vor mir zu rechtfertigen, daß man mich in Watte packte. Es bereitete mir sogar (ein makabres) Vergnügen, mir vorzustellen, was alles passieren *könnte,* wenn ich dieses oder jenes unternahm. Durch einen Anfall beim Reiten zum Beispiel hätte ich vom Pferd fallen, mit einem Fuß im Steigbügel hängenbleiben und zu Tode geschleift werden können. Das hielt mich natürlich nicht vom Reiten ab. Wir ritten oft den ganzen Tag lang über die staubigen, weißen Buschpfade und erkundeten die umliegenden Gippsland Hills. Nichts trübte dabei meine Freude, denn ich konnte mir einfach nicht vorstellen, daß ich einen Anfall bekommen würde, solange ich auf dem Rücken meines Pferdes saß. Das geschah vielleicht

nur, wenn ich an den Ufern der seichten, versandeten Flüßchen lag, meine Brote aß, die ich in den Satteltaschen mitnahm, und meinem Pferd zusah, wie es sich im Wasser wälzte.
Auf Bäumen, in Felsen, Klippen und Schluchten herumzuklettern bereitete mir ebenfalls eine nie versiegende Freude. Auch das hätte zu einem blutigen Tod führen können. Aber ich tröste mich immer damit, daß ich nichts spüren werde, wenn ich bei einem Anfall sterbe, und klettere immer noch mit ungebrochener Begeisterung auf Bäume und Felsen.
Meine arme Mutter – besorgt, bekümmert und das Schlimmste befürchtend – muß vor Angst tausend Tode gestorben sein, wenn ich mich in die herrlichen Wellen der australischen Brandung stürzte. Aber ich hätte einfach zuviel aufgegeben, wenn ich nachgegeben hätte. Das Risiko lag auf der Hand: Ein Anfall in den wundervollen, donnernden Wellen hätte den sicheren Tod durch Ertrinken bedeutet. Aber man könnte genausogut das Überqueren belebter Straßen, Treppensteigen und sogar Kochen und das Arbeiten mit Werkzeugen von der Liste der erlaubten Tätigkeiten streichen.
War die Auflehnung gegen so viele Vorsichtsmaßnahmen nur reine Tollkühnheit? Oder zeugte es von meiner Rücksichtslosigkeit und bewies, wie gering ich den Wert des Lebens und die Gefühle anderer Menschen achtete? Vielleicht – aber andererseits war sie unbedingt notwendig, um mir selbst zu beweisen, daß alles immer noch in Ordnung war.
Seltsamerweise führte ich mir nie vor Augen, daß irgendeine meiner waghalsigen Unternehmungen wirklich gefährlich sein könnte. Und die Familie half mir dabei. Ich kann mich nicht daran erinnern, daß man mich an irgend etwas gewaltsam gehindert hätte. Sie rieten mir lediglich immer nur davon ab und paßten mit großer Besorgnis auf mich auf. Als Ergebnis davon zügelte ich meine Phantasie ein wenig und gewöhnte mich daran, mit einer bestimmten Art von Gefahr zu leben. Und das sollte sich schließlich zu einer großen, psychologischen Übung in persönlicher Freiheit entwickeln – die Art Freiheit, die für »normale« Menschen selbstverständlich ist.

Man hatte mich so gut von den Konsequenzen abgeschirmt, die eine Epilepsie auf lange Sicht hat, daß ich mich nie wirklich um die Reaktionen meiner Familie kümmerte – jedenfalls nicht mehr, als wenn ich mit der gleichen Häufigkeit Asthmaanfälle bekommen hätte. Aber ich besaß ein feines Gespür auch für leichte Veränderungen in zwischenmenschlichen Beziehungen und merkte bald, daß die Familie insgesamt mich anders als früher behandelte. Ich habe zahlreiche und über das ganze Land verstreute Verwandte. Wie in australischen Familien so üblich, fühlten sie sich für mich verantwortlich und mir gegenüber verpflichtet. In mancherlei Hinsicht überkompensierten sie jedoch, machten Zugeständnisse und ließen mir zuviel durchgehen. Dann aber waren sie wieder streng zu mir, wahrscheinlich weil sie befürchteten, ich könnte glauben, mir alles erlauben zu können.

Die Haltung meiner Brüder schien sich jedoch nicht zu verändern. Ich kann mich verschwommen daran erinnern, wie der jüngere in aller Seelenruhe vor dem Fernseher einen Apfel aß und seine neben ihm auf dem Fußboden liegende ältere Schwester keines Blickes würdigte. Eine vorsichtige Diskussion mit diesem Bruder brachte jedoch einen ganz anderen Aspekt zum Vorschein – den nämlich, den ich nie sah. Er war erst zwölf, als ich eine Epilepsie bekam, und er gibt zu, daß sich schwer beurteilen läßt, wie genau seine Erinnerungen sind. Am deutlichsten erinnerte er sich an ein Gefühl schrecklicher Hilflosigkeit und Leere, wenn ich »die Zustände« bekam. Er blieb alles andere als unbeteiligt oder gleichgültig; er machte möglicherweise zum ersten Mal in seinem Leben die Erfahrung, daß es in einer Familie anders zugehen konnte, als ihm die halbstündigen Fernsehproduktionen mit ihren ewigen Happy-Ends vorgaukelten. Er sagt, das beste, was er habe tun können, war, im Haus herumzurennen und fieberhaft nach einem Gegenstand zu suchen, den er mir zwischen die Zähne schieben konnte – etwas, das nicht zerbrach (oder mir die Zähne ruinierte!).

Ich weiß nicht, weshalb jeder erzählt bekam, meine Zunge sei das Wichtigste. Sobald der Anfall die Macht gewonnen hatte, das heißt innerhalb weniger Sekunden, war es auch schon zu spät. Es gibt keine Überredungskunst, die einen Epilepsiekranken dazu bringen wird, artig den Mund zu öffnen, damit man schnell ein verknotetes Taschentuch hineinschieben kann. Alles geschieht viel zu schnell – und wir können an dem Taschentuch ebensogut ersticken wie an unserer Zunge. Zungen und Innenseiten des Mundes sind sehr gut im Selbstheilen, obwohl sie bis zu einer Woche nach dem Anfall noch sehr wund sein können. Die andere Erste-Hilfe-Maßnahme, die die Menschen für notwendig halten – die Versuche, den Patienten in den

Krampfstadien zu bändigen –, ist erst recht fehl am Platz. Ich hasse es, niedergehalten zu werden – in meiner Benommenheit kämpfe ich dadurch nur noch mehr, denn ich fühle, wie das Gewicht des Ozeans auf mir lastet –, ein schreckliches Gefühl.
Mein kleiner Bruder, der die Anfälle so oft sah, konnte von dem Anblick nicht unberührt bleiben. Er erinnert sich nicht so sehr daran, daß er sich schämte, sondern er fühlte sich eher entmutigt oder leer – hilflos, vermute ich. Er gewöhnte sich daran, diese Episoden als ein vorübergehendes Erlebnis zu betrachten, während dessen Zeit er und meine Mutter das Notwendige taten, bis ich schließlich wieder bei ihnen war. Wahrscheinlich setzte er sich danach erschöpft hin, aß einen Apfel und sah wieder fern. Und genau an diesem Punkt wachte ich wieder auf!
Michael bekam außer mit ganz einfachen Worten nie erzählt, was mit mir nicht stimmte; und in der Tat erklärt er, er verstünde es immer noch nicht. Aber er erinnert sich mit Gewißheit daran, daß die Familie insgesamt glaubte, ich würde kein »normales« Leben führen können. Der traumatischste Aspekt daran sei das Verhältnis zum anderen Geschlecht. Das erklärt, weshalb sie mich alle so seltsam ansahen. Die Familie muß derselben Meinung gewesen sein wie der Direktor. Nach ihrer Konsultation des Spezialisten in der Collins Street betrauerten sie stellvertretend für mich, daß ich keine Chance auf die australische Variante des Glücks hatte – ein solider Ehemann, drei hübsche Kinder, ein »cremefarbenes dreigiebliges Backsteinfronthaus« (das Traumhaus jedes echten Australiers) mit sauberen Teppichen und allem modernen Schnickschnack sowie ein Prachtexemplar von einem Auto, mit dem man jeden Sonntagnachmittag die Dandenong Ranges verpestet. Wenn der Ausbruch der Epilepsie mir tatsächlich geholfen hat, diesem Schicksal zu entrinnen, dann ist sie möglicherweise wirklich ein echter »verkappter Segen«.
Als ich fünfzehn war, besuchten Michael und ich immer noch an jedem zweiten Wochenende meinen Vater. Er hatte keinen Fernseher, und es gab bei ihm nicht genug Wasser zum Duschen. Dazu kam, daß ich mich im Busch völlig entspannen konnte. Deshalb erinnert sich mein Vater, nur einen einzigen Anfall von mir gesehen zu haben. Das war am Strand, als ein Spaziergänger ihn darauf aufmerksam machte, daß ich im Sand um mich schlug und Schaum vor dem Mund hatte. Offensichtlich hatte das Glitzern der Sonne auf dem Wasser das Seine getan. Mein Vater hätte ohne den Hinweis des Fremden den An-

fall wahrscheinlich gar nicht bemerkt, denn am Strand döste er am liebsten mit dem Hut auf dem Gesicht vor sich hin.
Mein Vater hatte kaum die Möglichkeit, die Entwicklung meiner Epilepsie mitzuerleben. Er konnte nur mit großem Interesse die Suche des Arztes nach der besten Medikamentenkombination verfolgen. Er mußte seine Vorstellungen über meine Zukunft ein wenig korrigieren; und auch wenn er heute sagt, daß es keinen Grund für mich gebe, *nicht* zu heiraten und Kinder zu bekommen, weiß ich doch, daß er zur damaligen Zeit das gleiche dachte wie der Rest der Familie – ich würde kein normales Leben führen können.
Meine Mutter sah mich bei so vielen Anfällen und war dazu verurteilt, am heftigsten zu reagieren. Wenn mein Vater zuerst so geschockt war, daß er es nicht glauben konnte, dann mußte sie geradezu gelähmt gewesen sein. Sie spürte nicht nur die unglaubliche Verantwortung, die beste Methode zu finden, wie sie mit mir umgehen sollte. Nein: Mutter opferte auch beinahe sämtliche Finger bei den Versuchen, meine Zunge zu retten; Mutter holte mich nach jedem Anfall mit einem resignierten »Nicht-noch-einmal-Gefühl« von der Schule ab; Mutter schleppte mich zu allen Spezialisten, und Mutter bekam all meine ungnädige, rebellische Undankbarkeit zu spüren. Ich frage mich manchmal, woher sie die Kraft nahm, mit mir überhaupt fertig zu werden. Aber sie wurde es.
Natürlich übertrieb sie die Beschützerrolle. Sie versuchte, alles über die möglichen Anfälle herauszufinden – aus seriösen und unseriösen Quellen; man überschüttete sie mit Klatsch und Tratsch darüber, was alles schädlich für mich sei, und sie regte sich dann immer furchtbar auf. Sie hatte eine gute Freundin, ein Mitglied der Christian Science, die wollte, daß ich zu ihren Versammlungen kam. Moderne Gesundbeter haben anscheinend Epilepsien (genau wie auch Krebs) einfach nur durch Handauflegen und das absolute Vertrauen der Patienten geheilt. Wenn ich abergläubisch oder möglicherweise auch fromm genug gewesen wäre, hätte ich vielleicht wirklich diesen Weg ausprobiert. Aber obwohl ich als Heranwachsende einen starken Glauben hatte, konnte ich mich nicht dazu überwinden, an das Gesundbeten durch ein Medium zu glauben – zumindest nicht bei meinem Problem, weil ganz einfach das Vorhandensein einer physischen Ursache für Epilepsie im Gehirn medizinisch nachweisbar ist. Der Glaube mag Berge versetzen, aber das Beseitigen der Anfallsursache durch Gebete schmeckte mir zu

sehr nach der alten Vorstellung vom Heiligen Geist und dem Teufel.
Wie würden die meisten Mütter sich in dieser Situation verhalten? Meine war niedergeschlagen und manchmal sogar verzweifelt. Sie fühlte, daß sie die Bürde meines möglicherweise bevorstehenden Wahnsinns (nur einer der Punkte, bei denen ihr die Ärzte nicht weiterhalfen) nicht mehr tragen könnte – aber das fand ich erst viel später heraus. Ständig mit meinem Trotz und meiner Aufsässigkeit konfrontiert, beschränkte sie sich bald nur noch auf die Beobachtung dessen, was als »meine Gesundheit« bekannt wurde (sie konnte sich einfach nicht dazu überwinden, die Dinge beim Namen zu nennen), und sorgte gewöhnlich dafür, daß sie in der Nähe war, wenn sie gebraucht wurde. Manchmal bemerkte ich ihre Angst; manchmal versuchte sie mich – voller Verzweiflung – von einer gefährlichen Eskapade abzuhalten, indem sie mir beschrieb, wie furchtbar ich während eines Anfalls aussah. Aber im großen und ganzen wurde sie ganz gut mit mir fertig – für eine Frau, die der Tatsache, ein epilepsiekrankes Kind zu haben, allein ins Auge schauen mußte und keinerlei Wissen über die Sache besaß.
Es muß zum Beispiel eine schwere Entscheidung für sie gewesen sein, mich weiter mit dem Zug zur Schule fahren zu lassen. Die australischen S-Bahnen verkehren den größten Teil des Jahres mit offenen Türen, um den dichtgedrängten Passagieren Kühlung zu verschaffen. Ich werde das Ausmaß ihrer Sorgen in diesen ersten Jahren nie erfahren, denn damals sprach sie mit mir nicht über ihre Ängste.
Die Verwandten meines Vaters verhielten sich zu Anfang übertrieben vorsichtig. Die geliebte Großmutter, die mich auf ihren Knien wiegte, als ich noch ein ach so unschuldiges Kind war, versuchte nicht einmal die Sache zu verstehen und ignorierte deshalb Gott sei Dank meinen neuen Status. Die Sydney-Verwandten, die Familie meiner Mutter, nahmen eine konservativere Haltung ein und bedauerten uns tief wegen dieser Bürde, die plötzlich auf uns lastete.
Das erste Weihnachtsfest verbrachten wir bei meiner lieben alten Sydney-Oma, eine kluge und gutherzige Frau, die mindestens sechzehn Tassen Tee am Tag trank und eine exzellente Köchin der alten Schule war. Es gab immer Weihnachtsstollen, die in weißen Leinensäckchen von den Balken in ihrer Küche hingen. Sie war im letzten Jahrhundert auf den Goldfeldern in West-Australien geboren und hatte einen jungen Einwanderer

aus Yorkshire geheiratet, der im Ersten Weltkrieg fiel. Sie hatte noch etwas Viktorianisches an sich. Bei ihr hatte ich das Pech, an einem Abend beim Fernsehen zwei Anfälle hintereinander zu bekommen. Alle waren ziemlich entsetzt; Oma bekam fast einen Herzanfall, und meine Mutter regte sich schrecklich auf. Ich hatte mich zu der Zeit bereits an die Anfälle gewöhnt und sah gewiß keinen Grund für all das Getue. Aber es brachte mich zu der Überzeugung, daß ich mich für die Anfälle schämen und Angst davor haben sollte, dabei gesehen zu werden, weil sich meine Umgebung so über sie aufregte. Aus diesem Grund auch hatte meine Mutter die Absicht, mich vor dem Rest der Welt zu schützen und, wichtiger noch, den Rest der Welt vor mir. Am Anfang dachte sie wirklich, daß solche Schritte unternommen werden sollten. Ich glaube, das denkt sie nun nicht mehr.

4. Kapitel

Vor allem in diesen ersten Jahren suchte ich hinter der Epilepsie Schutz – wenn es mir paßte. Es war ein ständiger Konflikt, über alle vernünftigen physikalischen Grenzen hinauszugehen, um mir selbst zu beweisen, wie leistungsfähig ich war – leistungsfähiger als der Rest der Klasse –, und meine Epilepsie in den Lebensbereichen als Ausrede zu gebrauchen, in denen ich mich als Versager einschätzte. In der Schule war die Ausrede nicht nötig. Nachdem ich die fünfte Klasse (mit dem Abschlußzeugnis des Staates Victoria) durchlaufen hatte, belegte ich fünf Fächer in der sechsten Klasse, um die Reifeprüfung abzulegen (und die Zulassung zur Universität zu erlangen), ohne daß ich eine klare Vorstellung davon hatte, was ich eigentlich werden wollte.

Die unumgänglichen Fehltage in der Schule nahmen an Zahl ab, als die Anfälle regelmäßig abends auftraten. Tatsächlich ging es mir viel besser, und ich sprach so gut auf die neuen Medikamente an, daß ich wieder am Laienspiel teilnahm und den Mr. Bennett in einer Bühnenbearbeitung von *Hochmut und Vorurteil* spielte. Mr. Bennett war ein Mann von wenigen Worten (das heißt Text), der zynisch beobachtete, wie die Frauen seiner Familie abwechselnd zu dem Thema Heirat hysterische Anfälle bekamen. Meine Lieblingszeile, als ich in Mantel und Hosen meines Vaters auf der Bühne saß, hieß: »Also gut, Lizzie! Deine Mutter wird kein Wort mehr mit dir reden, wenn du Mr. Collins nicht heiratest – und ich werde kein Wort mehr mit dir reden, wenn du ihn heiratest!«

Für die Verwandten, die zur Vorstellung kamen, war das Stück offenbar ziemlich traumatisch. Sie wußten, daß jederzeit ein Anfall kommen konnte, und ich gebe ihnen und der Schule hundert Punkte dafür, daß sie keine ihrer Befürchtungen auf mich übertrugen. Michael erinnert sich lebhaft daran, daß er die Aufführung gesehen und versucht hatte, der Handlung zu folgen. Aber hauptsächlich war er unruhig, aus Furcht, ich könnte bei einem *Petit mal* meinen Text vergessen oder sogar einen ausgewachsenen *Grand mal* auf der Bühne bekommen. Er war bei jedem meiner Abgänge aufrichtig dankbar, und am

Schluß des Stückes war er begeisterter, als er es normalerweise gewesen wäre.
Gespräche über eine Berufswahl wurden wieder und wieder verschoben. Vielleicht wollte niemand darüber reden. In der Schule füllten wir automatisch alle die Aufnahmeformulare für die Universität aus. Aber das Studium an den Universitäten ist in Australien nicht umsonst. Studenten müssen sich selbst finanzieren, entweder mit Hilfe der Eltern oder durch Ferien- und Nebenjobs – es sei denn, man gehört zu den glücklichen Gewinnern eines der begehrten Commenwealth-Stipendien, von denen man die Studiengebühren und den Lebensunterhalt bestreiten kann. Eine Enttäuschung, die mir ein zweites Gespräch mit dem Direktor einbrachte und einen Vorgeschmack auf künftige Einschränkungen gab, war, für das Diskussionsteam der Schule ausgewählt zu werden – nur um in letzter Minute zu entdecken, daß die Diskussion zwischen den Schulen vom Fernsehen live übertragen wurde. Reverend Morley hatte Anweisungen erhalten, jeden auszuschließen, der einen Anfall vor den Kameras bekommen konnte. Die grellen und sich verändernden Lichter wären ein ziemliches Risiko gewesen, deshalb gab ich in diesem Punkt nach.
Allmählich dämmerte mir, daß ich niemals Schauspielerin werden oder etwas mit dem Fernsehen und wahrscheinlich nicht einmal mit dem Radio zu tun haben würde. Ich liebe das Theater. Eine Berufsschauspielerin hat mir einmal gesagt, ich sei die geborene Komödiantin. Ich ärgerte mich darüber, weil ich nicht die Chance hatte, eine entsprechende Laufbahn einzuschlagen. Allerdings ist es höchst unwahrscheinlich, daß ich eine geborene Komödiantin bin. Die Schauspielerin ließ sich bestimmt von mir, dem Produkt rebellischer Unbekümmertheit, täuschen. Michael vermutete wie viele andere auch, die mich in diesen schwierigen ersten Jahren kannten, daß die Ungewißheit wegen der Epilepsie sich sehr stark auf meine Ungezwungenheit auswirken würde. Das geschah auch – aber in unvorhergesehener Weise. Ich verfiel ins andere Extrem – genau wie es mein Vater vor Jahren getan hatte, als er das Gehör verlor – und wurde impulsiv bis hin zum Leichtsinn. Wenn es mit dem Schauspielen für mich aus war, was mochte mir dann noch alles verschlossen sein?

Die Probleme im Umgang mit anderen wuchsen. Als Sechzehnjährige war ich davon überzeugt, häßlich und uninteressant zu sein (erstens war ich zu groß und hatte riesige Füße), und mir wurde der Mangel an Verehrern zunehmend bewußt. Niemand hatte mir gesagt, daß ein Mädchen nur so attraktiv ist, wie es sich fühlt; alle Arten von Schönheitsbehandlungen können ihren persönlichen Charme nicht vergrößern. Also verglich ich mein »gesellschaftliches« Leben mit dem der anderen Mädchen aus der Schule und fand meines mehr als dürftig. Ich verbarrikadierte mich hartnäckig hinter der Überzeugung, daß es zwecklos sei, mich zu verlieben, da meine Aussichten auf »Heirat und Familie« (praktisch immer noch die einzige Möglichkeit, die australischen Frauen offensteht) gleich Null seien. Niemand hatte da groß drüber gesprochen, jedenfalls nicht mit mir, und ich hatte mein Etikett immer noch nicht wahrgenommen. Aber es gab genügend Gründe für mich zu glauben, daß etwas mit mir eindeutig, unabänderlich und dauerhaft nicht stimmte.

Liz ging inzwischen aufs College, und es war höchst dringlich, einen Ersatz für ihre Freundschaft zu finden. Meine zunehmende Wildheit – das Resultat vieler verzweifelter Versuche der Überkompensation – entfremdete mich von den anderen Mädchen der sechsten Klasse, die meine Ausgelassenheit mißbilligten. Ich merkte, daß meine gesetzten Klassenkameradinnen, von denen schon viele achtzehn waren, mein vorlautes Wesen bei ihren ernsthaften Diskussionen nicht tolerierten. So war ich meistens allein, aß meine Brote in »völliger Ungestörtheit« auf einer Bank im Schulhof und lief in den Pausen ziellos umher, wobei ich den Anschein zu erwecken versuchte, als hätte ich etwas Wichtiges zu erledigen.

Meine Freundin Meredith und ich beteiligten uns voller Hingabe am Unterricht – sehr zur Belustigung unserer Klassenkameradinnen, die zu vornehm waren, die Hand zu heben (oder vielleicht auch weder Fragen noch Antworten wußten). Eine Zeitlang bewunderten die Lehrer meine Begeisterung, aber schließlich reizte ich sie damit – »Himmel noch mal, nimm die Hand runter und gib den anderen auch eine Chance!«

Schließlich rückte der Schulball näher und damit eine Katastrophe. Ich tauschte den Bruder mit einem anderen Mauerblümchen und fühlte mich durch und durch elend. Das Leben im allgemeinen hatte mich nicht auf den Anblick all dieser selbstbewußten jungen Männer vorbereitet, die so auszusehen versuchten, als würden sie sich prächtig mit ihren gleichermaßen

selbstbewußten Partnerinnen amüsieren. Diese wiederum gaben sich tatsächlich gegenseitig Punkte für Kleider, Frisuren und den begehrtesten Freund. Das beste war noch das Abendessen – Zitronenbaiserkuchen.
Gegen Ende dieses Jahres muß mir mein Etikett bewußt geworden sein. Das veranlaßte mich zu versuchen, ein wenig mehr darüber herauszufinden. Vor den Abschlußprüfungen sprach ich lange mit meiner Klassenlehrerin über das Thema Beruf – und darüber, was mir ihrer Meinung nach alles verschlossen sein würde. Daraufhin bewarb ich mich widerstrebend an einer Krankenschwesternschule, und zwar an derselben, auf die meine ältere Halbschwester einige Jahre zuvor bereits gegangen war. Im Grunde genommen rechnete ich nicht damit, daß ich ein Stipendium gewinnen würde. Aber ausgerechnet Krankenschwester zu werden...! Offensichtlich waren wir alle nicht darüber informiert, welche weitreichenden Auswirkungen es hatte, ein Mensch mit Epilepsie zu sein.
Von diesem Zeitpunkt an geriet ich erst wirklich mit der Welt in Konflikt. Für mich gab es nur noch Rebellion, und dieser plötzliche Zusatz zu meiner Identität brachte mich ständig aus dem Gleichgewicht und machte es nicht gerade leichter, erwachsen zu werden. Die Nebenwirkungen von einigen Medikamenten, die der Neurologe ausprobierte, waren sicher auch keine Hilfe. Phenobarb * kann bei Heranwachsenden manchmal Wutanfälle hervorrufen, obwohl es bei der Behandlung der Epilepsie universell eingesetzt wird. Ich gehörte anscheinend zu den Unglücklichen, die in dieser Weise darauf reagieren, und geriet wegen jeder Kleinigkeit, die mich ärgerte, außer mir vor Zorn. Hauptsächlich litt die Familie darunter. Aber ich litt auch. Mein kleiner Teufel hatte das zarte Selbstbildnis, das ich in den ersten fünfzehn Lebensjahren von mir gemalt hatte, heruntergerissen und zerfetzt. Nun stand er, die Hände in die Hüften gestemmt, vor mir und forderte mich triumphierend auf, noch mal von vorne anzufangen – wenn ich könnte. Der neue Faktor Epilepsie war einfach keine Hilfe beim Erwachsenwerden.
Kurz gesagt: Ich ging nie aus, noch wurde ich je zu Parties eingeladen. Ich besuchte Kirchenveranstaltungen und kam mir völlig fehl am Platze vor (und sah deshalb auch so aus). Aber verläuft das Erwachsenwerden denn überhaupt anders? Verändert eine Epilepsie und das endlose Tablettenschlucken wirk-

* s. Fußnote S. 14

lich die Persönlichkeit? Damals konnte ich immer nur an eine Erklärung für meinen fehlenden gesellschaftlichen Erfolg denken: Ich war eine Epilepsiekranke!
In der Hitze des Frühsommers lernten wir für unsere Abschlußprüfungen. Der Blütengeruch unseres Zitronenbaumes ist nun in meinem Kopf untrennbar mit Shakespeares *Hamlet* verbunden, und ein kleiner Kürbis wird mich immer an die Geschichte der australischen Besiedlung erinnern. Ich machte ein glänzendes Examen und bekam als eine von nur zwei Mädchen der Schule ein Commonwealth-Stipendium. Aber ich war zu jung, um zur Universität zugelassen zu werden – man mußte siebzehn sein. Also fing ich an, mir Gedanken über eine Alternative zu machen. Kein Weg führte daran vorbei – die Schulzeit war zu Ende!

Das gute Examen verschaffte mir ebenfalls einen Platz an der Schwesternschule (sie hatten noch kein Gesundheitszeugnis verlangt). Aber ich war auch zu jung, um Kranke zu betreuen, und bekam deshalb eine Stelle in der Röntgenabteilung des Krankenhauses. Ich trug einen weißen Kittel mit einem roten Gürtel und schrieb die Namen der Patienten auf die Röntgenaufnahmen, wenn diese faszinierenden Bilder aus den großen Entwicklungsgeräten glitten. Nun gut, mein unmittelbares Bedürfnis nach Arbeit war erfüllt, und ich startete zweifelnd in die Welt der Erwachsenen.
Meine Mutter widmete sich völlig der Aufgabe, etwas für mich zu tun. Angesichts meiner Aufsässigkeit war ihre beständige Hingabe erstaunlich. Sie tat ihr Bestes, mich zu einem Besuch der »Epilepsy Foundation« in Melbourne zu überreden, weil sie dachte, man könnte mir dort vielleicht konstruktive Vorschläge machen, wie man als Epilepsiekranke in der Erwachsenenwelt überlebt. Schließlich stimmte ich einem Gespräch zu. Das Gespräch versetzte mir einen ziemlichen Schock.
Die freundliche Frau, die couragiert die ganze Stiftung leitete, war selbst eine Behinderte, an den Rollstuhl gefesselt und keinen Tag älter als dreißig. Sie war daran gewöhnt, die schwierigsten Fälle zu betreuen – Menschen, die täglich schwere Anfälle bekamen –, und sie zog alle Register, um ihnen einen Job bei einem verständigen Arbeitgeber zu verschaffen. Eine kleine Zahl von Firmen hatte ihr die Zusage gegeben, freiwerdende Stellen mit ihren Patienten zu besetzen. Zweifellos mußte die

Frau die Firmen jahrelang bearbeiten, bis sie sie soweit hatte. Andernfalls bekamen die Erwachsenen mit schweren Epilepsien einen Platz in einem der Heime der Stiftung mit angegliederten Werkstätten. Dort zumindest konnten junge Menschen sicher sein und gleichzeitig viele andere Menschen mit ähnlichen Problemen treffen. Das erschließt einen gemeinsamen Nenner, der sonst im Alltag nicht vorhanden ist. Es kann ebenfalls dazu beitragen, Selbstmitleid und die ständige Ichbezogenheit zu verhindern, während neue Interessen geweckt, Hobbies gefördert und der Umgang mit anderen angeregt wird. Verglichen mit den sonstigen Gesprächspartnern dieser Frau ging es mir ausgesprochen gut. Das wußte ich selbst. Sie konnte nichts für mich tun. Man erwartete von jemandem, der die Anfälle medikamentös ziemlich gut unter Kontrolle hielt, noch dazu mit einem Stipendium, vergleichsweise wenig Probleme zu haben.
Also kam ich mit meiner großen, allumfassenden Entschuldigung hier nicht durch. Es ging mir nicht schlecht genug für eine beschützende Werkstätte. Aber bald stellte ich fest, daß man mich auch an der Schwesternschule nicht haben wollte. Ich wappnete mich, um gründlich über die Zukunft nachzudenken. Sollte ich die unerwartete Möglichkeit wirklich ergreifen und auf die Universität gehen?
Alle Argumente, die gegen solch ein Wagnis sprachen, prasselten auf mich ein. Erstens: Ich war ein Mädchen! Australien ist eine Männergesellschaft, und vor zehn Jahren ging ein Mädchen nicht ohne Kampf auf die Universität – es sei denn, ihre Eltern waren Akademiker. Es war eine Vergeudung von Steuergeldern. Frauen verließen die Universität, heirateten und nutzten ihre teure Ausbildung nicht. Niemand aus unserer Familie war je auf einer Universität gewesen. Alle hatten nach der Schule einen Beruf gelernt oder waren in bestehende Familienbetriebe gegangen. Es gab kein Beispiel, dem ich folgen konnte. Mein Vater hatte insgesamt sechs Kinder; ich war das fünfte – und noch dazu ein Mädchen.
Vater und Mutter zweifelten am Wert einer Universitätsausbildung für mich. Wozu sollte das gut sein? Es schob nur die endgültige Entscheidung hinaus. Mein Vater fuhr mit mir einen ganzen Abend lang quer durch Melbourne und versuchte, mich davon zu überzeugen. Das war das einzige Mal, daß die Bitterkeit meines Vaters über sein epilepsiekrankes Kind zutage trat. Er war ganz besonders darauf bedacht, solche Gefühle nicht zu

zeigen, denn er hatte ja selbst seit seinem neunten Lebensjahr – als er taub geworden war – mit den Folgen einer Behinderung zu kämpfen. Seine Kämpfe führten dazu, daß er sowohl Schulsprecher seiner Melbourner Mittelschule als auch Kapitän der Fußball- und Cricketmannschaft geworden war!
Gott sei für mein rebellisches Naturell und für eine exzentrische Tante gedankt, die sich plötzlich für mich zu interessieren begann. Sie ermutigte mich mit glänzenden Aussichten, die ich nicht für möglich hielt. Auf alle üblichen Argumente wie »Dies kann ich nicht« und »Das kann ich ganz bestimmt nicht« erwiderte sie »Wieso nicht?« in der herausfordernsten und entschiedensten Art und Weise. Ja, wieso eigentlich nicht? Mein Gesichtsfeld weitete sich aus, mein Selbstbewußtsein wuchs, und ich fing an, nachzudenken.
Alle waren um mich besorgt, aber unser Familienmotto lautete »Unabhängigkeit«. Deshalb konnte ich nicht mit finanzieller Unterstützung rechnen. Diese so halsstarrig vom Berufsleben überzeugte, auf Unabhängigkeit bedachte Familie war jedoch eine enorme Hilfe, obwohl keiner von ihnen davon etwas ahnte. Sie waren bei der Frage nach einem Beruf für mich mit ihrem Latein am Ende, ganz einfach, weil ich ein besonderer Fall war. Sie gaben mich als rebellisch und unbelehrbar auf und überließen die Entscheidung mir. Jetzt lag alles an mir. Ich durfte werden, was ich wollte. Wirklich? Es sah doch nicht so rosig aus, denn Menschen mit Epilepsie sind eine große Zahl von Berufen auf allen Ebenen versperrt, ganz gleich, was für Neigungen sie auch haben. Beschützende Werkstätten und Heime für erwachsene Epilepsiekranke sind eine gute Sache und notwendig für alle, die drei oder vier Anfälle pro Tag haben und wegen der Verletzungsgefahr wirklich nicht allein gelassen werden können. Aber das trifft auf die meisten von uns nicht zu – und auch nicht für mich!
Wenn man alle medizinischen Berufe ausklammert, den öffentlichen Dienst, Transport und Verkehr, Unterrichten, die meisten Fabrikarbeiten mit Maschinen, alle verantwortlichen Tätigkeiten, die mit Menschen oder der Betreuung von Kindern zu tun haben, Managerposten und sogar die Arbeit an Rezeptionen, dann bleiben nur der zerstreute Professor und das Zimmermädchen übrig (jedoch nur im Erdgeschoß, wegen der Gefahr, während der Arbeitszeit aus dem Fenster zu fallen). Es sei denn, wir sagen dem Arbeitgeber nicht die Wahrheit. Viele kommen damit durch, besonders natürlich, wenn sie nur im

Schlaf Anfälle bekommen oder Epilepsie nur während der Kindheit hatten und jetzt durch die Medikamente völlig anfallsfrei sind. Aber die Wahrscheinlichkeit, daß ich damit durchkommen würde, war mit sechzehn gering, obwohl die Chancen mit der Zeit stiegen. Andererseits war es ein großer Fehler, einem potentiellen Arbeitgeber die Wahrheit zu erzählen. Vor zehn Jahren hätten in Melbourne die Arbeitgeber eher noch einen entlassenen Sträfling angestellt, so groß war das Stigma. Für sie bedeutete »epileptisch« dasselbe wie »schwachsinnig«. Ich hoffe nur, daß sie sich inzwischen etwas gebessert haben; allerdings verändert sich eine konservative, engstirnige Gesellschaft nicht so leicht.

Da stand ich also nun, fast völlig frei vom Druck der Familie, was die Berufswahl anging, und ohne Angst vor ihrer Mißbilligung. Zugegeben, es war eine eingeschränkte Freiheit, denn meine Vorstellungskraft reichte nicht über die akzeptierten Berufe hinaus. Aber das eigentliche Problem waren die Arbeitgeber. Selbst mit einem Universitätsabschluß waren meine Chancen auf einen Job buchstäblich gleich Null.

Man versuche, sich in unsere Lage zu versetzen. Was fängt man in so einer Situation an? Was nutzt eine Ausbildung, egal wofür, wenn die Arbeitgeber *jeden* anderen uns vorziehen? Wie sollen wir Moral und Selbstachtung behalten, wenn nur wir daran glauben, daß wir alles können?

Ohne das Stipendium hätte ich vielleicht eine Lehre bei einer Versicherung, als Buchhalterin oder an der Börse begonnen – wenn mich Zahlen interessieren würden. Aber sie interessieren mich nicht. Meine Mutter war eine erstklassige Stenotypistin und zweifelte nicht daran, daß ich auch die Fähigkeiten dazu besaß – aber an diesem Punkt rebellierte ich wieder. Ohne Zweifel ist es für uns einfacher, wenn wir von Natur aus nach einer »sicheren« Stellung in einer geschützten Umgebung streben, wo wir mit vielen aufgeklärten Menschen zusammen sind, die uns unterstützen. Aber wo findet man in Melbourne so einen Job?

Ich kenne eine Frau mit Epilepsie, die erfolgreich als Telefonistin an einer Rezeption arbeitet; ein Mann, jahrelang ohne Anfall, ist hochgeachtet und hat eine leitende Stelle in einem Büro; ein dritter praktiziert erfolgreich als Anwalt. Aber eine Frau – ein vierter Fall – in einer Position mit sehr großer Verantwortung wurde mit neunundzwanzig in Pension geschickt, als man ihre Epilepsie entdeckte. Auf diese Weise werden wir ausge-

sondert, gebrandmarkt – nahezu immer ohne realen Grund nach meinem Ermessen. Ist Arbeitgebern denn nicht bewußt, daß jemand doppelt so hart arbeitet, wenn er unter allen Umständen seine Eignung für einen Beruf beweisen muß?
Ich befand mich in einer unangenehmeren Lage, als ich mir vorgestellt hatte. In der Zwickmühle zwischen meinem kleinen Teufel und ständiger Arbeitslosigkeit gab ich es auf, Berufsberater, Personalchefs, Arbeitsämter und alle wohlmeinenden Freunde und Bekannte zu konsultieren. Ich entschied mich, eine zerstreute Professorin zu werden.

5. *Kapitel*

Solange ich noch nicht alt genug war, um den langen Weg zu dieser in den Sternen stehenden Professur zu beginnen, mußte ich mich mit manueller Arbeit im Royal Melbourne Hospital zufriedengeben. Das hatte jedoch auch einige Vorteile. Zum Beispiel konnte ich mit den Behandlungen bei dem Collins Street-Facharzt für sechzehn Guineen pro Besuch aufhören und jederzeit zu dem Krankenhausneurologen gehen – ohne zu bezahlen.

Dr. Ebeling war jung, intelligent und ungeduldig. Er war groß, hatte rote, gekräuselte Haare und nicht die Art der Ärzte, die sich zu ihren Patienten auf die Bettkante setzen. Wir kamen überhaupt nicht miteinander aus, aber es ist wahrscheinlich, daß er mir dadurch am meisten half. Er ließ kein Selbstmitleid zu. »Wie viele Anfälle seit dem letzten Termin? Pünktchen vor den Augen? Schwindel? Sonst noch etwas Wichtiges? Wie wirken die neuen Medikamente?« Ich gab es auf, ihm eine handgeschriebene Liste meiner Beschwerden mitzubringen. Es wurden keine nebensächlichen, verschwommenen Klagen toleriert – Dr. Ebeling wurde nicht dafür bezahlt, sich Geschichten von Kopfschmerzen, Mattigkeit und eingeschlafenen Fußzehen anzuhören, sondern er ließ nur Fakten gelten, die sich direkt auf die Krankheit bezogen.

Dieser erfrischende neue Arzt interessierte sich lebhaft für meinen Fall – wie bei allen seinen Patienten. Das führte dazu, daß auch ich mich mehr für meine Krankheit interessierte, und ich fing an, Fragen zu stellen. Bis jetzt hatte ich mich noch nicht selbst darum bemüht herauszufinden, was mit mir los war, und noch kein Buch über das Thema gelesen. Ich hatte den Ärzten immer die Freiheit gelassen zu tun, was sie wollten, und alles hingenommen, was mit mir geschah. Aber jetzt sprudelte ich vor Wißbegier; ich wollte wissen, um was es überhaupt ging. Und einfach nur durch Fragen fand ich eine ganze Menge heraus.

Zuerst stellte er mir viele Fragen, die mir noch niemand gestellt hatte. »Spüren Sie eine Aura?« (Eine Aura ist ein Vorgefühl des sich zusammenbrauenden Sturms, das viele Epilepsiekranke kennen. Manchmal tritt es rechtzeitig genug auf, um darauf reagieren, das heißt mit dem, was man tut, aufhören und sich hinlegen zu können.) Nein – ich hatte noch nie solch eine Aura gespürt. Meine Anfälle sind schon vorbei, ehe ich die geringste Ahnung davon habe, daß einer im Anzug ist. Wie man noch sehen wird, macht das das Leben ein wenig gefährlicher. Andererseits hält es mich jedoch auch davon ab, herumzulaufen und mir eine Aura einzubilden. Das kann natürlich zu einer sehr viel stärkeren Ichbezogenheit führen.

»Haben Sie fokale Anfälle?« Ich wußte gar nicht, daß Epilepsie so vielfältig sein kann. Ich mußte mich auch bei dieser Frage erkundigen, was damit gemeint sei. Fokale Epilepsie zeigt sich offensichtlich als ein Spasmus oder eine Zuckung. Ich war froh, daß die Sache einen Namen hatte, denn fokale Epilepsie hatte ich damals sehr oft. Sie trat an meinem rechten Augenlid auf und kann immer noch sehr unangenehm sein. Es ist nicht gerade sehr erfreulich, wenn man sich mit jemandem unterhält, und das Lid beginnt zu zucken. Aber diese Variante der leichten Anfälle läßt sich jedenfalls tarnen. Es ist einfach, sich das lästige Lid zu reiben und vorzugeben, ich würde angestrengt nachdenken, oder zu lächeln und gleichzeitig übertrieben zu blinzeln. Das Zucken hört bald auf.

Ich erzählte Dr. Ebeling von den häufigen *Petit mals*. Ich fragte ihn: »Kann man etwas dagegen tun?« So viele leichte Anfälle an jedem Tag würden mich an der Universität sehr belästigen. Ich stellte fest, daß *Petit mal* eigentlich die Bezeichnung für leichtere Anfälle während der Kindheit ist. Der Arzt schlug vor, neue Medikamente auszuprobieren – ein langwieriger Prozeß, denn die alte Medikation darf nur langsam abgesetzt werden, während man die Dosierung der neuen Medikamente steigert. Man kann noch so sorgfältig dabei vorgehen, es kommt trotzdem zu Entzugserscheinungen. Und dann muß man den neuen Medikamenten Zeit zur Bewährung lassen – beispielsweise über drei Monate. Für einen Teenager ist Zeit jedoch knapp und entsprechend groß die Geduld. Außerdem hatte mir noch niemand gesagt, daß eine Epilepsie chronisch ist – und permanent. Deshalb wartete ich noch immer auf das Wunder, plötzlich von allen Anfällen befreit zu sein.

Seit dem Ausbruch meiner Epilepsie bin ich aus reiner Notwendigkeit nach und nach zu einer Amateurneurologin geworden. Ich habe von innen heraus alle die Dinge wahrzunehmen und zu benennen gelernt, von denen die Neurologen mit ihrem Fachwissen nichts erzählen. Sie erzählen es nicht, weil sie es nicht können – sie sind keine Epilepsiekranken. Ich glaube, es wäre in vielerlei Hinsicht für Schwesternschulen und die medizinischen Fachbereiche der Universitäten von Vorteil, wenn sie Menschen mit solchen Behinderungen zum Studium zulassen würden – wenn schon nicht zur Behandlung der Patienten, so wenigstens um wissenschaftliche Untersuchungen durchzuführen. Nur wir können genau wissen, wie wir uns nach einem *Grand mal* fühlen. Nur wir können sagen, wieviel Zeit wir wirklich zur Erholung brauchen, wie die Krankheit unsere Arbeit und unser Leben beeinträchtigt und wie unsere Einstellungen. Ein Neurologe, der die Schwierigkeiten des Lebenskampfes als Epilepsiekranker schon kennt, hätte ganz gewiß eine vorzügliche Ausgangsbasis für seine Forschungen.

Dr. Ebeling fand extrem schnell die Wurzel jedes Problems, das ich mit den Medikamenten hatte. Lange Zeit über wurde ich an den Nachmittagen sehr schläfrig und neigte dazu, ungefähr um neun Uhr abends einen Anfall zu bekommen.

»Gütiger Himmel«, sagte er gereizt, »ich denke, Sie sind ein intelligentes Mädchen! Wann nehmen Sie Ihre Tabletten ein?«

»Um acht Uhr morgens, um zwölf und vorm Schlafengehen«, antwortete ich aufgebracht. Bei diesen Konsultationen hätte mein Trotz nicht größer sein können.

»Muß man Ihnen denn wirklich ausdrücklich sagen, daß die Tabletten gleichmäßig über den Tag verteilt eingenommen werden müssen? Ein Tag hat vierundzwanzig Stunden. Sie haben drei Tablettenrationen. Das bedeutet eine Ration alle acht Stunden. Hab' ich recht? Wenn Sie um acht Uhr morgens die erste einnehmen, dann sollten Sie mit der nächsten bis vier Uhr nachmittags warten, oder Sie werden mit der doppelten Dosis Phenobarb * im Körper natürlich schläfrig. Und selbstverständlich bekommen Sie abends einen *Grand mal*, wenn Sie die nächste Tablettenration zu spät einnehmen!«

Ich platzte beinahe vor Wut – auf mich, weil ich mir das nicht von Anfang an klargemacht hatte. Es war eine einfache und wirksame Lösung. Jahrelang glaubte ich von nun an fest, daß die Tabletten exakt zur gleichen Zeit (meiner Zeit!) eingenommen werden mußten, andernfalls würden schreckliche Dinge geschehen. Später fand ich heraus, daß die Basiszeiten (sieben

* s. Fußnote S. 14

Uhr morgens, drei Uhr nachmittags und elf Uhr abends) ziemlich flexibel gehandhabt werden konnten, solange ich nur jeden Tag die vorgeschriebene Menge einnahm. Aber zu oft zwölf Stunden zwischen den Rationen verstreichen zu lassen, das beschwört den Ärger geradezu herauf.

Dr. Ebeling und mir gelang es, die Zahl der *Grand mals* beträchtlich zu verringern. Aber da ich nun etwas über Epilepsie wissen wollte, war es unvermeidlich, daß ich ebenso gute wie auch schlechte Informationen bekam. Ich erfuhr bald, daß man lange einen Zusammenhang zwischen Epilepsie und Geisteskrankheiten vermutete. Also sprach ich auch darüber mit Dr. Ebeling. Er war kein Psychiater und hielt absolut nichts von meiner Überlegung, ob ich einen benötigen würde. Ich nehme an, er durchschaute mich völlig und wußte, daß ich keine psychiatrische Hilfe brauchte – obwohl es faszinierend gewesen wäre herauszufinden, was an der Sache dran war!

Seine schroffe und nüchterne Art empörte mich so, daß ich vergaß, mich zu beklagen. Sie bewahrte mich davor, zum Hypochonder zu werden. Ein anderer Arzt – anteilnehmender, aber insgesamt weniger nützlich – hätte möglicherweise alles, von Neuralgien bis hin zu Pickeln, unter die Kategorie »allgemeine Symptome« gefaßt. Ich würde dann mein Leben damit verbringen, eifrig Kopfschmerzen, Erröten, Schwindel und Übelkeit zu zählen und zusätzlich noch zu befürchten, daß mir die Fingernägel abbrechen. Dank Dr. Ebeling rechne ich nur die relevanten Faktoren den großen und kleinen Anfällen zu. Alles andere teile ich mit dem Rest der Menschheit.

Nach zwei Jahren des Experimentierens mit verschieden Medikamenten – ein langer Prozeß des Ausprobierens – pendelten sich die *Grand mals* bei einem Rhythmus von ein oder zwei pro Monat und gelegentlichen Anfällen in der Nacht ein. Das ist wirklich ein gutes Ergebnis. Vor hundert Jahren wäre jemand wie ich mit achtzehn völlig hilflos gewesen und höchstwahrscheinlich mit zwanzig bereits tot.

Aber in diesem Jahr fingen auch die Alpträume an – ich sah, wie man mich ins Krankenhaus brachte. Ich lag in einem großen Raum (vermutlich dem Operationssaal) und erlebte dann, vor Angst gelähmt, wie ich starb. Eine neue und unheimliche Seite der Epilepsie kam zum Vorschein – die Todesangst nach einem Anfall. Sie hat mich seitdem nie mehr verlassen.

Wenn ich den schwarzen Ozean teile und mich von seinem Grunde nach oben kämpfe, dann kann ich das Licht wieder sehen, aber das verhindert nicht meine tiefe Niedergeschlagenheit oder die plötzliche Furcht. Ich stöhne und rufe vor Entsetzen wimmernd: »Ich will nicht sterben. Oh bitte, laßt mich leben.« Ich kann diese Angst genausowenig unter Kontrolle halten wie den Anfall selbst. Sie ist für mich einfach die nächste Phase eines *Grand mals*. Die Dinge um mich herum werden wieder sichtbar, aber sie bleiben weiterhin fremdartig und unnahbar, als gehörten sie nicht zu meiner Umgebung. Diese Angst und Entfremdung fesselt mich mehrere Stunden lang; dann setzen meine Abwehrmechanismen ein, und mein Verhältnis zum Tod ist wieder so wie bei allen Menschen.
Ein *Grand mal* ist wirklich so, als würde man sterben und wieder zu leben beginnen. Zusammen mit den Alpträumen brachte mich das langsam zu der Überzeugung, daß ich nicht mehr lange zu leben hätte. Es fällt mir heute leicht, solche Vorstellungen abzuschütteln, aber lange Zeit ließ mich dieser Schrecken nicht mehr los. Es half nichts, die Ärzte über meine Lebenserwartung zu befragen. Sie gaben ausweichende Antworten. Natürlich interpretierte ich das auf die düsterste Art und Weise, und ich glaube, meine Mutter hatte ähnliche Ängste. Ich werde nie verstehen, wie eine so entscheidende Frage ignoriert werden und unbeantwortet bleiben konnte. Möglicherweise nahmen sie die Ärzte einfach nicht ernst, da sie die Antwort ja kannten. Bitterkeit und Hoffnungslosigkeit wuchsen in diesem Jahr in mir, und sie wurden von einer neuen Art Anfälle heraufbeschworen, die ich mittlerweile registrierte. Nach kurzer Zeit taufte ich sie »Terror«.
Wenn Epilepsiekranke müde, hungrig, angestrengt oder einfach völlig in Anspruch genommen sind, neigen sie zu leichten Anfällen, zu einer Art von »Blockade«, wie bei einem Motor ohne ausreichende Schmierung. Die Teile bewegen sich nicht mehr, und das Gehirn weigert sich mehrere Minuten lang, logisch zu denken. Bei mir tritt das gewöhnlich auf, wenn jemand eine Frage an mich richtet oder wenn meine Aufmerksamkeit völlig von etwas gefangengenommen wird. Das kann eine Blüte an einem Busch sein oder der Anblick der keimenden Bohnen in Nachbars Garten, wenn meine eigenen sich noch nicht regen. Es kann sehr peinlich werden, wenn eine Antwort erwartet wird. Mir ist noch nie eine gute Entschuldigung eingefallen, wenn ich eine Frage völlig ignoriert und denjenigen, der sie ge-

stellt hat, gebeten habe, sie zu wiederholen, obwohl ich ganz offensichtlich nicht weiß, wovon er überhaupt gesprochen hat. Das ist einfach nur ein *Petit mal* – durchschnittliche Erholungszeit: fünf Minuten, in denen die Person oft empört verschwindet. »Was ist denn mit ihr los? Ich wollte doch bloß wissen, was sie vorhat, und sie tut so, als sei ich Luft für sie!« Die Leute haben das Recht, entrüstet zu sein, aber ich kann wenig an der Sache ändern.

Aber der »Terror« ist etwas ganz anderes. Er dauert länger und ist gefährlicher als zwei *Grand mals* hintereinander – und furchterregender, denn es gibt dabei Momente des Bewußtseins, in denen ich weiß, was geschieht. Aber ich kann nicht verhindern, daß es sich zu einem sehr gefährlichen Ereignis ausweitet. Die Neurologen bezeichnen das als »Temporallappenepilepsie« (kurz TLE).

Ich bin dann normalerweise übermüdet oder habe meine Tabletten vergessen. Bei dieser Art Anfall habe ich das Gefühl, als ob sich ein harter Bohrer mitten durch die Stirn in das Gehirn frißt und alle Gedankenstränge aufwickelt, wie eine Gabel die Spaghetti. Es ist nicht so sehr ein Schmerz, sondern vielmehr ein überaus zwingendes Geschehen, das ich eine kurze Zeit bekämpfen kann, dem ich aber zum Schluß doch unterliege. Obwohl ich mit dem weitermachen kann, was ich gerade tue, gibt es keine Garantie, daß ich es auch richtig tue – möglicherweise hänge ich die Wäsche auf, ohne sie vorher zu spülen; oder ich beziehe das Bett, vergesse aber das Laken; oder ich sortiere Karteikarten alle unter »B« ein. Ich sage vielleicht »Ja«, wenn ich eigentlich hätte »Nein« sagen müssen, oder schreibe die Adresse meines Vaters auf einen Brief an meine Mutter; oder aber ich fahre mit dem Fahrrad um den Block, ohne auf Ampeln zu achten, weil ich vergessen habe, wo ich wohne. Beispiele dieser Art, alle gleichermaßen komisch und ernst, ließen sich endlos aufzählen.

Wenn ich alle Warnsignale ignoriere oder, wie es sehr oft der Fall ist, wenn ich einfach nicht in der Lage bin, etwas dagegen zu tun, dann mündet diese Folge kleiner Anfälle in einer ausgewachsenen TLE-Attacke, die einen ganzen Nachmittag lang dauern kann. All meine Sinne sind dann gefesselt, und ich bin hilflos in einem Geschehen gefangen, das sehr den »Trips« ähnelt, die die Konsumenten harter Drogen kennen.

Neurologen beschreiben TLE als eine Form von Automatismus; der Patient vollzieht dabei unfreiwillig gewohnte Hand-

lungen und spricht normale Sätze, die aber zusammenhanglos sein können. Mehr wissen sie nicht darüber. Sie erkennen ganz offensichtlich nicht, wieweit die Anfälle Kontrolle über den Patienten erlangen können. Da ich mich nie selbst bei dieser Art von Anfällen sehe, kann ich die TLE nur »von innen« beschreiben. Die Phasen des Vergessens sind von Momenten der Bewußtheit durchsetzt, bei denen ich mich selbst – fasziniert – vor dem halluzinatorischen Hintergrund eines nicht länger alltäglichen Lebens beobachten kann.
Es gab eine Busfahrt, die mir endgültig bewies, daß die TLE zweifellos eine weitere Manifestation meines kleinen Teufels sein muß – und die noch schlimmer als die *Grand mals* war, denn die Menschen um mich herum können nicht verstehen, was mit mir los ist, und dadurch erscheint mein Verhalten so absonderlich.
Ich fuhr an einem Nachmittag voller Warnsignale, die den »Terror« ankündigten, nach Hause. Das Zusammenspiel der üblichen Elemente Hunger, Müdigkeit und Arbeitsbelastung stand am Anfang; und noch etwas kam hinzu: laute, schrille Musik im Bus, die durch meinen Kopf hindurchging und dem unentrinnbaren Bohrer den Weg bahnte. Ich fühlte mich wie festgenagelt und sah hilflos, wie das Tageslicht langsam schwand und die Scheinwerfer des entgegenkommenden Verkehrs mich blendeten. Meine Kehle war wie ausgetrocknet, und in meinen Ohren begann es zu pfeifen. Die Busfahrt verwandelte sich in ein beispielloses Erlebnis – alle meine Sinnesorgane arbeiteten auf Hochtouren, aber die Botschaften, die sie dem Gehirn übermittelten, wurden immer verdrehter und verzerrter: die Farbe der Sitze, der schale Geruch nach Fisch und Chips, das Schokoladenpapier auf dem Boden – und dann die vielen Menschen! Es waren ganz normale Leute, die von der Arbeit nach Hause fuhren. Ich fühlte mich auf schreckliche Weise mit ihnen verbunden, so als würde ich sie kennen, ihr Leben, ihre Freuden, ihre Sorgen – einfach alles von ihnen. Wie soll ich diesen konzentrierten Augenblick bloß beschreiben? Es war, als würde ich über der ganzen Szene schweben, und alles war in den Bruchteil einer Sekunde komprimiert und prägte sich wie ein Blitz in mein Bewußtsein ein. Ich hatte eine faszinierende Vision von den Menschen im Bus, den Menschen in der Stadt, den Menschen im ganzen Land und auf der ganzen Welt. Eine Frau wollte an mir vorbeigehen, aber ich verstand sie nicht und starrte sie einfach nur an. In einem wachen Mo-

ment erschrak ich, weil ich fürchtete, meine Haltestelle verpaßt zu haben. Der Fahrer rief, ob ich nicht aussteigen wolle. Was sagte er? War ich etwa umgezogen? Den Tränen nahe sprang ich an der Haltestelle, die er mir nannte, aus dem Bus (Gott sei für freundliche Busfahrer gedankt). Jemand reichte mir meine Einkäufe. Und so ging es weiter...

Mit dem Rückgang der kurzen *Petit mals* haben solche langen TLE-Attacken genügend an Zahl zugenommen, um eine Gefahr zu sein. Was könnte ich dagegen tun? Mit dem aufhören, was immer ich auch gerade mache, bis alles vorüber ist? Ein guter Vorschlag – aber zuerst einmal muß ich überhaupt bemerken, daß etwas nicht stimmt. Das geschieht aber nie, bevor sich die Blockade in meinem Gehirn nicht wieder aufhebt und die Spaghettifäden sich von selbst entwirren. Das kann mehrere Stunden dauern.

Die meisten Arbeitgeber kennen diese Seite der Epilepsie nicht. Sie fürchten den spektakulären *Grand mal*. Vielleicht ist die TLE für sie nichts schlimmeres als Geistesabwesenheit oder schlichte Faulheit – beides weit verbreitete menschliche Schwächen. Es ist leicht, einen mit dem »Terror« verlorenen Nachmittag wieder aufzuholen. Ich arbeite einfach am nächsten Tag doppelt so hart. Wenn also künftige Arbeitgeber sich mit Geistesabwesenheit abgefunden haben, weshalb sollte es ihnen dann in aller Welt etwas ausmachen, wenn meine Unterlagen zeigen, daß ich ein einziges Mal im Jahr während der Arbeitszeit einen Anfall haben könnte?

Ein möglicher Nebeneffekt einer Epilepsie – wie bei allen Zuständen, die den Patienten für einen gewissen Zeitraum von dem Rest der Menschheit abtrennen – ist Paranoia: der gute alte Verfolgungswahn. Heute läßt sich das von mir als sachliche Beobachtung leicht feststellen. Aber mindestens gut acht Jahre lang trieb meine kleine Welt kontinuierlich auf ein trauriges Ende zu. Ich brach eher den Kontakt zu den anderen Menschen ab, als das Risiko einzugehen, verletzt zu werden. Entweder wurde ich von allen gehaßt, oder ich haßte alle anderen, oder aber das Leben war ganz allgemein nicht zu ertragen. Es wäre so nett gewesen, wenn mir jemand gesagt hätte, daß es sich bei dieser Haltung eigentlich um ein Symptom handelt, von dem die Hälfte auf Einbildung beruht und der Rest ein übertriebenes Resultat überlieferter Vorstellungen ist. Wenn man weiß,

womit man es zu tun hat, kommt man viel leichter damit zurecht.
Aber niemand erzählte mir von der Paranoia, und deshalb besteht meine Erinnerung – also alles, was ich nicht sorgfältig verdrängt habe – an die folgenden Jahre aus einer unaufhörlichen Qual. Ich saß in meinem Zimmer und hörte Peter, Paul und Mary zu, die den amerikanischen Folksong *Old Coat* sangen. Sie sangen für mich.

Like some ragged owlet,
With its wings expanded,
Nailed to some garden gate or hoarding.
Thus will I be some men
All my life brandet...
Never hurted none this side of Jordan.

(Ich bin wie ein zerzaustes Käuzchen,
das man mit ausgebreiteten Flügeln
an ein Garten- oder Scheunentor genagelt hat,
denn so behandeln mich manche Menschen.
Ich bin mein Leben lang gezeichnet...
und habe doch auf dieser Seite des Jordan
niemandem etwas getan.)

Es paßte alles. Oder etwa nicht? Ich sah wahrlich zerzaust genug aus; und ich fand langsam heraus, was es heißt, gezeichnet zu sein. Mit diesem Lied besaß ich ein Schema, mit dem es mir gelang, jeden winzigen Vorfall bei meinem ersten Job zu interpretieren.
Ein betriebsames öffentliches Krankenhaus ist ein freundlicher und geselliger Arbeitsplatz. Bei so vielen Angestellten, die nicht zum medizinischen Personal gehören, findet sich normalerweise immer wenigstens eine kleine Gruppe, mit der man sich versteht. Aber mein extrem wechselhaftes Verhalten führte zu Schwierigkeiten und – manchmal – zu peinlichen Szenen. Ich hatte noch nie zuvor in meinem Leben mit so einer Vielzahl unterschiedlicher Menschen zu tun, und ich hatte keine Ahnung, wie ich mit den alltäglichsten Situationen umgehen sollte. Ich war zutiefst bestürzt, als der Techniker aus der Dunkelkammer mir Kaffee und Kuchen kaufen wollte. Wenn eine der Röntgenassistentinnen einen schlechten Tag hatte, zu mir an das Entwicklungsgerät kam und weinte, weil sie das dritte Mal hintereinander eine schwierige Aufnahme verpatzt

hatte, dann dachte ich sofort, ich sei schuld, und die Welt würde untergehen.
Der Schrecken aller Röntgenassistentinnen war eine alte, eindrucksvolle Ärztin. Sie war eine absolute Perfektionistin. Als Frau in einer Männerdomäne mußte sie sich ganz besonders anstrengen, um ihre Position zu wahren; und ihre Meinung wurde überall geschätzt. Sie war klein und hatte gebeugte Schultern, weiße Korkenzieherlocken und eine spitze Zunge. An Tagen, an denen sie es mit ihrer spitzen Zunge nicht auf mich abgesehen hatte, erinnerte sie mich an Miss Marple. Gewöhnlich war sie es, die die jungen Röntgenassistentinnen in der Ausbildung an ihre Geräte zurückjagte – mit einer methaphorischen Ohrfeige und der Gewißheit, daß ihr nächster Versuch nur noch schlechter ausfallen konnte.
Zu Anfang schloß ich Freundschaften, denn die gutherzigen Röntgenassistentinnen interessierten sich für meine geplante Universitätslaufbahn. Aber ich hatte nicht gelernt, wie man Freundschaften festigt und hatte mich bald mit dem gesamten Personal in den Haaren. Ich fühlte mich ihnen intellektuell über- und auf zwischenmenschlichem Gebiet unterlegen.
Bald schon zog die Masche mit der Universität nicht mehr, und ich probierte eine andere Methode – indem ich den Leuten unter dem Siegel der Verschwiegenheit von meiner »schweren Behinderung« erzählte und dabei die schlechten und sogar hoffnungslosen Zukunftsaussichten betonte (und übertrieb). Aber auch Krokodilstränen sind eine wenig tragfähige Basis für eine Freundschaft. Damit waren meine Möglichkeiten und meine Phantasie erschöpft.
Während des größten Teils dieses Jahres, in dem ich im Krankenhaus arbeitete, schloß ich mich abends in mein Zimmer ein, beschäftigte mich mit klassischer Musik und knüpfte einen kunstvollen Wandbehang – wohl kaum die Atmosphäre, in der Optimismus und Selbsthilfe gedeihen. Ich machte noch nicht einmal den Versuch zu lernen, wie ich mein Schicksal meistern konnte. Was sollte das – wenn ich kein Schicksal hatte, das zu meistern gewesen wäre? Aber in Wirklichkeit bestand keine Notwendigkeit, mich vom Leben abzukapseln – es war im Gegenteil ein großer Fehler. Es trieb mein Martyrium auf die Spitze. Ich war gerade siebzehn.
Desiderata sagt: »Viele Ängste sind Kinder von Erschöpfung und Einsamkeit…« Richtig! Ich war wahrscheinlich nicht erschöpfter als jeder andere in seinem ersten Arbeitsjahr. Aber

ich fühlte mich schrecklich einsam. Daher auch die Todesangst. Körperlichen Mut zu beweisen war ja schön und gut, aber das ist die einfachste Form von Mut. Inneren Mut dagegen besaß ich überhaupt keinen. Irgendwie gelang es mir, die Kaffee-und-Kuchen-Offerte des jungen Mannes aus der Dunkelkammer der Röntgenabteilung zu vergessen. Wenn jemand einen schlechten Tag hatte, dann machte meine Superempfindlichkeit aus kleinen Vorfällen gleich einen Krieg gegen mich. Ich rannte weg und versteckte mich hinter meiner großen Rechtfertigung. (»Keiner will mich haben, bin den ganzen Tag allein...«) Ich hielt alle für böswillig und gemein. Eine ständige Leidensmiene lädt die Leute nicht gerade dazu ein, eine Bekanntschaft zu erneuern. Das unvermeidliche Resultat – äußerste Trübsal und eine ziemliche Aggressivität. Ich vergaß, wie man lächelte!

Ungefähr zu dieser Zeit entdeckte ich die Anziehungskraft des orthodoxen Anglikanismus: den Zauber dämmriger Kirchen, den Geruch nach Weihrauch, die Psalmen und Choräle, das Gefühl der Zuflucht und des Dazugehörens. Die St.-Peter-Kirche in Melbourne liegt der Römisch-katholischen Kathedrale, St. Pat, genau gegenüber. Damals gab es noch die herrlichen, alten grünen Tramwagen mit den abgewetzten Holzbänken, die in der Mitte der Straße mit einer Geschwindigkeit von fünfundzwanzig Meilen in der Stunde verkehrten – zum Entzücken der Touristen und der kleinen Jungs und dem Verdruß der Autofahrer. Diese Straßenbahnen fuhren an St. Peter vorbei und waren ein Teil der Freude, die Kirche zu besuchen.
Man konnte St. Peter schwerlich als anglikanische Kirche bezeichnen. Sie hatte einen Altar voller Kruzifixe, es gab zahlreiche Marienstatuen, und es roch nach Weihrauch – alles Dinge, die zum traditionellen Kolorit der katholischen Kirche gehören. Die Priester wurden »Vater« genannt und waren unverheiratet. Man erzählte sogar, ein Tunnel unter der Straße diene zum Austausch der Meßdiener! All diese orthodoxen Rituale sind mehr oder weniger von der anglikanischen Satzung erlaubt, und sie erfüllten die religiösen Bedürfnisse vieler Menschen, die damals die Gottesdienste von St. Peter besuchten. Aber es war auch immer ein Häuflein Einsamer da, so wie ich, die alle hofften, ihre diversen Mühsale in den allumfassenden Tröstungen der Kirche begraben zu können. Es gab sogar Gelegenheit zur Beichte.

Für jemand, der in der Römisch-katholischen Tradition aufgewachsen ist, sind all diese Rituale ein normaler Bestandteil seiner Religion. Es ist jedoch ungesund und führt wahrscheinlich zu allen möglichen Verwirrungen, sich von einer Kirche einfach nur wegen ihres äußerlichen Schmucks angzogen zu fühlen, anstatt vom zentralen Thema. Ich begann, die Begriffe Sünde, Schuld, Epilepsie, Erlösung, den Heiligen Geist und die Auserwählten Gottes so sehr durcheinanderzuwerfen, bis meine Vorstellung von meinem Ich noch verzerrter war. Niemand versuchte, mir die Augen zu öffnen – es war keine kommunikative Kirchengemeinde. Nach den Abendandachten wurde Tee ausgeschenkt, wobei ich gewöhnlich herumsaß, erwartungsvoll aussah und gelegentlich mit einem pickelgesichtigen Jüngling über das Wetter sprach.

Ich vergrub mich nicht nur in der Religion, sondern auch in Büchern. Die Zugfahrt in die Melbourner City dauerte ungefähr eine halbe Stunde plus einer Viertelstunde mit der Straßenbahn zum Krankenhaus, je nach Verkehr. Ich suchte mir die dicksten Wälzer aus, die mich weit weg in andere Länder, andere Zeiten und in ein anderes Leben entführen sollten. Und so machte ich eine große Entdeckung – aber sie sollte sich bei meinem unausgeglichenen Gemütszustand nicht nur als Segen erweisen.

Im allgemeinen verwenden die Autoren Epilepsie anscheinend nicht bei ihren Versuchen, das menschliche Leben zu beschreiben. Aus reinem Zufall las ich *Der Idiot* von Dostojewski. Fürst Myschkin, der Held der Geschichte, ist die schönste Darstellung eines Epilepsiekranken in der Literatur. Autoren sind meistens nicht dazu bereit, über etwas zu schreiben, von dem sie wenig verstehen. Aber Dostojewski hatte selbst Epilepsie und bekam regelmäßig so schwere Anfälle, daß seine Arbeit oft beeinträchtigt war.

Der Idiot enthält viele lange und detaillierte Beschreibungen, die nur einer von uns verfassen konnte – angefangen bei dem geringfügigen Vertieftsein in einen Gegenstand und der unfreiwilligen Gedankenverlorenheit bis hin zum gesamten Ablauf eines *Grand mals*. Dostojewski schont seinen freundlichen und heiligen Idioten nicht, aber trotzdem liebt er seinen Helden. Der Roman – verfaßt im Jahre 1869 – beschreibt wahrscheinlich das Schicksal vieler Epilepsiekranken vor der Entdeckung krampfhemmender Medikamente. Myschkin wird nach einer Vielzahl von Behandlungen, die ihn in einen halbwegs normalen Zustand versetzen, plötzlich auf die Welt losgelassen. Aber seine arglose Unschuld und seine leidenschaftliche Wahrheitsliebe bringen ihn in so ernste Schwierigkeiten, daß er seine Verwirrung nicht mehr erträgt und in seinen früheren Zustand zurückfällt. Myschkins Kämpfe in der besseren Gesellschaft werden aus der Sicht des Fürsten selbst erzählt. Sein Standpunkt ist, daß entweder alle anderen oder aber er selbst verrückt sein muß – und der Leser gewinnt oft den Eindruck, daß Myschkin der einzig normale Mensch in seiner kleinen Welt ist! Das Buch zeigt die Wunderlichkeit, die Affekte und sogar die Versöhnlichkeit der Menschen, denen Myschkin während seines kurzen Aufenthaltes in der Welt des reichen Rußlands begegnet. Er ist eine Offenbarung für sie, und er kann auch mit ihnen über sich selbst lachen. Alle möglichen Reaktionen auf sein Leiden sind wiedergegeben – er gilt als einfältig oder aber als sehr klug; als krank und deshalb als schlecht; man vermutet, daß er seine Krankheit ausnutzt, und er gilt als Heiliger. Ich konnte mich in vielem mit Myschkin identifizieren – von den unterbrochenen Gedankenketten über die Intensität der Erfahrungen bis hin zu der Entschlossenheit, sich nicht zu verstecken.

Akzeptiert wurde Myschkin von der russischen Gesellschaft. Alle wollten ihn kennenlernen und waren sehr neugierig, wie er wohl aussehen und sich benehmen würde: Rudert er mit den Armen? Bricht er regelmäßig zusammen? Muß er immer eine Windel tragen? (Vermutlich »tröpfelte« er.) Aber nachdem sie ihn getroffen und mit ihm gesprochen hatten, kamen sie zu der Ansicht, daß er vielleicht doch gar nicht so sonderbar sei – in Wahrheit sogar ganz akzeptabel. Myschkin selbst hat keine Angst davor oder schämt sich gar, als Epilepsiekranker zu gelten. Die Leute fragen ihn neugierig nach dem Verlauf seiner Krankheit, und er antwortet bescheiden, aber ohne Unterwürfigkeit. Durch Myschkin beschreibt der Autor alle entscheidenden Dinge, die Menschen mit Epilepsie auch heute noch durchmachen: *Petit mals* mitten in einem langen Gespräch; Attacken des »Terrors«, während denen er Dinge mechanisch und ohne logische Abfolge tut; ein richtiger epileptischer *Grand mal*, bei dem die erschrockenen Anwesenden seinen wilden Schrei hören (»als würde ein Geist ihn in Stücke reißen«), sein verzerrtes Gesicht sehen und annehmen, er würde mit dem Tode ringen. Dostojewski beschreibt ebenfalls Myschkins »Momente der Glückseligkeit« – Zeiten der

intensiven Freude, des Friedens und der Erleuchtung, zu denen es gerade kurz vor einem *Grand mal* kommen kann.
Als ich dieses Buch las, empfand ich unendliche Dankbarkeit für die Medizin des zwanzigsten Jahrhunderts. Vor hundert Jahren wurden die Reichen, zusätzlich zu einer besonderen Diät und einem disziplinierten Lebenswandel, einer spartanischen Behandlung mit kalten Bädern und gymnastischen Übungen unterzogen. Die Armen waren auf Gedeih und Verderb den Verhältnissen ausgeliefert – solange, bis sie sich tödlich verletzten. Alle waren sich einig, daß Epilepsiekranke nicht heiraten können. Allein in Europa wurden viele entsprechende Gesetze verabschiedet, und einige davon sind immer noch nicht abgeschafft, obwohl sie ignoriert werden. Myschkin gibt zu, daß er wegen seiner Krankheit, »nichts über Frauen weiß«. Myschkin ist naiv, aufrichtig, sorgt sich sehr darum, daß er die Menschen erfreut, und erscheint als einfältig, einfach nur, weil seine Worte nicht mit seinen Gedanken Schritt halten können (was ich auch bald bei mir feststellen sollte). Er ist oft unendlich traurig und »in Staunen und Unsicherheit verloren« – eine ziemlich gute Beschreibung der Gefühle bei einem TLE-Anfall.
Zu Dostojewskis Zeiten gehörte Mut dazu, an Epilepsie zu leiden, sich trotzdem für ein Leben in der Gesellschaft zu entscheiden und so viel Unabhängigkeit wie möglich zu behaupten. Wie anders ist doch unsere Situation heute! Und wie sehr wünsche ich mir, daß die anderen Leute das begreifen! Es sollten jedoch noch Jahre vergehen, ehe ich eine konstruktive Haltung aus diesem wunderbaren Buch zog. Als ich es das erste Mal laß, lieferte es mir nur eine Rechtfertigung für meine Bitterkeit, für mein Einzelgängertum und für meinen Rückzug aus der Gesellschaft. Am Ende des ersten Jahres nach der Schule hatte ich mich selbst von allen Kommunikationskanälen, von allen Quellen der Freundschaft und des gegenseitigen Vertrauens abgeschnitten. Ich sprach auch mit der Familie kaum noch etwas anderes als über die banalsten Dinge. Meine freiwillige Selbstisolation war perfekt. Nicht gerade eine gesunde Situation. Aber ich konnte niemandem die Schuld geben!

6. Kapitel

Ist es wahr, daß es nur noch aufwärts gehen kann, wenn man ganz unten ist? Zumindest ich dachte das – nach einem vollständigen Bruch mit dem Krankenhausjob und einem Neubeginn würde alles anders sein. Am Abend vor dem ersten Tag an der Universität lag ich auf dem Rasen hinter dem Haus, sah zu dem strahlenden Sternenhimmel empor und beschloß, drei Jahre lang nichts anderes zu tun, als zu studieren. Ich glaubte, die Welt stünde mir offen.

Damals lief die Universität von Melbourne ihrer einzigen Rivalin unter den Hochschulen in Victoria gerade den Rang ab. Einer Bevölkerung von zwei Millionen Menschen standen nur diese beiden Universitäten zur Verfügung. 1966 waren vierzehntausend Studenten eingeschrieben, die alle nur denkbaren (traditionellen) Fachrichtungen belegten. Obwohl die Universität von den alten Häusern von Parkville, der City und dem Hauptfriedhof von Melbourne zusammengedrängt wurde, waren die Einrichtungen hervorragend. Es gab viele Sportplätze und einen großen Komplex der Studentenvertretung. »The Caf« war der Ort, an dem sich alles und jeder traf, und eine riesige, gestiftete Bibliothek bot denen, die arbeiten wollten, ausreichend Platz. Von Studentenunruhen bemerkte man nichts, obwohl ein paar Jahre später ein Aufrührer, der »der Magier« genannt wurde, an Einfluß gewann, und es auch bei uns mit den üblichen Ketten von Streiks und Sit-ins losging. Die Universität war ein lebendiger und interessanter Ort mit großen Entfaltungsmöglichkeiten für jeden noch so ausgefallenen Typ.

Die erste Universitätswoche war für uns, die Erstsemester, ein einziges Fest, das für uns veranstaltet wurde. Ältere Semester servierten uns ein Frühstück aus dünnem Tee, kaltem Toast und Spiegeleiern von gummiartiger Beschaffenheit. Sie trugen dabei kuriose Pyjamas und »verführerische« Nachthemden. Die ganze Woche über war es so heiß, daß wir alle spätens um drei Uhr nachmittags in voller Bekleidung unter den Rasensprengern lagen. Alle Clubs und Gesellschaften hofierten uns mit Darbietungen (wobei sie es hauptsächlich auf Neuzugänge

sprich Mitgliedsbeiträge abgesehen hatten), und es gab auch die etwas nüchterneren Angelegenheiten wie Begrüßungsansprachen und die Aufteilung der Klassen. Das eigentliche Einschreiben dauerte über zwei Stunden. Wir mußten mindestens dreißig Formulare und Karteikarten mit unseren persönlichen Daten und den Angaben über unsere Studienfächer ausfüllen. Die bewußte junge Frau mit all ihren angenommenen Handicaps und ungünstigen Voraussetzungen hatte es tatsächlich auf die beste Universität von ganz Australien geschafft – und das war ihr eigenes Verdienst. Das stellte wirklich eine Glanzleistung dar. Ich hatte eine Art Vision von mir als das besonders lange leidende, heiligste und blaustrümpfigste Genie aller Zeiten.
Ich trat dem Sportclub bei (wegen der Freuden des Trampolinspringens – einer weiteren verbotenen Form physischen Aufbegehrens) und natürlich auch der Anglikanischen Gesellschaft. Glücklicherweise (das dachte ich zumindestens) war diese Gesellschaft orthodox ausgerichtet. Der Präsident war ein hochbegabter Geschichtsstudent, der ein Examen mit Auszeichnung anstrebte und später Jesuitenpater wurde. Die Geschäftsführerin war ein hochbegabtes, übernervöses Mädchen, das ein wohlwollendes Interesse für mich an den Tag legte. Sie stand dem Präsidenten in Exzentrik nicht nach – ihr Grundsatz war die Gleichberechtigung der Frau innerhalb der Kirche, und es machte sie sehr stolz, bei unseren wöchentlichen Gottesdiensten mit Abendmahl als Meßdiener fungieren zu dürfen. Und sie konnte auch singen. Sie, der Präsident und der Priester konnten sich stundenlang mit großer Gelehrsamkeit, viel Fachjargon und trotzdem keiner sichtbaren Gefühlsregung über das Thema Kirchenpolitik auslassen. Zwischendurch fertigten sie ein schönes und kunstvoll gearbeitetes Meßgewand mit nichts dahinter. Ich bewunderte sie ganz schrecklich.
Wenn Trampolinspringen schon nicht gerade ratsam schien, dann sprach aus der Wahl meiner Fächer erst recht reiner Trotz. Na gut, sagte ich mir, wenn sie mich nach meinem Abschluß sowieso nicht werden lassen, was ich will, dann suche ich mir wenigstens eine Fächerkombination aus, die allen Kopfzerbrechen bereiten wird, was wohl der passende Beruf dazu sein mag. Und das funktionierte auch. Als Hauptfächer Geschichte und Philosophie der Naturwissenschaften zu studieren war höchst interessant, möglicherweise heilsam und trotzdem von überhaupt keinem Nutzen für die Allgemeinheit, die dafür bezahlte.

Innerhalb weniger Monate hatte mein wiederkehrender Verfolgungswahn die strahlende Vision von der Epilepsiekranken, die es geschafft hat, als Farce entlarvt. Ich war so naiv gewesen zu erwarten, daß allein die Tatsache, an der Universität zu sein, bereits alle meine Beziehungs- und Anerkennungsprobleme lösen würde. Ich saß in Biologieseminaren, sah beim Zeichnen von Plattwürmern und zweikeimblättrigen Pflanzen durch den Raum und auf alle anderen und kam zu der Überzeugung, daß ich – eindeutig – das zweithäßlichste Mädchen dort war.

Es gab so viel, an dem man sich erfreuen konnte – wenn ich meine Ängste und Abwehrhaltungen überwinden und mich daran hätte freuen können. Die Englischvorlesungen zum Beispiel waren eine ehrfurchtsvolle Erfahrung. Professor Maxwell sollte längst seinen Ruhestand genießen, aber er konnte der Versuchung nicht wiederstehen, uns Erstsemestern Vorträge über das Thema Grenzer-Balladen zu halten. Er stand in seinem schwarzen, abgewetzten und vor Alter glänzenden Talar am Pult und rezitierte seine Lieblingsballaden auswendig. Oft zog er ein vielbenutztes weißes Taschentuch hervor und schneuzte einen langen, klagenden Ton hinein. Dann rieb er sich die Augen hinter den Gläsern – eins nach dem anderen – und deklamierte weiter:

»O why does thy hand sae drap wie blude,
Edward, Edward...«

(»Oh Edward, Edward ..
warum tropft von diesen Händen Blut...«)

Keiner der ungefähr fünfhundert in dem größten Hörsaal auf dem Campus gab einen Laut von sich. Keine Papierflugzeuge, keine Jaffas (Schokoladenkugeln mit Orangenüberzug) rollten die Stufen hinunter. Es herrschte respektvolle Stille.

Die Zeiten zwischen den Vorlesungen wurden zum Alptraum für mich. Niemand ging allein über das Universitätsgelände, niemand nahm allein ein Sonnenbad bei den Eukalyptusbäumen vor der Bibliothek. Niemand – außer mir. Am Anfang waren die Leute jedesmal von mir begeistert. Möglicherweise wurden meine Impulsivität und meine Kühnheit als Herzenswärme und Mut mißverstanden. Aber Freundschaften werden auf Respekt gebaut – und ich hatte keinen Baustoff. In meiner Verzweiflung enthüllte ich neuen Bekannten stets mein Ge-

heimnis und wartete auf eine Reaktion. Die kam auch immer: ein Funke Interesse, ein Schimmer Bewunderung. Aber was erwartete ich denn eigentlich von ihnen? Luftsprünge? Heiratsanträge? Schwüre ewiger Freundschaft? Komplimente über mein Aussehen? Der Himmel allein weiß es. Wenn der Funke erlosch, blieb ich enttäuscht zurück. Ich hatte meinen letzten Trumpf ausgespielt und wieder die Partie verloren.
Die langen, grünen Fahnen der Prüfungsbögen wurden in drei Wochen großer Hitze entrollt, mit wenig Begeisterung beschrieben und wieder zusammengerollt. Diese Art von Test bestand ich ohne Probleme, aber die Prüfungen waren – verglichen mit der härteren Aufgabe des täglichen Umgangs mit den anderen – weit weniger wichtig. Doch auf diesem Gebiet versagte ich kläglich. Ich verstand weder was noch wieso ich etwas falsch machte. Es funktionierte einfach nicht. Ganz zu Anfang schrieb ich:

Ich bin ausgestoßen – allein!
Wie grausam ist doch die Erkenntnis.
Ich sage es mir vor – erstaunt,
wenn sie gegangen sind und ich zurückbleibe.
Niemand lädt mich mehr ein.
Sie wollen mich nicht mehr.
Niemand will mit mir essen, spazierengehen,
diskutieren.
Sie wollen nicht mein Anderssein –
in ihrer Mitte.

Drei Jahre später, kurz vor dem Examen, kann man sehen, welche Fortschritte ich gemacht hatte:

Die Zeit an diesem Ort, sie ging vorüber
– und einsam bin ich wie am ersten Tag.
Aber es war nicht umsonst!
Oh nein – ich habe etwas gelernt!
Oh ja – ich weiß nun besser, was es heißt,
allein zu sein!
Also gut – ich bin ausgestoßen – allein!

Vielleicht hätte ich heldenhafter gekämpft, wenn ich das Wesen einer Epilepsie besser verstanden hätte. Aber ohne die Kenntnis von Fakten ist die Phantasie dazu verurteilt, Amok zu laufen. Ich fing an, mich mit allem möglichen zu vergleichen. Ganz besonders vertiefte ich mich in den Folksong, bis ich wirklich wie ein kleines Käuzchen in einer Scheune herumflatterte, klagend schrie und gegen unsichtbare Hindernisse stieß. Als mir klar wurde, daß ich keine Freunde und keine näheren Kontakte mit anderen Menschen hatte, war ich bereits darauf eingestellt, alles auf meine Epilepsie zu schieben. Epilepsie veränderte meine Persönlichkeit. Epilepsie ruinierte mein Leben. Als ich mich auf diese Weise wehrte und blind umherflatterte, übersah ich, daß es wahrscheinlich gar nicht viel anders hätte kommen können. Ich war sowieso von Kindheit an auf ein Einsiedlerdasein zugesteuert.

Alles Vertrauen in meine eigene Intuition und Urteilskraft war ganz einfach zerstört. Mir blieb deshalb nur übrig, mich nach den Wertvorstellungen der anderen zu richten. Aber die Teilung zwischen Kopf und Körper funktioniert einfach nicht. Ich hielt mich schließlich sogar für noch minderwertiger, als mich meiner Meinung nach alle anderen sowieso schon hielten.

Die Geschäftsführerin der Anglikanischen Gesellschaft kam in ihrer Weisheit zu dem Schluß, daß ich ein besonderes Kreuz tragen würde, wofür ich dankbar sein müßte. Es sei eine große Gnade Gottes, von einem Geist heimgesucht zu werden, denn das würde bedeuten, daß man mich besonderer Schicksalsprüfungen für würdig halte. Und ich glaubte ihr das! Ein Gutes tat sie aber für mich – sie überredete mich dazu, die Zwänge meines Elternhauses hinter mir zu lassen und in einem der Mädchencolleges zu wohnen. Auf gut Glück zog ich zu Hause aus.

Es gibt ein bekanntes Sprichwort: Aller guten Dinge sind drei. Der Wechsel aufs College war mein dritter großer Neubeginn – mit neuen Menschen und in einer neuen Umgebung. Ob ich wohl diesmal den Schlüssel zum gesellschaftlichen Erfolg finden würde? Gewiß aber bedeutete er eine Atempause in meinen richtungslosen Kämpfen. Wenigstens gehörte ich nun dorthin.

Unser College war das älteste Frauencollege in Victoria. In Australien wollte man noch nicht auf die Trennung zwischen den Geschlechtern verzichten, auch nicht auf Universitätsebene. Aber die Hausordnung war nicht allzu streng. Wir hatten alle Schlüssel für den Haupteingang, so daß wir kommen und gehen konnten, wann es uns paßte. Bei feierlichen Essen

trugen wir Talare, aber sonst gab es keine weiteren Zwänge. In die erste Woche des Semesters fiel das »Erstsemesterexamen«, bei dem ich durchfiel, weil ich weder die Bedeutung des Ziegenpfades (ein Trampelpfad vor dem angrenzenden College für die männlichen Studenten) noch die der Ochsenwiese kannte (ein Platz, wo die Männer Fußball spielten, auf dem aber während des Krieges ein Stier – der Beitrag des Colleges zu den Kriegsanstrengungen – geweidet hatte). Ich wußte weder die Namen der drei College-Katzen noch den Unterschied, ausgenommen den biologischen, zwischen Mrs. Dodds und Mr. Sainty (Köchin und Gärtner). Ich machte diesen beschämenden Mangel an Allgemeinwissen jedoch durch meine erfolgreiche Teilnahme an der »Erstsemester-Rätsel-Rallye« wett. Dabei bekamen wir alle ein langes Gedicht mit vielen versteckten Anspielungen, auf Gegenstände und/oder Menschen, die herbeigeschafft werden sollten. Dann schickte man uns zu zweit los, und wir sollten den Nachmittag über so viel von diesen Dingen (als was wir sie auch immer interpretierten) wie möglich zurückbringen. Eine der Anspielungen bezog sich auf einen »Micksmaster«, womit eigentlich der Hausmeister des römisch-katholischen Männercolleges gemeint war. Aber meine Partnerin und ich fanden einen echten, kein Wort Englisch sprechenden italienischen Maurer und brachten ihn mitsamt seinem Zementmischer (dessen Markenname »Mixmaster« oder so ähnlich lautete) mit zurück. Wir bekamen für unsere Anstrengungen die Note eins als Belohnung für Einfallsreichtum und Initiative, der verwirrte Italiener lediglich einen halben Liter Melbourne Bitter.
In diesem ersten Jahr auf dem College wohnte ich im Erdgeschoß und verbrachte die meisten Abende damit, Erstsemester, die zu spät kamen, oder ältere Mädchen, die ihren Schlüssel vergessen hatten, hereinzulassen. Wir waren eine erlesene kleine Gruppe, wir vier gegenüber den Musikzimmern. Der letzte Satz eines Klavierkonzerts von Schumann hat sich mir unauslöschlich ins Gedächtnis gegraben. Wir trafen uns regelmäßig zum Kaffeetrinken und luden dazu oft Dritt- oder Viertsemester aus dem ersten Stock ein. Eine von ihnen, so fand ich heraus, war eine unbekannte, ferne Cousine aus dem Queensland-Zweig unserer allgegenwärtigen Pioniersfamilie.
Ich schloß Freundschaften und entdeckte neue Interessen. Jemand fand sogar heraus, daß ich singen konnte. Sobald es ihnen

gelungen war, mich davon zu überzeugen, brachten sie mich nicht mehr zum Schweigen. Ich kaufte eine Gitarre und begann ohne Rücksicht auf meine Zimmernachbarinnen zu all meinen Folk-Platten zu singen. Das Singen wurde zu einer unvergleichlichen Freude für mich, und ich trat dem Chor des Colleges bei. Meine Stimme war (vielleicht glücklicherweise) nicht besonders laut, denn sie hatte ja achtzehn Jahre auf Eis gelegen. Aber was war das für eine Entdeckung! Es ist ein Beispiel dafür, wie stark meine Hemmungen geworden waren: Jemand mußte seine ganze Überzeugungskraft aufbieten, um mir klarzumachen, daß ich wirklich eine schöne Stimme geerbt hatte, was ja eigentlich angesichts der musikalischen Begabungen in beiden Zweigen meiner Familie nicht weiter verwunderlich war.

Es vergingen beispiellose neun Monate ohne einen *Grand mal* am Tag. In der Nacht dagegen gab es zahlreiche Anfälle, das bewiesen mehrmals im Monat das feuchte Kissen, die zerbissene Zunge und die geschwollene Backe. Ich hatte zwar dann den größten Teil des Tages das Gefühl, als schwebe mein Kopf in anderen Regionen, aber die Anfälle in der Nacht konnte ich viel leichter vor mir selbst abtun als einen *Grand mal* in der Öffentlichkeit. Ich fing an, mich nicht mehr gegen die Unabänderlichkeit meines Schicksals als Epilepsiekranke zu wehren und die Tatsache zu akzeptieren. Ich unternahm sogar einige ausdrückliche Versuche, nicht mehr dagegen, sondern mit der Krankheit zu leben.

Mit meiner Abenteuerlust fühlte ich mich natürlicherweise zu einer Gruppe verwegener Dritt- und Viertsemester hingezogen, die alle Augenblicke zu irgendeiner Eskapade ausrückten. Sie konnten an einem Abend eine »naturkundliche Exkursion« veranstalten, um Blumen aus den schönen Universitätsgärten – Rosen, Kamelien, Stiefmütterchen und Nelken – für ihre Zimmer zu klauen. Am nächsten Tag konnten einige von ihnen plötzlich zu den Surf-Stränden hinter Geelong oder in die Blue Ranges nördlich von Melbourne verschwinden, nur um den Durst nach Freiheit und Flucht für ein Weilchen zu stillen. Wenn ich mich ihnen anschließen wollte, dann wäre es – milde ausgedrückt – lästig, ständig sagen zu müssen: »Könnt ihr noch einen Moment warten? Ich gehe schnell und hole meine Tabletten.« Also nähte ich aus Leinen einen kleinen, festen Pillenbeutel, stickte eine Rose darauf, sicherte ihn mit Druckknöpfen und hängte ihn mir um den Hals. Er enthielt eine Tagesration

meiner Tabletten und wurde mein engster Freund und Verbündeter.
Niemand hat mich je während der Arbeit oder in meinen Universitätsjahren bei einem *Grand mal* gesehen. Die Epilepsie schien sich in einen Rhythmus von regelmäßigen Nachtanfällen mit gelegentlichen Attacken des »Terrors« – der TLE – eingependelt zu haben. Sobald sich die Anfälle stabilisieren, besteht eigentlich kein Grund mehr, regelmäßig zu einem Facharzt zu gehen und sich untersuchen oder EEGs anfertigen zu lassen. Man kann dann im Augenblick nichts weiter mehr tun. Zuerst war ich wütend und bitter, daß Dr. Ebeling nicht einmal versuchte, mir »irgendwie« zu helfen; dann aber begriff ich, daß ich mich dadurch der Freiheit erfreute, lange Zeiten hindurch vollständig zu vergessen, daß ich etwas Besonderes oder Anderes sein sollte. Schon allein, daß ich so häufig zur neurologischen Ambulanz gegangen war, genügte, um diese Vorstellung aufrechtzuerhalten. Sie war mir in Fleisch und Blut übergegangen. Aber nun stand fest, daß weder ein Gehirntumor noch physikalische oder chemische Stoffwechselstörungen die Anfälle verursachten. Die Experimente mit allen in Frage kommenden Medikamentenkombinationen waren abgeschlossen. Ich konnte mich nun ganz einfach auf ein lebenslanges Tablettenschlucken einrichten; deshalb auch der Pillenbeutel. Man darf keine Dosis vergessen, denn wenn ich eine Ration auslasse, kann ich innerhalb von zwei Tagen mit einem *Grand mal* rechnen. Seltsamerweise erinnert das regelmäßige Tablettenschlucken nicht ständig an die Behinderung, zumindest nicht in der Art und Weise wie das Tragen eines Notfallarmbandes. Es ist so, als würde man Menschen kennen, von denen man weiß, daß sie Süßstoff in den Tee oder Kaffee nehmen, ohne das automatisch mit der Tatsache ihres Übergewichts oder ihrer Anfälligkeit für eine Herzkrankheit in Verbindung zu bringen.
Der enge Kontakt mit den verwegenen »College-Amazonen« war zugegebenermaßen nur die Fortsetzung meiner Rebellion gegen alle Mauern, die seit meinem fünfzehnten Lebensjahr um mich herum errichtet worden waren. Aber endlich fand ich auch eine Begründung, mit der sich diese Haltung rechtfertigen ließ, die so auffällig gegen den gesunden Menschenverstand verstieß: Es genügte mir nicht, daß ich mit der Hilfe eines Berges voller Tabletten einfach nur am Leben bleiben würde. Ich war entschlossen, alles kennenzulernen, besonders natürlich

die Aktivitäten, die mir ganz speziell verboten waren. Und mein Leitstern bei diesem Wagnis war ausgerechnet – eine Küchenschabe.

Auf meinen literarischen Streifzügen war ich schließlich auf Archy, die philosophische Küchenschabe, und seinen Freund Mehitabel gestoßen, eine Katze, die schon bessere Tage gesehen hatte. Don Marquis hieß sie eigentlich. Archy versteht eine ganze Menge vom Leben und ist bereit, auch aus den unwahrscheinlichsten Quellen zu lernen. Auf diese Weise gewann er auch Einblick in die Lebenshaltung einer Freundin, obwohl diese Freundschaft nicht von langer Dauer war. Er lernte eine Motte kennen, die – von einer Kerze angezogen – in sein Büro flog. Diese Motte liebte das Licht von ganzem Herzen und sehnte sich danach, sich mit ihm zu vereinigen, auch wenn sie wußte, daß das sehr gefährlich war – so wie viele schöne und anziehende Dinge gefährlich sind. Archy fragte die Motte, weshalb sie immer auf die Flamme zufliege, wenn sie doch wisse, daß das ihren Tod bedeuten könne. Die Motte erwiderte, sie ziehe ein kurzes und erfülltes Leben in Anbetung der Sache, die sie so sehr liebe, vor, statt sich nur halb lebend und von dem Mittelpunkt ihrer Existenz abgetrennt im Dunkel herumdrücken zu müssen. Eines Tages kam die Motte der Flamme zu nahe und wurde von ihr verzehrt. Ein Moment der absoluten Ekstase, in dem Motte und Flamme zur Einheit verschmolzen – dann war alles vorüber. Archy respektierte die Entscheidung der Motte, aber er hielt es für unwahrscheinlich, daß er selbst auf der Suche nach Ekstase jemals so weit gehen würde.

Auch junge Epilepsiekranke müssen Entscheidungen treffen – Entscheidungen auf Leben und Tod manchmal – zwischen der eigenen Sicherheit und Unversehrtheit und den Dingen, die die meisten Menschen tun, ohne überhaupt jemals an eine Gefahr zu denken. Das kann hart sein und zu großen Frustrationen führen, es sei denn, die Entscheidungen werden mit Bedacht getroffen, und man findet einen entsprechenden Ausgleich für den Verzicht. In meinem zweiten Studienjahr begann ich mich ungeachtet der Besorgnis anderer Leute auf Gedeih und Verderb mit Archys Mottenfreundin zu verbünden und brach auf schändliche Weise die elementarsten Gesetze für Menschen mit Epilepsie.

Ich war mit dem Mut der Verzweiflung entschlossen, mich zu amüsieren, koste es, was es wolle. Mein kleiner Teufel sollte ruhig sein Äußerstes versuchen und sehen, ob es mir etwas ausmachte. Aber ich hatte mich auch einem sehr tüchtigen Schutzengel anvertraut.

Der Universitätsarzt riet mir, wegen der Möglichkeit eines Anfalls bei Prüfungen um »spezielle Rücksichtnahme« nachzusuchen. Das hätte höchstwahrscheinlich bedeutet, daß meine Bögen separat benotet worden wären – zusammen mit denen all der Studenten, die um Berücksichtigung ihrer Nervenzusammenbrüche und ihrer Schwierigkeiten im Elternhaus oder mit Ehepartnern gebeten hatten, das heißt alle Arten ärztlicher Atteste vorweisen konnten. Mit anderen Worten, meine Arbeit würde nicht nach ihrem eigentlichen Wert beurteilt. Wie sollte ich dann je erfahren, ob ich tatsächlich in meinen Fächen gut war? Aber der Arzt meinte, wenn ich ohne Antrag während einer Prüfung einen Anfall bekäme, könnte ich die Arbeit eines Jahres in den Wind schreiben. Also ließ ich mich auf einen Kompromiß ein und stellte einen Antrag, der *nur* im Falle eines *Grand mals* vor oder während einer Prüfung berücksichtigt werden sollte. In Wirklichkeit glaubte ich keine Sekunde daran, daß irgend etwas in dieser Art geschehen könnte. Ich hatte noch nie Anfälle in Zeiten großer Anspannung bekommen. Dieser Antrag war nichts als ein Zeichen meiner Schwäche, ein Zugeständnis an die Vorstellungen anderer Leute von einer Epilepsie.

In der Wartezeit bis zu den Prüfungsergebnissen fuhr der harte Kern der »CollegeAmazonen« (ich eingeschlossen) zur Kirschernte in die Berge. Es ist nichts beglückender, als hoch oben auf einer Leiter zu stehen, »Hey Jude« in die kristallklare Bergluft zu schmettern und (nebenbei) Holzkistchen mit Kirschen zu füllen. Diese Kästen waren unsere eigene Erfindung, und wir hatten sie auch selbst gebaut – fünfundzwanzig Zentimeter im Quadrat mit einem langen Lederriemen, der um die Taille gelegt und auf der anderen Seite in einen umgebogenen Nagel eingehängt wurde. Diese Kistchen leerten wir von Zeit zu Zeit in die größeren Obststeigen. Ein guter Pflücker schaffte dreißig Steigen am Tag, aber ich denke, auch elf waren eine ziemlich gute Leistung. Der Tag war lang – zwölf Stunden – und fing um sieben Uhr an. Wir Mädchen aus dem College wohnten in einer Hütte mit nur einem Raum neben dem Kühlhaus. Das Kühlhaus war eine große Scheune, in der das Obst bei ziemlich niedrigen Temperaturen lange gelagert werden konnte. Wir teilten uns zu viert zwei eiserne Betten, und die Toilette war aus Holz und befand sich hinter der Hütte. Wir mußten gegen den Sitz treten, bevor wir diese einfache Vorrichtung benutzten, in der Hoffnung, daß uns dadurch die braunen Schlangen und die giftigen Spinnen mit den roten Rücken für ein paar Minuten alleinließen.

Von der Kirschplantage aus konnte man an klaren Tagen direkt gegenüber den ewigen Schnee am Gipfel des Mount Donna Buang sehen. Meiner Mutter wäre es ein Alptraum gewesen, mich ganz oben auf den Leitern herumbalancieren zu sehen. Ich meldete mich immer freiwillig, auch die mittleren und ganz hohen Zweige abzupflücken – sie trugen natürlich weniger Kirschen, aber dadurch kam ich in den zusätzlichen Genuß, kühn im Baum zu stehen und die Füße gegen zwei Äste zu stemmen, während der Wind die dunklen Blätter schüttelte und oft auch mich. Was aber, wenn...? Es geschah aber nicht, und mein Genick blieb heil.

Wir ließen uns extravagant jeden Tag eine Zeitung kommen, denn die Prüfungsergebnisse wurden um Weihnachten herum in allen Blättern veröffentlicht. Ich kam glatt ins nächste Semester – zwei Prüfungen bestanden und zwei sogar mit Auszeichnung –, das bedeutete, ich konnte im College bleiben und durfte ein gutes Zimmer erwarten. Der Mietzuschuß des Commenwealth-Stipendiums deckte auch dafür die Kosten – gerade eben so. Im Abschlußjahr bewohnte ich ein schönes Zimmer im obersten Stockwerk des alten Collegegebäudes, wo ich bis spät in der Nacht an meinen Essays schrieb und erst ins Bett ging, wenn ich gegen drei Uhr morgens hörte, wie das alte Pferd des Milchmannes die Straße entlangtrottete und die Kannen durcheinanderschüttelte.

Alle »Amazonen« kehrten ebenfalls aufs College zurück, manche als erhabene Siebt- oder Achtsemester, die meisten jedoch als hochgeehrte Fünft- oder Sechstsemester. Wir gaben uns in diesem Jahr nicht mehr mit kleinen Eskapaden zufrieden. Wir leisteten uns einen fahrbaren Untersatz! Ich schien die einzige in unserem kleinen Kreis zu sein, die Geld überschüssig hatte, und deshalb kaufte ich ein sehr billiges, sehr altes Auto – ein Vauxhall Six –, den meine Freundinnen benutzen konnten. (Ich stellte bald fest, daß aus medizinischen Gründen das Fahren für mich nicht in Frage kam.) Dieses Auto war im Vergleich zu all den moderneren Fabrikaten von Holden, Ford und Morris ach

so hochbeinig und auch sehr zerbrechlich – eben eine richtige Lady. Deshalb tauften wir es auf den Namen Harriett, die Kutsche.
Harriet unternahm mit uns viele lange Abenteuerreisen durch ganz Victoria, besonders oft aber Campingexpeditionen in den Busch. Sie fand ihr vorzeitiges Ende in einer dunklen, mondlosen Nacht auf dem Murray Valley Highway (einer unbefestigten Straße, an der etwa alle zwanzig oder dreißig Meilen eine Ortschaft lag), als sie um eine Kurve bog und einer Kuh begegnete. Es handelte sich um eine große, schwarze, friesische Kreuzung ohne Hörner, die sich überhaupt nicht dort hätte aufhalten dürfen. Die Kuh besaß jedoch das gute Benehmen, mit einem Satz die Straße zu verlassen und sich in das Sumpfland zu verziehen, wo sie nach ein oder zwei Stunden, in denen sie schreckliche Gurgelgeräusche von sich gab, starb. Wir drei im Auto allerdings waren gestrandet. Über eine Stunde lang kam keine Menschenseele vorbei, und wahrscheinlich gab es innerhalb von zwanzig Meilen weder ein Haus noch ein Telefon, geschweige denn einen Polizisten. Schließlich aber fuhr ein Betrunkener in einem verbeulten Holden in Schlangenlinien auf uns zu. Er kam von jenseits der Grenze aus Neusüdwales (wo die Polizeistunden zivilisierter waren), und es gelang ihm, für uns eine Ortschaft und eine Polizeistation zu finden.
Der Unfall war zwar nicht exakt das Ende von Harriett, aber er erwies sich schließlich doch als tödlich. Harriett kostete uns einhundertfünfzig Dollar an Reparatur. Wir trieben alle Geld auf, indem wir den sich abmühenden Erstsemestern Nachhilfestunden gaben, denn wir waren ja mittlerweile schon im dritten Jahr auf dem College. Mein Student war vielleicht ein komischer Kauz! Die kleine Abteilung für Geschichte und Philosophie der Naturwissenschaften hatte ihn mir empfohlen. Er war Einwanderer aus Ungarn und studierte als Erwachsener noch einmal, um ein australisches Examen abzulegen, mit dem er in seinen früheren Beruf als Lehrer zurückkehren konnte. Wenn ich damit beschäftigt war, ihm das Ptolemäische Weltbild und die Philosophie des Aristoteles zu erklären, drängte er mir Kräutertees auf, die er in kleinen Arzneifläschchen mitbrachte. Schließlich gab er zu, daß sie auf Rezepten der ungarischen Bauern beruhten, die die Tees als Aphrodisiakum tranken. Wir versuchten immer, sie zu analysieren und waren dann vorsichtig genug, sie in den Ausguß zu schütten. Auch er bestand seine Prüfung!

Harriett war nie mehr die alte. Sie explodierte einfach an einem brütend heißen Sommertag auf der Straße nach Geelong. Wir fanden den Deckel des Öleinfüllstutzens nie mehr wieder, und ihr gesamter Motor war der Länge nach aufgerissen. Gute alte Harriett – wenigstens war ihr ein ruhmreiches Ende beschieden.

7. Kapitel

Die Collegezeit war oft glücklich. Aber wir waren immer noch Heranwachsende, und das Leben war sehr behütet. Viele von uns hatten noch nicht herausgefunden, wer sie eigentlich waren. Deshalb war es auch eine ziemlich stürmische Zeit, voller Tränen und Wutanfälle, zerbrochener Freund- und Liebschaften, der Entdeckung der Trunkenheit und auch des Selbstmordes.
Unglücklicherweise blieben meine großen Erwartungen auf eine umfassende Veränderung meiner Persönlichkeit unerfüllt. »Aller guten Dinge sind drei« stimmte also doch nicht. Die magische Formel für Freundschaft und die Hoffnung auf Liebe entzogen sich mir immer noch. Selbst in diesem riesigen Ameisenhaufen voller Menschen blieb ich im Grunde allein, trotz des (zweifelhaften) Rufes, zu den »Amazonen« zu gehören. Es stimmt, sie waren bereit, mich jederzeit aufzunehmen, und ihre Freundschaft war gewiß etwas Kostbares. Sie gehörten nicht zum hochnäsigen Typ – zu den Studentinnen mit reichen Daddies und schicken Klamotten – noch waren sie sensible, ernste Streberinnen, die rund um die Uhr lernten. Eher noch läßt sich dieser kleine Kreis von Menschen als ein bißchen außergewöhnlich beschreiben – als *Avantgarde*. Wenn sie vorbeizogen, hoben die anderen erstaunt die Augenbrauen. Außenstehende hielten sie für sehr clever und vor allem für schlagfertig. Sie experimentierten mit Gefühlen, und – das war für mich am wichtigsten – sie respektierten andere Menschen, so wie sie waren, und versuchten nicht, sie zu ändern, und wollten es auch nicht.
An guten Tagen war ich glücklich über ihre freundliche Aufnahme und bereit, bei allen ihren Eskapaden mitzumachen. An schlechten Tagen konnte ich noch nicht einmal die Tür öffnen, sondern saß in meinem Schneckenhaus, verfaßte Gedichte über das Ausgestoßensein und erwog ernsthaft, einen Psychiater aufzusuchen. In Wirklichkeit erlebte ich diese guten und schlechten Tage ebenso wie der Rest der Menschheit – in Übereinstimmung mit einem schlichten, biologischen Rhythmus. Aber das konnte ich nicht akzeptieren – oh nein, ich war anders! Ich war etwas Besonderes!

Was lief falsch in diesem Jahr? Wieso konnte es sich zur wahrscheinlich traumatischsten Abfolge seelischer Schmerzen verwandeln, mit der mich das Leben bis dahin konfrontiert hatte? Ich lag mit allem und jedem am College in ständiger Fehde und mühte mich ganz schrecklich, gegen den Strom zu schwimmen.
»Willst du gegen die ganze Welt kämpfen?« fragte Joan, eine meiner Freundinnen, die es noch am längsten mit mir aushielt.
»Ja«, antwortete ich ernst.
Sie versuchte mich zu beruhigen, indem sie mir die Geschichte von dem Wind und der Sonne erzählte. Joan konnte wundervoll Geschichten erzählen und wurde später eine sehr erfolgreiche Lehrerin für Englisch und Theater.

Der Wind und die Sonne beschlossen einen Wettkampf, um herauszufinden, wer der Stärkere von ihnen sei.
»In Ordnung«, rief der Wind voller Siegesgewißheit. »Siehst du den Mann dort unten auf der Straße? Wetten, ich kann ihm viel schneller den Mantel runterreißen als du!«
Die Sonne lächelte und nickte.
»Wunderbar«, dachte der Wind, »die alte Sonne hat nicht die geringste Chance – da lohnt sich ja kaum die Anstrengung.« Trotzdem wehte er mit voller Stärke die Straße entlang, so daß die Mantelschöße des Mannes flatterten. Lachend drehte er um und fiel erneut über den Mann her, dem der Mantel nun schon halb von der Schulter hing. »Ich hab' den Sieg schon in der Tasche«, rief der Wind. Er drehte wieder und blies nun mit aller Kraft. Aber der Mann war klüger geworden – er zog den Mantel fest an den Körper, und kein Sturm der Welt konnte mehr darunterfahren. Der Wind war außer Atem.
»Na schön, versuch du es«, sagte er mißmutig zu der Sonne. Die Sonne tat jedoch nichts weiter, als den Mann mit ihren Strahlen zu wärmen. Er murmelte verdrießlich:
»Aber wirklich, das Wetter weiß auch nicht, was es will.« Ihm wurde so warm, daß ihm der Schweiß auf die Stirn trat und er den Mantel auszog und sich auf der Stelle hinsetzte.
Die Sonne hatte gewonnen.

Nach Joan war ich der Mann, und der Wind stand für all die Schläge und Stöße, die ich erhalten hatte, auch wenn ich eine Menge davon ganz allein mir selbst zuschreiben mußte. Der

Mantel symbolisierte ohne Zweifel meine Starrköpfigkeit. Vielleicht war es nun wirklich Zeit für ein bißchen freundliche Wärme, die die Kälte aus mir, dem kleinen, noch nicht entwikkelten Persönchen, vertrieb, das so stachelig wie ein zusammengerollter Igel war. Aber ich wollte mich buchstäblich den Sonnenstrahlen nicht öffnen. Sogar meine Mutter hatte es aufgegeben, um mich zu weinen und für mich zu beten. Sie wußte, daß ich entschlossen war, meinen eigenen, selbstmörderischen Weg bis zur Selbstzerstörung weiterzugehen.

Ich erstarrte innerlich immer mehr und brauchte so sehr jemanden, der seinen Arm um mich legen und sagen würde: »Mach dir keine Sorgen. Alles wird wieder gut. Wir lieben dich so, wie du bist. Hör auf, so zu kämpfen – du bist doch nicht der Frosch, der in den Sahnetopf gefallen ist!« Ein paar wenigen Freunden gelang es, mich ein bißchen aufzutauen, mich davon abzuhalten, allzu schnell in die falsche Richtung zu rennen. Aber ich hatte ja immer dieses moralische Druckmittel – ich war eine Epilepsiekranke, und deshalb sollten die Leute mich (vermutlich) bedauern und nett zu mir sein. Das ist die allerdümmste und allergefährlichste Haltung, die Menschen mit Epilepsie ihrer Krankheit und sich selbst gegenüber einnehmen können. Sie ruft bei den Leuten unmittelbar ein übermäßiges Mitgefühl und ein übermäßiges Beschützenwollen hervor, auf das über kurz oder lang fast immer eine ebenso starke Gegenreaktion folgt. Es ist so leicht für uns, von Leuten die ganze Hand zu fordern, denen es richtig erscheint, uns den kleinen Finger zu reichen, und *nicht* glauben, es sei im Interesse des Behinderten, ihm das Leben über Gebühr zu erleichtern. Ich aber hatte mittlerweile die Ebene völlig unangemessener Forderungen erreicht.

Schließlich äußerte Joan die Ansicht, ein Psychiater könnte vielleicht diese unglückselige Entwicklung günstig beeinflußen. Ein paar Jahre früher hatte mich der genervte Dr. Ebeling schließlich doch noch zum Klinikpsychiater gehen lassen. Nach einer Sitzung mußte es diesem Mann bereits klar gewesen sein, daß ich nur das erzählte, von dem ich dachte, es interessiere ihn, ich vergeudete seine Zeit. Dr. Ebelings strikte Hilf-Dir-selbst-Philosophie wurde bestätigt. Aber im dritten Jahr meines Studiums bekam ich wirklich Angst, wo das alles hinführen sollte. Als Zwanzigjährige hatte ich keinen einzigen Menschen, den ich aus ganzem Herzen »Freund« nennen konnte. Ich war zu der Überzeugung gelangt, daß ich am Anfang einer jeden möglichen Freundschaft etwas Grundsätzliches falsch machte. Das blaue Notizbuch voller Gedichte über das Ausgestoßensein wurde vor lauter Kummer und Qual violett.

... wie aussichtslos sind die Versuche,
zu reden oder eine von ihnen zu sein!
Denn da ist etwas Elementares,
lange bevor es spät und fröhlich wird,
das mich abtrennt und verschließt.
Es sagt hart »Nein«, sobald ein gewisser Punkt
erreicht ist.
Nein. Bis hierher und nicht weiter...

Schließlich war ich vollends davon überzeugt, daß ich wirklich dringend Hilfe brauchte, und machte einen Termin bei einem Psychiater aus, der die Hälfte meines Ferienverdienstes kostete. In diese Falle gehen viele Epilepsiekranke und auch Menschen mit anderen chronischen Krankheiten. Ich empfehle all diesen Menschen die Ebelingsche Do-it-yourself-Behandlung. Nur weil man irgendwo im Gehirn eine Stelle mit vernarbtem Gewebe hat, braucht man sich noch lange nicht einzubilden, man sei geistig labil. Das folgt ganz einfach nicht daraus. Wenn Sie wirklich nicht mehr weiter wissen, dann dürfte es besser sein, einen Pfarrer und seine Frau um Rat zu fragen, denen Sie vertrauen. Sie können erstaunlich realistisch sein und werden Ihnen – ohne auszuweichen – sagen, was sie denken.
Mein Psychiater hatte schwarze Haare, war ziemlich jung, blaß und ein bißchen zu lässig. Er lehnte sich in seinen bequemen Sessel zurück und kaute auf seinem Bleistift herum, während ich mein Leben vor ihm ausbreitete. Das leere Blatt Papier vor ihm blieb leer. Die Sonne schien heiß durch seine Collins Street-Jalousien. Ungefähr eine Dreiviertelstunde später brach ich plötzlich ab. Er hatte noch kein einziges Wort gesagt. Das ernüchterte mich. Geduldig wartete er darauf, daß ich weitersprach, ohne mich ein einziges Mal dazu aufzufordern. Er sah einfach nur ein wenig gelangweilt aus, hörte vermutlich noch nicht einmal zu und hatte mit Sicherheit kein einziges aufschreibenswertes Wort vernommen. Ich hatte eine meiner blitzartigen Visionen. Diesmal sah ich mich sehr klein und furchtbar banal. Mir fehlte nichts, was nicht durch ein bißchen Willenskraft (oder übrigens auch Nachsicht) wieder in Ordnung gebracht werden konnte. Der Mann muß etwas von seinem Hand-

werk verstehen, dachte ich, denn ich ging nie wieder hin. Immer wenn es mir schlecht geht und ich daran denke, einen Psychiater aufzusuchen, genügt die Erinnerung an diese Sitzung, mich davon abzuhalten. Freud meinetwegen – aber ohne mich!

8. *Kapitel*

Erstaunlicherweise hatte ich mir nie ernsthaft Gedanken darüber gemacht, was ich mit meinem akademischen Grad anfangen sollte. Ich verschloß die Augen vor diesem Problem – ob aus Gemütsruhe oder aus Apathie weiß ich nicht. Alle anderen aus dem College waren in festen Händen und wollten heiraten oder aber hatten ihre Berufskarrieren ziemlich gut geplant. Ich hatte keinen Freund, sondern lediglich ein paar unreife Schwärmereien auf meinem Konto. Ich war ja hoffnungslos ungeeignet für zwischenmenschliche Beziehungen und hatte rückhaltlose Angst davor, mit mehr als einer Person gleichzeitig in einem Raum zu sein. Der Himmel allein weiß deshalb, welch seltsame Anwandlung (sie überkam mich in Gestalt des Berufsberaters) mich dazu drängte, Lehrerin zu werden. So ein Mensch ist doch wirklich der letzte, der in eine Klasse voll lärmender Schulkinder gehen sollte, mit der Absicht, sie unter Kontrolle zu bringen. Ich bestand jedoch die Abschlußprüfungen, schrieb mich für die Lehrerausbildung ein und zog aus dem College aus.

Carlton, die dicht bebaute Quadratmeile, die im Norden direkt an den Melbourner Citydistrikt angrenzt, ist, was Unterkünfte betrifft, die wichtigste Versorgungsquelle für jeden, der irgendwie mit der großen Universität zu tun hat. Viele der Straßen Carltons sind breit und haben erhöhte, mit Rasen und Platanen bepflanzte Mittelstreifen. Einige der Häuser wurden zu ihrer ursprünglichen, rein weißen viktorianischen Pracht restauriert – aber wesentlich mehr sind als Wohnstätten für untauglich erklärt worden. In letztere ziehen die meisten graduierten Studenten, die ihr Studium fortsetzen möchten. So können sie bis spät in die Nacht in der Bibliothek oder in den Instituten arbeiten. Und sie können sich permanent als Teil des großen, allumfassenden Universitätsbetriebes fühlen und ausgiebig an den zahlreichen Aktivitäten teilnehmen. Also suchte ich mir Carlton aus, wo ich während des Jahres meiner Lehrerausbildung wohnen wollte.
Ich fand ein für unbewohnbar erklärtes Haus mit Flachdach

sehr nahe an der Universität und teilte es mit fünf anderen, ausgesuchten Studenten. Ich hatte ein winziges Zimmer – eine Besenkammer, in die gerade ein Bett, ein Tisch und ein Kleiderschrank paßte, mehr beim besten Willen nicht. Von meinem Fenster bis zum Fenster im Nachbarhaus waren es zweieinhalb Meter. Dort wohnte ein Künstler (auch Student). Er perfektionierte gerade eine Stilrichtung der abstrakten Malerei, bei der er mit einer schmalen Farbrolle über die Leinwand fuhr und das Ganze mit einem großen roten oder grünen Punkt aus gummiertem Papier krönte. Die Werke trugen Titel wie »Sichtbarwerdung«, »Entdeckung« oder (mit zwei Punkten) »Wiedervereinigung«. Wahrscheinlich ist er heute berühmt. Manchmal hatte er Modelle in seinem Schlafzimmer und vergaß oft, die Vorhänge zuzuziehen, wenn er Studien von ihren zarten Rükken anfertigte. Die Freizeit verbrachte er damit, seine Verteidigungsrede für den bevorstehenden Prozeß zu formulieren. Er war Pazifist und hatte seiner Einberufung nicht Folge geleistet. In seinem Manifest berief er sich auf viele große Werke, angefangen von der Bibel und Aristoteles bis hin zu Karl Marx und den Beatles. Wenn seine Verteidigung mißglückte, drohten ihm zwei Jahre Gefängnis mit Zwangsarbeit. Die Regierung hatte in den sechziger Jahren für Pazifisten nichts übrig. Hellbraune Augen, ein wilder roter Haarschopf und ein buschiger Bart vervollständigten das Bild. Wir verbrachten mehr als eine warme Nacht damit, die Probleme der Menschheit über zwei Meter fünfzig Luftlinie hinweg zu lösen, sehr zum Ärger derjenigen, die schlafen oder arbeiten wollten.

Außer in sein Schlafzimmer hatte ich sonst nur noch Ausblick auf eine große Eiche, die wahrscheinlich beim Bau der Häuser gepflanzt worden war. Ich kann mich noch an die Konturen ihrer kahlen Äste im kurzen australischen Winter erinnern, wenn das Licht der Straßenlaternen durch sie hindurchfiel und die Regentropfen an jeder Verdickung zum Funkeln brachte. Ich muß Hunderte von Stunden einfach nur in dieses Licht gestarrt und versucht haben, den Sinn des Lebens und meine damalige Situation zu verstehen.

Im Nachbarhaus wohnte auch ein hübsches Mädchen mit so langen blonden Haaren, daß sie darauf sitzen konnte. Sie sprach ein perfektes BBC-Englisch und kochte haarsträubende lettische Currygerichte, die ich manchmal probierte, doch jedesmal mehr vom Obstsalat aß als vom Curry. Eine äußerst eindrucksvolle Gestalt in unserem Haus war Sean, ein Ire von gut ein Meter neunzig, den ich verdächtigte, genauso Australier wie wir anderen auch zu sein. Er und seine Eltern versuchten, sein Studium der Naturwissenschaften mit Auszeichnung zu Ende zu bringen, und er genoß sichtlich die extremen Entbehrungen. Er hatte dichtes, schwarzes Haar, funkelnde, schwarze Augen in einem kalkweißen Gesicht und lange, bleiche Finger. Er aß nur, wenn er daran erinnert wurde, und meine klarste Erinnerung an Sean ist, ihn in der Küche nach einem Büchsenöffner für seine tägliche Dose Bohnen suchen zu sehen. Er aß die Bohnen langsam und ohne Hast mit einem Löffel direkt aus der Büchse – wenn er einen Löffel fand. Die ganze Zeit über schauten seine großen, glühenden Augen stumm und vorwurfsvoll auf uns andere, die in solch einem Luxus wie Käsetoasts, Spiegeleiern und gelegentlich einem Würstchen schwelgten.

Sean und ich waren ineinander verliebt – für ein paar Wochen. Diese Liebe war eine wundervolle Offenbarung für mich – und viel zu kurz. Aber trotzdem bedeutete sie für mich eine Art Erlösung, die meine ständig am Boden liegende Selbstachtung mit neuem Leben erfüllte und mich aufrechterhielt. In gewisser Weise war es ein Wunder. Aber bald schon ließ er mich sitzen und suchte nach einem interessanteren Zeitvertreib. Sean war ein oder zwei Jahre jünger, und er fand es genausogut, sich zu betrinken wie ein Mädchen zu verführen. Im Mai, zwei Monate nachdem ich in dieses Haus gezogen war, fand meine Examensfeier statt. Ich war das erste Mal dazu berechtigt, einen Talar mit geschlitzten Schößen zu tragen, aber man verlangte nicht von uns, als einfache akademische Grade auch in Barretts zu erscheinen. Wir waren einfach zu viele, und die Kleiderverleiher kamen nicht nach. Niemand von uns hätte sich einen dieser absurden, flachen Hüte mit den Quasten für den Alltag gekauft. Nach den üblichen Ansprachen bekam ich den akademischen Grad eines Bakkalaureus der Naturwissenschaften verliehen und schüttelte die hochwürdige Hand von Sir Robert Menzies.

Im allgemeinen bereiteten Feste oder feierliche Anlässe wie dieser innerhalb der Familie immer Probleme. Bei welchem Elternteil ich mich auch immer entschied, Weihnachten oder Ostern zu verbringen – der andere war beleidigt. Ich war sogar für einige Jahre dazu übergegangen, Weihnachten bei einer Familie in Geelong zu feiern. Aber am Tag meiner Graduierung kamen beide, Vater und Mutter, um der Zeremonie zuzusehen.

Einer saß oben, der andere unten. Sie begegneten einander nicht.
Die persönliche Erfahrung vieler Menschen zeigt, daß es kein solch tragisches und verdammungswürdiges Schicksal ist, das Kind geschiedener Eltern zu sein, wie oft geglaubt wird. Die meisten von uns überleben. Zugegeben, ich hatte das Glück, meinen Vater und meine Brüder regelmäßig sehen zu können und nie etwas mit Kinderheimen, Pflegeeltern, Vormundschaftsgerichten oder Sozialarbeitern zu tun zu haben. Es war ganz einfach dumm von mir, mich aus diesem Grund abzuschreiben; es gab keinen vernünftigen Grund, weshalb ich *nicht* das ganz normale Leben eines Erwachsenen führen sollte, wie die glücklichen und dauerhaften Ehen der fünf anderen Kinder in der Familie bewiesen. Aber mit einundzwanzig lief ich Sturm gegen meine Eltern und gab ihnen einen Großteil der Schuld an allem, was mir (und was mir nicht) zugestoßen war, die Epilepsie eingeschlossen. Aber ich sollte entdecken, daß ich kein Recht zu solchen Anklagen hatte, kein größeres jedenfalls, als sich Eltern eines Epilepsiekranken überhaupt für die Behinderung ihres Kindes schuldig fühlen sollten.
Aus Zufall stieß ich bei einer zusätzlichen Vorbereitung für ein Fach innerhalb der Lehrerausbildung auf ein Kapitel über epilepsiekranke Kinder. Ich fand heraus, daß eine Epilepsie selbst nicht vererbt werden kann. Wir bekommen auf dem Wege der Vererbung lediglich eine bestimmte Art von Epilepsieschwelle mit. Die meisten Menschen erleiden alle möglichen Unfälle – sei es, daß sie als Baby auf der Treppe fallengelassen oder später in schwere Autounfälle verwickelt werden – doch sie kommen ohne bleibende Schäden davon. Das liegt daran, daß die meisten Menschen eine höhere Krampfschwelle haben, wie die Neurologen es nennen. Ihr Gehirn ist elektrischen Störungen gegenüber weniger anfällig. Andere Menschen dagegen haben eine niedrigere Schwelle. Angenommen bei ihnen liegt bereits durch eine Kopfverletzung oder eine schwierige Geburt eine Hirnschädigung vor und verschiedene andere Faktoren (Wut, Kummer, Pubertät, schnelles Wachstum, überschnelle Denkvorgänge) kommen gleichzeitig noch hinzu, dann können diese Menschen zu epileptischen Anfällen neigen. Man braucht nicht extra zu betonen, daß die meisten Menschen mit einer niedrigen Schwelle ebenfalls nie Anfälle bekommen; aber diese Schwelle wird vererbt – und nur sie. Das ist das Äußerste, was sich die Familien von Epilepsiekranken an Schuld vorwerfen

müssen. Und darüber hinaus ist es das Äußerste, was einem Menschen mit Epilepsie in den unvermeidlichen bitteren Momenten das Recht zu Anklagen gegenüber seiner Familie gibt.
Da also die Schuld nicht nur einen traf, mußte ich mich neben meiner Familie noch nach jemand anderem umsehen. Wenn es schon eine verbreitete Erfahrung ist, aus einem geschiedenen Elternhaus zu stammen, dann ist eine stürmische Jugend erst recht nichts Ungewöhnliches – zumindest in westlichen Gesellschaften nicht, in denen alte Wertvorstellungen ständig untergraben und durch neue ersetzt werden. Darüber hinaus glauben Soziologen, daß für die Entwicklung zu einem selbständigen Erwachsenen traumatische Erfahrungen während der Pubertät nicht nur unvermeidlich, sondern sogar notwendig sind. Aber höhere Schulbildung scheint die Zeit des Heranwachsens zu verlängern, so daß Einundzwanzigjährige mit einem Hochschulabschluß häufig viel eher noch konfuse und alberne Kinder sind, anstatt die nützlichen Mitglieder der Gesellschaft zu werden, an denen sie sich ein Beispiel nehmen sollen.
Solch eine ausgedehnte Jugend kann zur Unfähigkeit führen, die Erwachsenenwelt samt ihren Werten zu akzeptieren. Enttäuschung, Verzweiflung, Selbstmordgedanken oder gar -versuche können die Folge sein. Aber wenn es einem Studenten gelegentlich tatsächlich gelang, sich selbst zu töten, versetzte es uns Desperados, die wir übriggeblieben waren, um uns gegenseitig die Neuigkeit zu erzählen, solch einen Schock, daß wir mit unserem Gejammer und unseren Klagen zumindest für ein paar Wochen verstummten.
In diesem Jahr der Lehrerausbildung wuchs meine Angst vor Menschen ins Extreme. Ein ganz normales Gespräch mit einem der anderen Studenten aus dem Haus in Carlton wurde zur Qual. Mein winziges Zimmer war nun gleichzeitig Hafen und Gefängnis – ein Ort, den ich nur mit bewußter Anstrengung verlassen konnte. Ich war einsam; überzeugt, anders zu sein; fürchtete, daß der Unterschied Minderwertigkeit bedeutete; war mit der Aussicht auf einen Beruf konfrontiert, bei dem täglich deutlicher wurde, daß er für mich ungeeignet war; alles in allem: Das Leben erschien mir ziemlich schwer.
Ich begann mich in etwas zu versenken, das oberflächlich betrachtet ziemlich harmlos erscheint, von dem ich aber nun weiß, daß es für einen Menschen mit Epilepsie extrem gefährlich ist. Ich schloß mich in mein Zimmer ein und verbrachte viele Stun-

den hintereinander damit, klassische Musik zu hören – Prokofjew, Schönberg, Bach, Mahler, Grieg und unvermeidlich auch Chopin. Die Musik schien eine wunderbare Wirkung auf mich zu haben. Sie vertrieb die Schwärze, ersetzte sie durch Sonnenschein, und schließlich explodierte sie in einer hemmungslosen Ekstase, die mich erfaßte – mich: Körper, Kopf und Geist. Ich schwebte über den Schrecken und Fehlschlägen des Alltags. Musik war die Antwort auf alles. Musik fügte das Leben wieder zu einem wohlgeordneten Bild. Es war keine Antwort die der Vernunft entsprang, sondern eine rein emotionale. Und sie beschwörte die TLE herauf. Die Musik durchdrang mein ganzes Sein, viel wirkungsvoller noch als jede harte Droge. Sie entführte mich jedesmal auf herrliche »Trips« – nie auf einen schlechten. Ich fand mich oft ohne Zeit- oder Raumgefühl auf dem winzigen freien Stück Fußboden wieder und schrieb. Ich muß unter dem Einfluß der Musik ganze Bände von feinfühligem, manchmal religiösem, immer vergeistigtem und meistens völlig unverständlichem Unsinn geschrieben haben. Was für ein Ventil! Aber ein gefährliches Ventil!
Ich schrieb auch noch anderes. Nachdem ich ein blaues Notizbuch mit zorniger Ablehnungsdichtung gefüllt hatte, brachte ich es fertig, ein weiteres mit Gedichten über Groll, Einsamkeit und Hilfe vollzuschreiben, von denen fast alle Anspielungen auf meine Krankheit enthielten, Bitterkeit über den Schlag, den Gott oder die Natur mir versetzt hatte, und Entschuldigungen für mein Versagen im Umgang mit anderen und all mein sonstiges Elend. Sie stellten klar, daß ich nur ein halber Mensch war – der Rest bestand aus Medikamenten; daß alle nur möglichen Kämpfe gekämpft und alle verloren waren; und daß alle nur vorstellbaren Anstrengungen zu lernen, wie ich die Liebe und die Achtung der Menschen erringen konnte, gemacht worden und fehlgeschlagen waren. Dieses blaue Notizbuch schrie förmlich vor Schrecken und Schmerz, weinte vor Kummer und Einsamkeit und flehte darum, daß jemand kommen und diese höchst unliebenswerte Person lieben möge.
Mittlerweile hatte ich es geschafft, mich selbst davon zu überzeugen, daß ich schwerkrank sei und im Sterben lag. Ich wünschte es mir fast so, denn das Leben würde andernfalls einfach nicht zu ertragen sein. Trotzdem fürchtete ich mich aber sehr vor dem Sterben, besonders wenn es so ähnlich werden würde wie die Todesangst, die ich mittlerweile schon so oft erlebt hatte.

Es schien aussichtslos, auch nur so zu tun, als blickte ich entschlossen und zielbewußt in die Zukunft. Ich wollte mich ebenfalls umbringen, aber mit einer höchst ungebräuchlichen Methode. Nur die absolute Überzeugung, daß keiner Menschenseele mein Tod etwas ausmachen würde, hielt mich davon ab, das Vorhaben sofort in die Tat umzusetzen; so wäre es eine ziemlich sinnlose Art von Rache gewesen.

Meine Methode beruhte auf den Medikamenten, auf die ich angewiesen war, um mit der Epilepsie zurechtzukommen. Ich nehme enorme Mengen vier verschiedener Medikamente ein, einschließlich Phenobarbitone*, das einen normalen Menschen (der nicht an das Medikament gewöhnt ist) nach kürzester Zeit umhauen würde. Aus verschiedenen Gründen sind wir jedoch nicht in der gleichen Art und Weise auf die Tabletten angewiesen wie andere Leute auf Zigaretten, Alkohol oder sogar Kaffee und Tee; deshalb erinnert uns auch nichts daran, sie zu nehmen. Allerdings ist beim Wechsel von einem Medikament zum anderen ein echter Entzug – Benommenheit, Übelkeit, Kopf- und Gliederschmerzen – zu spüren. Dann beschwert sich unser Körper sofort, da er ja mit einer bestimmten chemischen Verbindung gesättigt ist.

Mein Plan bestand einfach darin, alle Tabletten auf einen Schlag nicht mehr zu nehmen. In verschiedenen medizinischen Nachschlagewerken hatte ich gelesen, daß das Absetzen der anfallshemmenden Mittel eine Überreaktion des Körpers bewirkt, die dann ihrerseits zum *Status epilepticus* führt. Das ist ein permanenter *Grand-mal*-Zustand. Ein Anfall hört dabei erst dann auf, wenn der nächste beginnt, mit nur wenig oder gar keiner Erholungszeit dazwischen. Nach meiner Berechnung hätte es bei mir nicht lang gedauert, bis ich in ein Koma gefallen und gestorben wäre. Das Schöne daran war, daß ich mir selbst keine Schmerzen zufügen, ja noch nicht einmal aktiv etwas tun mußte. Ich hatte mir alles gründlich überlegt.

Es gab natürlich auch eine schnellere Methode. Neben meinem Bett stand ein kleines, braunes Schränkchen, in dem ich mehrere große Arzneiflaschen mit Tabletten aufbewahrte. Das Royal Melbourne Hospital schien mir ziemlich bereitwillig Dreimonatsvorräte von dem Zeug zu geben. Wie oft saß ich vor dem alten elektrischen Heizlüfter, dessen warmer Luftstrom den Lampenschirm aus Papier hin- und herbewegte, auf dem

* s. Fußnote S. 14

Fußboden und dachte über den Inhalt dieses Schränkchens nach! Ich hatte keine Ahnung, wo die tödliche Dosis der einzelnen Medikamente lag, aber gewiß, so überlegte ich, würden genug Tabletten im Schränkchen sein, um die Sache hinzukriegen. Wenn ich mir eine große Kanne Tee kochte und es fertigbrachte, mit jedem Schluck Tee zwei Tabletten, eine große und eine kleine, einzunehmen, müßte ich ebenfalls bald in ein Koma fallen.

Insgesamt lebten zehn Studenten in den beiden Häusern mit einem Innenhof. Auch die beiden nächsten Häuser waren für unbewohnbar erklärt worden, und auch dort lebten Studenten. Ein Mädchen aus einem dieser Häuser trieb mir den Gedanken an Selbstmord ein für allemal aus. Es handelte sich um eine Chinesin, die sehr klein und sehr niedlich, aber über alle Maßen einsam war. In Melbourne lebten damals nur sehr wenig Asiaten, und die weiße Bevölkerung wußte schlicht und einfach nicht, was sie mit ihnen reden sollte. Die Einwanderungsbestimmungen legten fest, daß weiße und farbige Kinder nicht miteinander in dieselbe Schule gehen durften. Deshalb waren Weiße, obwohl sie, während sie aufwuchsen, von den Problemen der Farbigen in Amerika und Afrika erfahren hatten, unweigerlich beschämt und stumm, wenn sie tatsächlich einem Angehörigen einer anderen Rasse gegenüberstanden.

Dieses Mädchen also war einsam. Wenn wir an unseren jeweiligen Eingangstüren standen, erzählte sie mir manchmal, wie gern sie in mondhellen Nächten auf dem großen alten Friedhof auf der anderen Straßenseite spazierenging, wie friedlich es dort sei und daß die Toten keine Probleme mehr hätten. Mir kam das merkwürdig vor – aber ich dachte nicht weiter darüber nach. Eines Tages hörte ich im Radio, daß ein chinesisches Mädchen um drei Uhr morgens in die Gerichtsarkaden gegangen sei, sich mit Benzin übergossen und angezündet habe. Sie war vor Schmerzen schreiend beinahe eine Stunde lang durch die alten Arkaden gerannt, ehe sie barmherzigerweise starb, bevor jemand auch nur so etwas wie ein Hemd hatte herbeibringen können, um die Flammen zu ersticken. Ich wußte einfach, es konnte nur Jan sein. Die Melbourner Blätter machten schrecklich viel Wind um die Misere der Studenten aus Übersee, und auf den Titelseiten brachten sie Fotos von Jans fensterlosem Zimmer, das nicht größer als ein Wandschrank und nur mit einer Matratze, einem Schrank und einer Obstkiste möbliert war, auf der eine Milchflasche mit einer einzelnen gelben Narzisse stand. Niemand hatte das gewußt – aber es hatte auch niemand danach gefragt. Für mich war der Schock fürchterlich. Ich entschied mich, weiterzuleben.

Es war ganz einfach verrückt von mir zu denken, ich könnte Lehrerin werden. Ehrlich gesagt dachte ich aber gar nicht viel darüber nach. Die Lehrerausbildung war einfach nur die nächste Phase. Unser Kurs bestand weitgehend aus Theorie mit einer Gesamtzeit von neun Wochen praktischen Unterrichts. Ich strebte an, in den Mittelstufen naturwissenschaftlichen Unterricht zu geben, wobei ich zu ignorieren versuchte, daß außer in Biologie meine naturwissenschaftlichen Kenntnisse gerade bis Isaac Newton reichten und dort aufhörten. Die erste praktische Unterrichtseinheit verlief ziemlich schrecklich, die zweite war eine kleine Katastrophe, und die dritte ist ein schwarzer Fleck in meiner Erinnerung. In der Praxis fiel ich durch. Aber da ich in allen anderen Fächern bestand und Lehrer für Naturwissenschaften gefragt waren, ließ man mich nach einer streng überwachten Zusatzprüfung zum Unterricht zu.
Nicht jeder ist zum Lehrer geschaffen. Man braucht zu diesem Beruf eine starke Persönlichkeit, Durchsetzungsvermögen, Sinn für Humor und ein gewisses schauspielerisches Talent – aber vor allem Selbstbewußtsein. Es ist keine Schande, eine widerspenstige Klasse vierzig schreiender Dreizehnjähriger der unterschiedlichsten Begabung nicht unter Kontrolle bringen zu können. Ich jedoch marschierte halsstarrig geradewegs mitten in jede Unterrichtsstunde in dem naiven Glauben, die Klasse würde sich diesmal gewiß so benehmen, wie ich mich meiner törichten Überzeugung nach selbst in der Schule betragen hatte.
Es gab ein Gegengewicht zu der Trostlosigkeit, die ich verspürte. *Das* Ereignis meiner Woche war die Übungsstunde des Universitätschores an jedem Montag. Der Chor hatte über zweihundert Mitglieder und war von hohem Niveau. Ich fuhr mit zu einem Festival der Uni-Chöre in Adelaide, Australiens Stadt der Künste, wo sich ungefähr tausend Studenten versammelten, sangen, sich betranken und alles taten, was Studenten gerne tun.
Bis zum dritten Jahr auf dem College rührte ich Alkohol nie an. Ich hatte gehört, daß Trinken keine gute Sache für Menschen mit Epilepsie sei, und entsagte, wobei ich mir wie eine Märtyre-

rin vorkam. (Das heißt, einmal hatte ich versucht, ein halbes Glas Melbourne Bitter zu trinken, aber zu meiner Freude schmeckte es ekelhaft.) Bei den Essen aus besonderem Anlaß im College mochten es die Leute, wenn ich an ihrem Tisch saß, denn das bedeutete mehr Wein pro Kopf! Ich vertrug nicht sehr viel, als ich dann anfing, ab und zu Alkohol zu trinken. Sogar heute noch genügen zwei Gläser Wein, und ich entschwebe in das Land der regenbogenfarbigen Zuckerkristalle. Glücklicherweise gefällt es mir dort nicht so gut. Ich sage glücklicherweise, weil es viele Gründe gibt, aus denen Menschen mit Epilepsie versuchen sollten, Abstinenzler zu bleiben, wenn sie können.

Alkohol vergrößert die Möglichkeit eines *Grand mals*, weil er in Kombination mit den Medikamenten wie ein Gift wirkt. Ebenso kann sich wegen der Medikamente die Wirkung des Alkohols verdoppeln. Abgesehen davon sind zu viele lange Nächte ebenfalls geeignet, eine Attacke heraufzubeschwören – und sobald ein Epilepsiekranker die Anfälle durch die Medikamente gut unter Kontrolle hat, wird er seine Anfallsfreiheit so zu schätzen wissen, daß seine Widerstandskraft gegenüber Einladungen sicher wächst. Alkohol schädigt die Gehirnzellen bei gesunden Menschen – um wieviel größer mag dann der Schaden sein, den er bei Menschen mit Epilepsie anrichtet? Wir nehmen schon genug Medikamente zu uns, ohne unseren Körper zu fragen, so daß wir ihm nicht noch eine viel schlimmere Mixtur zumuten müssen. Aber Alkohol ist bei vielen Leuten ein derart wesentlicher Bestandteil des Lebens, daß ein Lokalbesuch zur unerträglichen Erinnerung an die Besonderheit eines Menschen mit Epilepsie werden kann. Deshalb scheint ein Kompromiß notwendig zu sein – gönnen Sie sich ein Glas (vorzugsweise Berliner Weiße), trinken Sie möglichst langsam und bestellen Sie kein zweites! Es ist wirklich nicht die zusätzlichen Reaktionen wert, mit denen wir wahrscheinlich konfrontiert werden.

Aber bei mir siegte der Trotz über den gesunden Menschenverstand. Und so saß ich also am letzten Abend des Festivals, als sich alle auf Parties amüsierten, in der Eingangshalle irgendeines Hauses in Adelaide (auf dem Fußboden) und war nach nur vier Gläsern billigen Rotweins schrecklich betrunken. Neben mir saß jemand im gleichen Zustand. Wir hielten uns gegenseitig in den Armen und führten ein langes Gespräch. Das war der Anfang einer wunderbaren Freundschaft – die sich hauptsächlich per Post entwickelte, denn Chris war Mitglied der Abordnung aus Tasmanien. Wir hatten etwas Besonderes gemeinsam. Chris hütete ebenfalls ein großes Geheimnis. Sein Bruder litt an Autismus und hatte in dreiundzwanzig Jahren weder mit einem Menschen gesprochen noch sonstwie kommuniziert, obwohl er etwas erdacht hatte, das auf das binäre Zahlensystem hinauslief, und ohne einen einzigen Fehler einen riesigen Teppich mit einem komplizierten, selbstentworfenen Muster geknüpft hatte, bei dem er in einer Ecke begann. Als ich erst einmal angefangen hatte, mit Chris zu reden, schwand meine Furcht vor ihm als Mann, und ich bekam großes Interesse an ihm als Mensch. In meinem undurchdringlichen, epileptisch-pubertären Panzer erschien ein kleiner Riß.

Das Festival begann mit einem vierzehntägigen Aufenthalt in Quorn, einer Geisterstadt aus der Zeit des Goldrausches in der Nähe des Red Centre. Man kann aus der Zahl der aufgegebenen Lokale schließen, wie wohlhabend solche Ortschaften einst gewesen sind. Quorn war sehr reich – wir wurden in allen Lokalen einquartiert. Dort lernte ich einen richtigen Dichter kennen, der in einem der vielen verlassenen Häuser lebte. Dann wurden wir alle in Busse verfrachtet und fuhren nach Adelaide zurück, wo auf unserem Programm der »Unsichtbare Chor« von Joubert stand. Allerdings waren nicht wir unsichtbar – sondern das Publikum.

Danach nahm ich mein gewohntes Leben aus Verlassenheit und Vorlesungen wieder auf, unterbrochen durch gelegentliche Briefe von Chris. Er war ein ebenso begeisterter Bergsteiger wie ein guter Sänger, und er schrieb von überall aus den schneebedeckten Alpen Tasmaniens. Manchmal mußten die Briefe ziemlich naß geworden sein, wenn Chris nach seiner letzten Zwanzig-Meilen-Wanderung auftaute.

Den größten Schock meines ganzen Lebens bis zu diesem Zeitpunkt bekam ich während dieses Jahres. Alle Lehramtskandidaten wurden als Einleitung zu unseren Vorlesungen über das Thema einem harten, dreistündigen Intelligenztest unterzogen. Ich hatte in der Schule ein paarmal an ähnlichen Tests teilgenommen, und eine Lehrerin hatte mir verraten, daß mein IQ höher sei als ihrer. Glücklicherweise wußte ich damals nicht, was »IQ« bedeutete, deshalb richtete die Information keinen unmittelbaren Schaden an. Die Höhe eines IQs bedeutet nichts im Vergleich zu dem Erfolg, den man ganz gleich auf welchem Gebiet des Lebens erringt. Aber irgendwie ist es doch sehr irritierend, seinen eigenen IQ zu kennen. Nach einer ausgedehnten Einführung in das Thema bekam jeder von uns seine Punktzahl in einem versiegelten Umschlag ausgehändigt. Meine betrug 155, das bedeutete »hervorragend« oder »genial«. Soweit ich weiß, gab es in diesem Jahr lediglich einen einzigen anderen Studenten mit einem IQ dieser Höhe. Es war ein echter und unvermuteter Schock für mich. Ich weinte noch wochenlang und sagte in meinem kleinen Zimmer zu Chopin: »Es ist nicht fair, es ist nicht fair! Welche Chance habe ich denn mit einem solchen IQ?« Ich bin immer noch der Meinung, daß solch eine Punktzahl nur ein Handicap sein kann – es sei denn, die Menschen mit so einem IQ besitzen genügend Verstand, sich dadurch nicht von den anderen absondern zu lassen.

Mein einziger Trost war, daß mich unter realistischen Bedingungen die Epilepsie um mindestens zwanzig bis dreißig Punkte drückte. Nebenbei gesagt, ich war so bestürzt, daß die folgenden Vorlesungen, in denen all die anderen Faktoren behandelt wurden, die auf die endgültige Bestimmung des IQs Einfluß haben, praktisch für mich verloren waren. Aber Erziehung, schulische Ausbildung, der familiäre Hintergrund, Krankheiten, Entschlußkraft, einseitige Begabung, Ehrgeiz, Beharrlichkeit, Konzentrationsfähigkeit – eine Unmenge voneinander abhängender Faktoren stuften mich wieder zu einer ganz normalen Studentin zurück.

Der Wind hatte sein Äußerstes getan. Ich hatte den Mantel fest an mich gezogen. Nun war die Sonne an der Reihe. Neben Chris mit seiner Wärme fand ich einen kurzzeitigen Retter in Dr. C., ein Mann mit einem anscheinend sanften, zurückhaltenden und freundlichen Wesen, der uns gelegentlich Vorlesungen in Psychologie hielt. Ich ging in meiner Verzweiflung mitsamt der IQ-Wertung in ihrem speckigen, tränenbefleckten Umschlag zu ihm und schüttete all meine Sorgen und Ängste vor ihm aus. Er war ein guter Zuhörer. Er beschloß – als ein Experiment – einen Rorschach-Test (Formendeuttest) mit mir zu probieren, aber als eigentliches Ziel verfolgte er dabei, mich davon zu überzeugen, daß ich eine ganz normale junge Frau mit ganz normalen Problemen sei. Die Flecken und Kleckse brachten mich ziemlich durcheinander. Einige der Bilder sagten mir überhaupt nichts. Bei anderen wieder bezog ich mich auf die Farben anstatt auf die Umriße. Ich habe immer noch keine Ahnung, wie Dr. C. damit Schlüsse über meine Persönlichkeit ziehen konnte. Er war geduldig und freundlich. Er ermunterte mich zu antworten, aber zwang mich nicht dazu. Ich mußte eine

Woche auf seinen Urteilsspruch warten, und als er kam, hatte ich gewiß etwas, worüber ich nachdenken konnte.
Dr. C. wußte auch nicht genau, weshalb ich versuchte, Lehrerin zu werden. Aber sonst sagte er ein paar ziemlich kluge Dinge. Zuerst, daß meine Ansichten über das andere Geschlecht etwas unterentwickelt seien, sie aber zu gegebener Zeit reifen würden. Zweitens, entweder würde ich eine erstklassige Lehrerin oder eine komplette Versagerin werden. (Das war offen.) Dann – falls ich von der Sorte Mensch sei, die nicht unterrichten könne – würde ich im Alter von vier- oder fünfundzwanzig einen Beruf finden, in dem ich sehr viel leisten könnte. Wenn also Unterrichten nicht das richtige sei (ich hatte zu diesem Zeitpunkt bereits zwei Perioden des jeweils dreiwöchigen praktischen Unterrichts überstanden), sollte ich mir keine allzu großen Sorgen machen. Ich würde meinen Platz in der Gesellschaft schon noch finden. Drei Jahre später suchte ich Dr. C. noch einmal auf, um ihm zu sagen, daß seine Prophezeiung sich bewahrheitet hatte.

9. Kapitel

Im vierten Jahr meines Studiums wurde ich einundzwanzig. Was im Leben vieler anderer Menschen ein großes Ereignis sein mag, war für mich ein Anlaß des Schreckens. Mein älterer Bruder hatte gerade geheiratet – nach großen Streitigkeiten und bitteren Tränen, wer von meinen Eltern die Hochzeit ausrichten sollte, da keiner sich die Blöße geben wollte, mit dem anderen unter einem Dach zu sein. Ich mochte nicht, daß um irgendeinen meiner Festtage solch ein Streit entstand – und in dieser Situation sprangen Tante und Onkel ein, beide weitgereist, weltoffen und interessant. An meinem Geburtstag luden sie mich zum Essen bei sich ein und danach ins Kino. Wir sahen *Funny Girl*. *Funny Girl* war für mich eine Offenbarung, weil Barbra Streisand eine echte Individualistin ist und nur das tut, was ihr paßt. Der Rest der Welt kann sich entweder damit abfinden oder auch nicht. Sie verleugnet nicht sich selbst, indem sie versucht, den Vorstellungen der anderen zu entsprechen. Sie ist einfach – sie selbst. Oh süße Quelle der Inspiration!

Es dämmerte mir, daß es ein interessantes Experiment sein könnte, sich *nicht* darum zu scheren, was die Leute denken. Ich hatte mein Leben damit verbracht, mein wahres Ich schlafen zu lassen, und versucht, so wie die anderen Leute zu sein, verzweifelt versucht, so zu sein, wie mich die anderen meiner Meinung nach haben wollten. Ich hatte nie herausgefunden, wer ich wirklich war und wem ich tatsächlich ähnelte. Die Angst vor meinem schrecklichen Aussehen, wenn ich mit einem Anfall kämpfte, durchdrang mich in jeder wachen Minute. Nun aber fand ich ein neues Leitthema, das ich der Strophe aus *Old Coat* als Herausforderung gegenüberstellte. Barbra Streisand sang es:

Nobody can tell you
There's only one song worth singing –
Don't let them compel you
Because it cuts them up to see someone like you!

You've got to – make your own kind of music,
Sing your own special song –

Make your own kind of music,
Even if nobody else sings along.

(Niemand kann es dir sagen:
Es gibt nur ein Lied, das sich lohnt zu singen,
laß dich nicht von den anderen zwingen,
weil sie jemanden wie dich nicht ertragen können!

Du mußt deine eigene Musik machen,
sing dein Lied,
mach deine Musik,
auch wenn niemand mitmacht.)

Vielleicht hatte ich also trotz allem doch noch etwas aufzuweisen, das die ganze Anstrengung wert war. Barbra Streisand bestand darauf, daß jeder so etwas besaß, daß jede zuallererst sie selbst sein *muß*. Gegen Ende dieses Jahres lief ich trotz meines völligen Versagens beim Unterrichten mit *Funny Girl* im Kopf durch die Stadt und schaute auf meine Füße und Schultern und alles andere, das ich von mir sehen konnte. Endlich erwachte das Gefühl von mir selbst. Ich zeigte die Zähne und rief: »Hallo – hier bin ich! Hier bin ich und laufe durch Carlton. Ich bin eine Persönlichkeit! Eine echte, lebendige Persönlichkeit!« Mit einundzwanzig hatte ich gerade die Individualität entdeckt.
Endlich begann ich mich zu wehren, und zwar ausdrücklich. Vielleicht lag hier der Beginn des unsteten und beunruhigenden Entwicklungsprozesses von Anfällen und neuen Starts, der mich schließlich aus all der Dunkelheit in den warmen Sonnenschein hinausführen würde. Im nächsten Jahr winkte gewiß die Freiheit – eine Art Freiheit. Wenn ich überleben wollte, würde ich erst mal jemand werden und etwas aus mir machen müssen. Ich besah mich selbst mit dem neuen Blick, den die Individualität verleiht, und kam zu der Ansicht, daß das eine ziemliche Herausforderung darstellte – und ein schönes Stück Arbeit. Ich wollte eine erwachsene Epilepsiekranke in der normalen Erwachsenenwelt werden. Der erste Prüfstein erwartete mich schon direkt nach Weihnachten.

Es hatte ein Exodus australischer Lehrer nach Kanada stattgefunden, wo die Bezahlung und die Arbeitsbedingungen angeblich besser waren. Das hinterließ eine große Lücke im Nachschub an erfahrenen einheimischen Lehrern. Bald jedoch wurde offenkundig, daß das Kultusministerium von Victoria von dem Gedanken, Leute wie mich einzustellen, nicht begeistert war, ganz gleich, wie verzweifelt ihre Situation auch sein mochte. Behinderte Lehrer, erteilte man mir die Auskunft, würden nur stundenweise bezahlt. Es gebe keine Vorschrift, nach der sie in den öffentlichen Dienst übernommen werden müßten, und Verträge könnten ohne Vorwarnung gekündigt werden. Ich fühlte mich jedoch nicht behindert; alle meine schweren Anfälle traten abends auf, und Anspannung schien nichts daran zu ändern. Ich neige viel eher dazu, erst dann zu reagieren, wenn die Anspannung bereits vorüber ist, so wie ich auch »Sonntagskopfschmerzen« bekomme, wenn die Aufregungen der Woche hinter mir liegen. Australien behandelt diejenigen, die es als behindert eingestuft hat, nicht zuvorkommend. Die Nation als Ganzes ist zu gesund dazu. Wenn ich versuchen wollte, wieder in mein Heimatland einzuwandern, würden sie mich nicht hineinlassen! Epilepsie ist eine der »geächteten Krankheiten«, die ausdrücklich den Antrag auf Einwanderung für nichtig erklären. Obwohl ich mich also vollkommen gesund fühlte, und auch so aussah, hätte ich zu dem Gespräch im Kultusministerium genausogut auch splitternackt, blau angemalt, mit einem Ring durch die Nase, kahlrasiertem Schädel, einer Zigarre im Mund und im letzten Stadium von *Delirium tremens* erscheinen können. Das hätte den gleichen Effekt gehabt.

Ich war viel zu stolz, um all die Erniedrigungen und Bedingungen der Behörde hinzunehmen, und beschloß, mich nach einem Job außerhalb des Staatsdienstes umzusehen. Gleichzeitig wurde klar, daß meine Mutter und ich höchst verschiedener Meinung darüber waren, was ich tun könnte und was nicht. Meine heftige Reaktion auf ihre Vorstellung, ein ruhiges Leben zu Hause zu führen und in irgendeinem unbedeutenden Hinterbänkler-Job des Ministeriums zu arbeiten (das Vernünftigste für jemanden wie mich), war wahrscheinlich eine große Hilfe dabei, meiner niedrigen Selbstachtung entgegenzuwirken. Ich war entschlossen, etwas zu unternehmen; unglücklicherweise entsprangen meine Motive jedoch reiner Widerspenstigkeit und nicht dem redlicheren Wunsch nach Unabhängigkeit. Ich entschied, daß ich die Nabelschnur durchtrennen und weggehen müsse – in einen anderen Bundesstaat.

Aber es war gar nicht so einfach – einfach so wegzugehen. Mutter und ich lebten in einem komfortablen und leicht zu erreichenden Haus in der Vorstadt, das aus cremefarbenen Backsteinen war, drei Giebel und genügend Bodenfreiheit hatte, damit im Sommer die kühlenden Winde unter den Dielenbrettern entlangstreichen konnten. In unserem Vorgarten standen zwei riesige Eukalyptusbäume, von denen einer rot und der andere rosa blühte und in denen im Frühling zahllose Bienen summten. Der Rest des Gartens war von meinen Geschenken an Mutter geradezu überwuchert – Magnolien, Rosen, Kamelien und blühenden Zierkirschen. Pflanzen waren schöne Gaben, denn eigentlich beschenkte ich auch mich selbst damit.

Früher war ich immer nur so gut wie einen Katzensprung von zu Hause entfernt gewesen. Aber vielleicht war das ja die Wurzel des Übels. Vielleicht mußte ich mich auf ein Testgelände begeben, das für wirkliche Unabhängigkeit sorgen würde. Mit den Anfällen kam ich schon zurecht! Oder etwa nicht? Es würde auch keinen allzu großen Trennungsschmerz bereiten, jemanden zurückzulassen. Ich war sicher, daß dieser neue Start (und wieviel hatte ich bis dahin wirklich gewagt?) alles zum Besten wenden würde.

Da ich in Sydney, das 600 Meilen weiter nördlich liegt, Verwandte habe, reiste ich nach Norden. Ich wurde mit Freude in einer Ganztags-Klosterschule für Mädchen, in der es nur wenige Lehrer gab, die nicht dem Orden angehörten, als Lehrerin in Naturwissenschaften für die Unterstufe angestellt. Ich erzählte ihnen nichts von meiner Epilepsie – ich litt noch unter dem erniedrigenden Gespräch im Kultusministerium von Victoria.

Sydney ist ganz gewiß eine schöne Stadt, obwohl ich das als eingefleischte Melbournerin nur widerstrebend zugebe. Die Temperaturen sind so viel höher als in Melbourne, aber noch nicht tropisch wie in Brisbane, das noch einmal 600 Kilometer weiter nördlich liegt. Die Leute pflanzen Gummibäume, Dattelpalmen und Bananenschößlinge in ihren Vorgärten. Sie haben Hecken aus gelblich-rot blühenden Pflanzen, und alle paar Meilen stößt man auf ein öffentliches Schwimmbad. Und dann die Surfstrände... Mein neues Kloster lag nur ein paar Meilen von einem entfernt, so daß ich während eines ganzen Schulsemesters jeden Tag nach dem Unterricht meiner großen Leidenschaft frönen und mich in die Brandung stürzen konnte. Es war ungewöhnlich heiß, und es herrschte große Dürre. Fünf Monate lang trübte nicht ein Wölkchen den Himmel, geschweige denn, daß ein Tropfen Regen fiel. Die Zikaden dachten im Mai,

es sei immer noch Weihnachten! Ich schwelgte in der Wärme der ewig rollenden Wellen.
Mein Verlangen, gegen alle physischen Einschränkungen durch meine Epilepsie zu kämpfen, hielt an. Ich bin eine ziemlich gute Schwimmerin und wußte, daß ich dem Meer niemals unterliegen würde, was die Begeisterung verdoppelte, in die mich diese herrlichen Wellen versetzten. Ich hatte nie auch nur den geringsten Zweifel, daß ich aus ihnen genauso wohlbehalten wieder auftauchen würde, wie ich mich hineinstürzte – und das war das letzte, das ich von einem Klassenzimmer behaupten konnte. Das Schwimmen in der Brandung war eine große Möglichkeit, all den Ärger und die Frustrationen des Unterrichts loszuwerden.
Wenn ich einen harten Tag hatte oder wenn mir irgend etwas Schlimmes passierte, dachte ich wirklich, ich sei der einzige Mensch auf der ganzen Welt, dem solch eine Kombination furchtbarer Erlebnisse aufgebürdet wird, und ich fühlte mich regelrecht verfolgt. Es kam mir während der ganzen Zeit nicht in den Sinn, daß neunzig Prozent der Menschheit ähnliche Ängste oder Schwächen haben könnten. Ich hatte *Desiderata* noch nicht entdeckt, die einfach sagt: »Sei du selbst...« Aber ich hätte mich des Rates des alten Polonius erinnern können: »... über allen Dingen aber gelte, bleib treu stets deiner selbst...«
Die Schülerinnen im Kloster spürten, daß ich nicht meiner treu war. Kinder merken sehr schnell, wo der schwache Punkt eines Erwachsenen liegt, und sie hängten jede falsche Bewegung von mir an die große Glocke. Das Allerletzte war, als ich viele der Mädchen beim Betrügen während einer Arbeit erwischte, obwohl sie am Tag zuvor noch geschlossen zur Beichte gegangen waren. Ich hatte ihre Ehrlichkeit ebenso wie ihre Aufmerksamkeit vorausgesetzt, weil ich selbst früher Interesse am Unterricht gehabt hatte. Aber das war eine Voraussetzung, die auf wackligen Beinen stand. Ich war selbst häufig die Rädelsführerin gewesen, wenn wir einen Lehrer fertigmachen wollten. Wie bequem war es doch, die Methoden zu vergessen, mit denen auch wir bestimmte Lehrer aufs Korn nahmen!
Unentschlossenheit ist das Schlimmste für einen Lehrer. Die Kinder müssen sich in jedem Augenblick bewußt sein, wer die Autorität ausübt, ein Eingreifen muß also schnell und konsequent erfolgen, ob es nun gerecht ist oder nicht. Ich war mir in dieser Sache – meinem ersten verantwortlichen Amt – so unsicher und zögerte, wenn sich eines der Mädchen daneben be-

nahm. Ich wollte gerecht sein und nicht die Falsche bestrafen oder nicht unangemessen streng reagieren. Ein anderer Grund für mein Zögern waren oft kleinere Anfälle, vermutlich heraufbeschworen durch die Schnelligkeit der Ereignisse, die zu dem haarsträubenden Benehmen führten. In den drei oder vier Minuten nach einer Attacke konnten die Mädchen sich streiten, lärmen und den Fortgang der Stunde meist verhindern. Und ich war hilflos.

Einmal wurde ich in Verzweiflung über eine dieser ständigen Unterbrechungen so wütend, daß ich einer besonders aufsässigen kleinen Zwölfjährigen auf den Rücken schlug. Sie reagierte nicht. Ich schlug sie wieder und wieder, um sie zu einer Reaktion zu zwingen. Dieser Vorfall zeigte mir, was geschehen kann, wenn ich meinen Zorn zu lange zurückhielt. Es war keine schöne Szene. Sollte solch ein plötzlicher Ausbruch auf Epilepsie zurückzuführen sein? Dieser Gedanke versetzte mich in panische Angst. Ich ließ es deshalb zu, daß die Kinder von da an auf mir herumtrampelten.

Das heißt aber noch nicht, daß alle oder die meisten Menschen mit Epilepsie vor einer Schulklasse entweder unkontrollierte Wutausbrüche oder *Petit mals* bekommen müssen. Aber ehe Sie sich dafür entscheiden, Lehrer zu werden, fragen Sie sich ehrlich, ob direkt an Sie gerichtete Fragen manchmal leichte Anfälle auslösen, wenn Sie müde oder verwirrt sind. Wenn das der Fall ist, kann trotzdem ein ausgezeichneter Lehrer aus Ihnen werden, besonders wenn Sie diese Attacken durch ihre Lehrmethode, großes Wissen und einen intelligenten Umgang mit den Kindern ausgleichen können. Möglicherweise ist eine gewissenhafte Selbstprüfung für alle künftigen Lehrer von Nutzen, ob sie nun epilepsiekrank sind oder nicht. Ich selbst hätte mir null von zehn Punkten für jede der drei Qualitäten geben müssen. Kinder tolerieren einfach keine Unentschlossenheit, was immer auch die Ursache dafür sein mag.

Gelegentlich erlebte ich während eines Nachmittags eine anhaltende TLE-Attacke, und die Kinder nutzten meine offenkundige Verwirrung zu ihrem Vorteil aus, wie Kinder es nun einmal tun. Es wäre nicht fair, etwas anderes von ihnen zu erwarten. Ich weinte kein einziges Mal, und vor der Klasse schon gar nicht, aber ungefähr in der Hälfte des Semesters gab ich den Versuch auf, etwas anderes als ein Babysitter zu sein.

Kurz gesagt, als Lehrerin war ich ein hoffnungsloser Fall: Geschickte kleine Mädchen, die sich einen Spaß daraus machten, zusammenhanglose Fragen zu stellen, brachten mich leicht aus der Fassung; ich war unfähig, Störungen mit einem Blick oder einem scharfen Zuruf zu unterbinden, sondern fand es eher nötig, der Klasse lange Vorträge über gutes Benehmen zu halten; der riesige Aufwand an Vorbereitung und Benotung, der notwendig zu sein schien, entsetzte mich, und es gab niemanden, bei dem ich nach der Schule Dampf ablassen konnte. Ich muß wie ein Löwe im Käfig ausgesehen haben, der hilflos hin und her läuft und knurrt. Die Zuschauer stehen ziemlich furchtlos vor solch einem Tier und ärgern und reizen es oft sogar noch. Ich habe wirklich keine guten Erinnerungen an dieses furchtbare Semester. Ein Lehrer muß eine dicke Haut haben; ich aber nahm jeden kindischen Spott persönlich, so daß schließlich meine Vorstellung, was diese ganz normalen kleinen Mädchen von mir denken mochten, ein geradezu lächerliches Ausmaß annahm.

Unglücklicherweise war meine Unterbringung und Verpflegung ebenfalls trostlos. Ich wohnte im Elternhaus einer Schülerin zur Pension. Ihre Mutter hatte die Vorstellung, Pension bedeute: morgens eine Schüssel Cornflakes (alles andere als knusprig frisch), abends aufgewärmter Auflauf sowie eine halbe Dose Bohnen und zahllose Tassen dünnen Tee. Das reichte nicht aus, um einen Lehrer auf die Strapazen des gerade anbrechenden oder folgenden Tages vorzubereiten. Ich fühlte mich bald einsam und unglücklich. Dieses Leben wirkte fast wie ein Schock, ganz abgesehen von den traumatischen Erlebnissen in der Schule. Offenbar war ich bei dem neuen Start nicht aus den Startlöchern herausgekommen.

Eine einzige gute Erfahrung hielten diese schrecklichen drei Monate bereit. Ich sah mir die berühmte Sydney-Produktion von *Hair,* dem »Tribal-Love-Rock-Musical«, an und wurde bald zur *Hair*-Süchtigen. Neun Wochen lang ging ich jeden Samstag in die Vorstellung im King's Cross. Ich kann nicht sagen, wie ein ordentliches, wohlerzogenes, weltfremdes und unerfahrenes Mädchen, wie ich dazu kam, auf dieses Ereignis aufmerksam zu werden. Die Blumenkinder von Sydney – die Hippies um Paddington – waren progressiver als alles, was man in Melbourne finden konnte. Ich saß vor dem Theater in der glühenden Sonne, schaute dem Treiben zu und saugte geradezu begierig die Haltungen der Menschen in mich auf und stellte mir ihr Leben vor. Sie zogen verrückte Kleidung an, trugen Blumen, und sie gingen barfuß. Man sah Stirnbänder, lange Röcke und Jeans, die nur noch ein paar Fäden zusammenhielten. Die Hippies hingen zu zweit oder zu dritt aus den Fenstern und liebten sich auf dem Rasen. Hier lagen Möglichkeiten zu einer unerhörten Freizügigkeit, die mich das Leben bis dahin nicht gelehrt hatte. Ich gehörte nicht zu ihnen – noch nicht. Aber ich fühlte mich wohl und war zufrieden, wenn ich einfach nur dort sein und ihnen zuschauen konnte. Dort waren Menschen, die nicht ihre Kraft darauf verschwendeten, leblose Dinge um sich herum anzuhäufen. Sie hatten augenscheinlich tiefe Beziehungen. Sie glaubten daran, daß solche Beziehungen, die gegenseitige Fürsorge, unendlich viel wichtiger seien als alle materiellen Werte.

Keines der Blumenkinder lebte isoliert. Sie bekannten sich zu etwas Realem und Gutem; sie sagten und taten, was sie fühlten. Ich habe seit damals entdeckt, daß sich diese stark gefühlsbetonte Friedensbewegung auf dem Handel mit Heroin und kleinlichen Streitereien gründete. Die Macht der Parolen war den Anführern zu Kopf gestiegen, und sie entsprachen sehr bald schon nicht mehr dem Bild der friedlichen Menschenkinder, die sie zu sein vorgaben. Das traf ganz besonders auf New York zu. Was immer aber auch der wahre Hintergrund von *Hair* und den Leuten, die darin verwickelt waren – und auch den Hippies –, gewesen sein mochte, der nachhaltige Eindruck auf mich war der von Frieden, Liebe, Freiheit und Glück. Ich entnahm daraus: Wenn du nicht magst, was du tust – dann hör um Himmels willen damit auf! Versuch nicht so zu sein wie die anderen Leute! Sei du selbst – nur das stellt zufrieden! Ich lernte die Lieder von *Hair* auswendig, kaufte mir die Schallplatte und tanzte wie ein verrückter Derwisch in meinem Zimmer herum. Es war eine Droge, eine rosarote Brille, eine neue Hoffnung – die letzte, wie ich dachte.

Auf diese Weise fing ich an, mich zu entkrampfen und machte mir nicht mehr so viele ängstliche Gedanken, wie ich wohl den anderen Leuten gegenüber erscheinen mochte, wie unattraktiv ich sei und wie uninteressant. *Hair* sagte mir, daß jeder etwas Wertvolles besitzt, für das sich das Kämpfen lohnt – jeder –, so wie Barbra Streisand mich aufgefordert hatte, mein Lied zu singen. Mit einer riesigen Willensanstrengung begann ich die Suche in mir nach allem, das wert war, aus den Trümmern gerettet zu werden.

Es ist nicht so verwunderlich, daß ich nun in anderen Dingen nach Anhaltspunkten für eine neue Lebenseinstellung suchte, denn ich hatte mich ja selbst von den Menschen abgewandt. *Funny Girl* und die unvergleichliche Barbra Streisand; *Hair* mit seiner Vielzahl unterschiedlicher Menschen, die alle zu einer Gemeinschaft gehörten; *Godspell,* das naive Handeln und die einfachen Wahrheiten, die dem Reiz des Intellektualismus widerstanden; die Romane von Patrick White mit ihren wundervollen Porträts zurückgezogener Exzentriker, die ein paar wenige echte oder sogar keine Freunde einer Million oberflächlicher Bekanntschaften vorziehen.

Ich war noch nicht ganz soweit, dem, was die Leute dachten, zwei gespreizte Finger entgegenzuhalten. Aber die Entwicklung hatte begonnen, und *Hair* half. Es war eine gewaltige Offenbarung, jemanden über die Bühne tanzen zu sehen, der außer einem Stirnband nichts anhatte und die Welt aufforderte, ihn zu fragen, was er alles besitzt: *»I got life, brother; I got laughs, sister; I got freedom, mother; I got good times, man; I got crazy ways, daughter; I got million-dollar charm, cousin; I got headaches and toothaches and bed times too like you... I got my hair, I got my head... eyes... brains... ears...«* Als alles zusammengezählt war, hatte er wirklich eine ganze Menge vorzuweisen, genug jedenfalls, um darauf aufbauen zu können – und endlich kam mir der Gedanke, daß ja auch ich das konnte. Unglücklicherweise trat jedoch *kein* wundersamer Wandel in meinem beklagenswerten Mangel an Befähigung zur Lehrerin ein. Der Versuch, all die Friede-Freiheit-Liebe-Theorien in die Praxis umzusetzen, war sehr schwierig, ganz besonders, weil ich allein war und niemanden hatte, der mich in meinen wankenden Überzeugungen bestärkte. Gedanken schwirrten mir im Kopf herum, Beschlüsse, Pläne... Wenn du nicht magst, was du tust, dann hör um Himmels willen damit auf! Sie hatten ja recht. Aber wie trifft man solch eine Entscheidung? Schließlich wurde sie mir abgenommen. Ich wurde in eine grausame Bestrafungsaktion verwickelt, bei der die Schwester Oberin ein Kind ganz schrecklich verprügelte, nur weil ich beiläufig die Bemerkung fallen ließ, das Mädchen sei die Rädelsführerin der Klasse, und ich käme mit ihr nicht zurecht. Es war zwar meine Schuld, daß ich die Schülerinnen nicht unter Kontrolle hatte, aber ich fühlte mich nun dazu genötigt, die Handlungsweise der Oberin zu rechtfertigen. Ich glaube, sie war ziemlich erleichtert, als ich kündigte. Ich aber war völlig niedergeschlagen, in meiner ersten richtigen Anstellung so furchtbar versagt zu haben. Meine Selbstachtung sank auf den absoluten Tiefpunkt. Die zittrige Schrift in meinem blauen Notizbuch wurde von diesem Zeitpunkt an fast völlig unleserlich. Ich verließ Sydney mit einem schrecklichen Gefühl des Versagens (da ich die Möglichkeiten, die sich mir durch *Hair* und *Funny Girl* auftaten, im Moment ungenutzt lassen mußte) und war schnell wieder bei der Hand, die weiße Fahne der Rechtfertigung für alle meine Schwächen zu schwenken.

10. Kapitel

Die nächste Szene spielte wieder im Nest. Als ich nach Hause zurückkehrte, äußerte meine Mutter die Vermutung, daß ich zur Lehrerin nicht geschaffen sei und etwas anderes versuchen sollte. Natürlich hatte sie recht, aber mein eingeschränktes Wissen von Berufen ließ keine Begeisterung über eine der Alternativen zu. Was sollte ich tun? Ich war als Lehrerin ausgebildet, hatte aber schreckliche Angst davor, es in einer anderen Schule noch einmal zu versuchen; ich glaubte, fast alle interessanten Berufe seien mir versperrt, wollte aber einen Beruf und darin auch erfolgreich sein: Ich hatte keine Ahnung, wo der nächste Start stattfinden sollte.

Ich war niedergeschlagen und abgebrannt. Meine Mutter besaß keine Reichtümer, und die Familie neigte nicht dazu zu helfen, es sei denn, ich hätte wirklich tief in der Tinte gesessen oder aber geheiratet. Beides war nicht der Fall, also ging ich die örtlichen Zeitungen nach Arbeit durch – nach jeder Arbeit –, um mich über Wasser zu halten, bis mir der Traumjob über den Weg laufen würde. Jemand suchte einen »gewandten und intelligenten jungen Menschen«, der für einen Posten im mittleren Management einer Fabrik ausgebildet werden sollte. Als es zum Bewerbungsgespräch kam, hielt man mich für nicht geeignet, aber man bot mir einen anderen Job an. Ich sollte am Montageband der Fabrik arbeiten.

Der Einstellung ging das übliche Hin und Her um meine Epilepsie voraus. Ich wurde nur auf Probe beschäftigt. Natürlich ist es auch für einen Epilepsiekranken, der seine Anfälle bestens unter Kontrolle hat, sehr gefährlich, an schweren Maschinen zu arbeiten. Auch wenn wir nur einen *Grand mal* pro Jahr bekommen, ist die Chance noch groß, daß er gerade dann auftritt, wenn wir uns über irgendeine laufende Maschine beugen. Es braucht ja nur ein einziges Mal zu geschehen.

Es gibt eine weniger deutliche Gefahr – sie ist gerade so groß wie die Wahrscheinlichkeit eines *Grand mal* –, wenn man sich wirklich dafür entschieden hat, als liebste Tätigkeit hochpräzise Schraubgewinde zu machen oder Teil einer Fertigungsanlage sein zu wollen und mit eigenen Augen mitanzusehen, wie Maschinen entstehen. Diese Gefahr besteht in dem ununterbrochenen Dröhnen der lauten Maschinen, dem Funkeln der Schneidegeräte und den Flammen der Schweißbrenner zusammen mit der schrillen Musik, die in so vielen Fabriken mittlerweile üblich geworden ist. Die Folge: TLE-Attacken treten auf. Die Firmenleitung mag das nie mitbekommen – aber wer will schon den halben Arbeitstag mit dem »Terror« ringen? Eine weitere grundsätzliche Erwägung ist, daß die unvermeidlichen Nachtschichten und Überstunden den Schlafrhythmus ruinieren – eines der entscheidensten Dinge, die neben den regelmäßigen Mahlzeiten und Tabletten im Kampf gegen die *Grand mals* aufrechterhalten werden müssen.

Obwohl mein neuer Job nur in der Leichtindustrie war, verbrachte ich etliche Nachmittage im Kampf mit meinem kleinen Teufel. Die Arbeit, die ich verrichtete, ging automatisch, hatte dafür aber auch ein besonders niedriges Niveau. Ich hielt drei Wochen durch.

Es war nicht der frühe Arbeitsbeginn, der mir auf die Nerven ging, auch nicht die viel zu kurze Frühstückspause oder die aufgeweichten Eiersandwichs und der dünne Tee, die es in einer fensterlosen Kantine gab. Es war noch nicht einmal die Monotonie der Arbeit – ihr hervorstechendstes Merkmal. Viel zu oft stellte mir jemand eine große Kiste mit langen Metalldingern hin, die wie Nägel ohne Köpfe aussahen. Ich mußte sie in ein Flußmittel tauchen, das widerlich stank, und sie – eins nach dem anderen – zwischen den Backen einer elektrischen Wärmepresse zusammendrücken. Dann kam wieder jemand, um mein Werk abzuholen, und sagte: »Sie arbeiten zu langsam! Sie sind zu zimperlich! Sie haben nicht den Dreh raus!« Hochheben, eintauchen, festhalten, pressen, lösen, Klong... bis zum Erbrechen. Wie hält nur irgend jemand diese Art von Job über längere Zeit aus? Vielleicht geht es leichter, wenn man nur daran denkt, auf diese Weise zu Geld zu kommen.

Möglicherweise hätte ich mich ja nach fünf Jahren soweit hochgedient, die Kisten verteilen zu dürfen.

Am meisten regte mich jedoch auf, daß mir niemand erzählte, wofür diese kleinen Metalldinger gebraucht wurden. Ich kann mir nur denken, daß es Schraubenzieher waren, die noch einen Plastikgriff erhielten. Aber ich hasse die Vorstellung, daß aus ihnen Gewehrkugeln, Nieten, Fahrradspeichen, Pfannengriffe, die Enden von Rührstäben wurden oder irgendwelche sonstigen Geräte, ohne die kein Mensch auskommt – alles mögliche eben –, und ich habe nicht die geringste Ahnung!

Ich wollte etwas Sinnvolleres tun, deshalb entschloß ich mich, wieder ins Kultusministerium zu gehen und mein Anliegen noch einmal vorzubringen. Mehrere Leute rieten mir dazu, mich um eine Stelle außerhalb des Schuldienstes zu bewerben. Also wurde ich vom Amtsarzt ausgefragt, untersucht und mußte mich sogar nackt vor ihn hinstellen – der Himmel allein weiß, warum. Man traf eine Entscheidung – zwar vorläufig, aber positiv. Da ich aus medizinischen Gründen nicht in der Lage sei zu unterrichten, erwiesen sie mir die Ehre, mich hinter der Front kämpfen zu lassen, und gaben mir sogar noch einen Job. Zu meinem grenzenlosen Erstaunen war man im Ministerium tatsächlich auch noch an meinem akademischen Grad interessiert. Die seltsame Mischung aus Geschichte der Naturwissenschaften, Französisch, philosophischer Logik, Englisch und Biologie klang offenbar äußerst vielversprechend. Ich sollte mich damit bei der Planung und Erstellung von Kursen für die Mittelstufe nützlich machen.
Also fing ich – mit wiedererwachtem Interesse – erneut an zu arbeiten. Das Büro lag in einem großen, weißen Gebäude mit kleinen, quadratischen Fenstern. Nur in unserer Abteilung gab es keine. Da ich süchtig nach Sonne bin, finde ich so etwas immer sehr unangenehm. Stärker ins Gewicht fiel jedoch das grelle weiße Licht der Neonröhren, die brummten, wenn der Starter defekt, und flackerten, wenn die Röhren alt waren – all das ist Gift für Epilepsiekranke. Der Mangel an frischer Luft und die Klimaanlage sind auch keine große Hilfe. Das Ergebnis? Ich verbrachte genausoviel Nachmittage in der Gesellschaft meines kleinen Teufels wie in der Fabrik. Zu dieser Zeit lernte ich gerade, welche Dinge TLE hervorriefen – aber ich konnte nicht viel daran ändern, daß ich in diesem Büro arbeiten mußte.
Die Arbeit selbst wenigstens klang vielversprechend. Ich hatte meinen eigenen, abgetrennten Bereich, Telefon, Schreibtischsessel, Besuchersessel, Papier, Bleistifte, und sogar ein kleines Labor, nur eines hatte ich nicht – Arbeit. Die vier Männer in dem Büro schienen sehr überrascht zu sein, als ich sie fragte, was ich denn tun sollte. Was für eine Frage – nichts, natürlich! Ich hatte bald keine Lust mehr, Romane zu lesen und Männchen aufs Papier zu malen. Meine Kollegen trugen auf einer

großen Schautafel die tägliche Entwicklung der Börsenkurse ein. Einige lasen Zeitung und lösten das äußerst schwierige Kreuzworträtsel; andere telefonierten mit ihren Frauen. Einer numerierte sogar Unterlagen für irgendein obskures technisches Fach. Jeden Donnerstag fand eine Sitzung mit dem Abteilungsleiter statt, der für die Lehrpläne in den naturwissenschaftlichen Fächern verantwortlich war. Meine Kollegen und ich waren ein Komitee, deshalb diskutierten wir die Dinge auf die in allen Komitees übliche Weise – zum Beispiel, wie lange wir die Dinge diskutieren sollten, welche Dinge wir diskutieren sollten, welche Dinge wir verschieben sollten, um sie in der nächsten Woche zu diskutieren, was wir letzte Woche diskutiert hatten, und wer in der Sitzung dieser Woche Bericht erstatten sollte. Dann war es Zeit, nach Hause zu gehen. Ich schaute in die Runde, sah mir diese Männer an, die so ernst und würdevoll taten, und konnte oft nicht anders: Ich mußte lachen – außer wenn es gar zu traurig zuging. Ich schrieb ein freches Gedicht über Komitees und reichte es während einer Sitzung herum, damit dieses unsinnige Geschwätz mich nicht ganz und gar zur Verzweiflung trieb. Sie nahmen es ernst, und ein paar machten sich noch einige Zeit Gedanken.

So ist es, eine hochbezahlte Kraft hinter der Front zu sein. Ich halte es für unmoralisch, sich fürs Nichtstun bezahlen zu lassen, und arbeitete deshalb einen Kursus über Geschichte und Philosophie der Naturwissenschaften für die Oberstufe aus – in meiner Freizeit, versteht sich. Ich bekam sogar die Genehmigung, ihn gefahrlos und versuchsweise in zwei Privatschulen halten zu lassen. Niemand klopfte mir für meine Bemühungen anerkennend auf die Schulter. Ich hatte es so satt, in jeder Mittagspause zwei Stunden lang Rommé zu spielen, daß ich schließlich zum Chef nach oben stürmte und ihm erzählte, was ich von seiner ehrenwerten Gesellschaft hielt, die auf so leichte Weise ihr Geld verdiente. Ich klärte ihn darüber auf, was sich tagtäglich in unserem Büro abspielte. Er wurde weiß vor Wut. Dann wurde ich von diesem sich windenden, krümmenden Mann, diesem vermeintlich zuvorkommenden Chef, der alle dazu einlud, jederzeit zu ihm zu kommen – seine Tür stünde immer offen –, verspottet, verhöhnt, ins Kreuzverhör genommen, eingeschüchtert, behandelt wie eine Dienstmagd und schließlich an die Luft gesetzt. Er rief mir zu, daß ich ja wieder unterrichten könnte, wenn ich unbedingt arbeiten wollte. Er würde mir viel Glück dabei wünschen. Er war violett angelaufen und halb aus

seinem Sessel aufgestanden, noch ehe er ganz fertig war. Auf seine »Empfehlung« bekam ich eine Stelle in der größten High-School von Victoria. Ein geschickter Schachzug von ihm.
Diese kleine Szene zeigte an, daß eine Veränderung stattfand. Vielleicht verringerte sich nun endlich der Schmerz der vergangenen acht Jahre, der mich wie eingewachsene Fußnägel ständig begleitet hatte. Die letzten Seiten des ach so traurigen, blauen Notizbuches zeigen einen neuen Trend; sie wechseln sogar die Farben. Manche sind rosarot vor aufregenden Entdekkungen! »Der wunderschöne Sonnenschein kehrt in mein Leben zurück... Ich werde glücklich...«, steht da zu lesen – und das schrieb ich sogar vor der schrecklichen Szene! Manche Seiten erscheinen vor frischen Gedanken hellgrün; hellrot vor gerechtem Zorn; an manchen Stellen sogar golden vor Hoffnung und weiß aus purer Erleichterung. Und manchmal auch noch blau – selbstverständlich.

11. Kapitel

Ich nahm mit vielen Befürchtungen das Unterrichten wieder auf. Das Ministerium hatte alle Ordner meiner Krankenakte, und ich war die Letzte unter den Letzten: nach Stunden bezahlt, nicht in der Lage, dagegen zu protestieren, kein Langzeitvertrag und kein Ruhegeld im Alter – ich kam mir vor wie eine Aushilfe.

In Großbritannien kommt jemand, in dessen Krankengeschichte Epilepsie auftaucht, als Lehrer nicht in Betracht, ganz gleich wie anfallsfrei er mittlerweile auch sein mag. In Australien achtete das Kultusministerium darauf, daß es das Recht behielt, mich von einem zum anderen Augenblick rausschmeißen zu können. Das ist auch nicht viel besser. Ich hätte ohne große Anstrengung und mit einiger Berechtigung zu der Meinung kommen können, ich sei ein Bürger zweiter – nein, sogar dritter Klasse. (In Australien waren Frauen in vielerlei Hinsicht noch Menschen zweiter Klasse.) Die Sache mit dem Altersruhegeld war mir wirklich ein Dorn im Auge. Die Pension, die jemand erhält, der in den Ruhestand tritt, kann fast genauso hoch sein, wie das zuletzt bezogene Gehalt, viel höher jedenfalls als die staatliche Rente. Die meisten Berufstätigen aller Sparten haben deshalb Versicherungen abgeschlossen, die ihnen diese Art der Altersversorgung garantieren – aber das ist abhängig von einer medizinischen Untersuchung. Epilepsie ist eins der »Leiden«, das generell von einer Versicherung ausschließt. Da ich noch so jung war, beunruhigte mich das nicht allzusehr, aber die grundsätzliche Ungerechtigkeit, die darin lag, regte mich auf. Ich war doch ein kleines Risiko, wenn sie befürchteten, ich könnte sterben, bevor ich für irgendwelche Zahlungen in Frage kam? Veilleicht hätte den Versicherungen eine kleine Auffrischung ihrer Kenntnisse durch jemanden wie Dr. Ebeling gutgetan. Wenn ich tatsächlich starb, dann stünden ihnen doch meine Beiträge zur Verfügung. Aber die Versicherungsgesellschaften sehen die Dinge nicht von dieser Warte.

So wie ich von einer ganzen Reihe von Berufen ausgeschlossen bin, kann ich auch keine Lebensversicherungen abschließen, bekomme auch von Firmen keine Zuschüsse zur Rente und darf noch vieles andere nicht, Hypotheken aufnehmen eingeschlossen. Und das alles nur wegen meiner EEG-Kurven. Was erwarten denn alle diese Behörden und Institutionen von mir? Soll ich mich in ein Loch verkriechen und mit gesenktem Kopf alles hinnehmen? Es ist doch kein Wunder, daß ich jedesmal kämpfend unterliege.

Wenigstens unterrichtete ich wieder, war wieder bei meiner endlosen Kette neuer Starts angelangt. An der neuen Schule gab es riesige Klassen (vierzig Schüler im Durchschnitt), und trotzdem erwartete man von uns, daß wir sie ganz allein durch Doppelstunden praktischen Unterrichts lotsten und, was oft noch schlimmer war, durch die Doppelstunden in Theorie. Glücklicherweise hatten wir in meiner Schule früher bis zur vierten Klasse nie Doppelstunden auf dem Stundenplan, aber wenn wir welche gehabt hätten, wäre mein Verhalten, so glaube ich, kaum besser gewesen als das dieser Bande: chaotisch! Die Doppelstunden waren unmöglich, zermürbend, schrecklich und schlicht und einfach eine Zeitverschwendung für alle Beteiligten. Es gab keine Hilfskraft für die Laborräume, und das machte die Sache noch schlimmer. Nach einer einzigen Stunde mit Reagenzgläsern, Bunsenbrennern und Zwölfjährigen mußte ich deshalb ganz allein die traurigen Überreste beseitigen.

Es schien gerade so, als sei die größte Freude im Leben dieser Kinder das Zerstören. Wenn ich einem an die Kehle gesprungen war, weil es die unterschiedlichen Entzündungstemperaturen von Holz- und Plastiklinealen experimentell bestimmen wollte, dann mußte ich feststellen, daß ein anderes Kind bereits ein ähnliches Experiment versuchte – mit den Haaren der Mädchen vor ihm. Wenn diese Sache beigelegt war, dann roch ich schwelenden Gummi, und auf dem Weg zur Quelle galt es, eine Wasserschlacht zu unterbinden und die Hauptbeteiligten einer Kreideschlacht ausfindig zu machen. Nach solch einer Stunde war kaum ein unbeschädigtes Gerät zu finden. Die Kinder langweilten sich. Das Traurigste aber waren die drei oder vier Kinder, die offensichtlich großes Interesse an den Naturwissenschaften hatten und verzweifelt versuchten, wegen irgendwelcher Fragen oder Erklärungen meine Aufmerksamkeit zu erringen – erfolglos. Oberste Priorität galt der Kontrolle derjenigen Schüler, denen der naturwissenschaftliche Unterricht völlig schnuppe war. Als Lehrerin für Naturwissenschaften war ich eine echte Katastrophe.

Aber das konnte nicht alles an meiner Epilepsie liegen. Ich hatte nicht wirklich Angst vor einem Anfall in einem Klassenzimmer. *Grand mals* bekam ich nur, wenn meine Anspannung nachließ – das wußte ich mittlerweile –, und Schulstunden waren Anspannung pur! Kleinere Anfälle, vor allem die TLE-Attacken, stellten jedoch ein Problem dar – ein großes Problem.

Die Achtung einer gemischten Klasse normaler, energiegeladener Schulkinder steigt nicht, wenn der Lehrerin in jeder Unterrichtsstunde mehrere Minuten lang der Faden reißt – und noch dazu immer dann, wenn sie eine Frage beantworten soll. Das ist mir so häufig passiert, daß ich mich gar nicht mehr daran erinnern kann wie oft. Ich befand mich zum Beispiel mitten in der Erklärung der Beschleunigungsgesetze. Plötzlich stotterte ich und verstummte. Wenn ich mich erholt hatte, wußte ich nicht mehr, was ich den Kindern beibringen wollte. Der dicke Kloß im Hals, der schreckliche Drang zu schreien ließ sich beinahe nicht mehr zurückhalten. Aber es gab keinen Ausweg. Ich mußte wieder von vorne anfangen und alles noch einmal erklären. Zugegeben, ich hatte den Stoff nicht im Griff – mit einem Teil war ich den Kindern nur einen Sprung voraus. Vor manchen Klassen hatte ich nackte Angst, und es kostete große Überwindung, auch nur den Fuß in ihre Räume zu setzen, ganz besonders, wenn wegen einer Kette von *Petit mals* der Ausbruch einer TLE-Attacke zu befürchten war.

Es ist meine persönliche Erfahrung, daß ein großer Prozentsatz der Anfälle jedes Typs sich von innen heraus kontrollieren läßt. Wenn man mit großer geistiger Energie seine ganze Willenskraft aufbietet, kann eine Attacke gezügelt werden, ehe sie ihren Lauf nimmt. Das Gegenteil trifft jedoch ebenfalls zu: Gerät man durch eine Folge ungünstiger Umstände in Panik, dann tritt wahrscheinlich genau das ein, was man am meisten befürchtet.

Nur weil ich mich zu oft gehen ließ, kam es dazu, daß die TLE-Attacken häufiger auftraten, als notwendig gewesen wäre, und alle meine mühseligen Unterrichtsvorbereitungen waren umsonst. Kinder sind nicht allzu geduldig, und viele meiner Vierzehnjährigen waren ziemlich gewitzt. Sie stempelten mich ziemlich schnell als eine einschläfernde, langweilige, nervöse alte Ziege ab (ich war zweiundzwanzig). Sie gaben mir einen Spitznamen, den sie mir unverblümt ins Gesicht sagten: das Huhn. Wenn ich den Korridor entlangging, begleitete mich ein lautes Gackern. Ich überhörte es – aber oh, man sah es mir an. Ich war grenzenlos unglücklich – wieder einmal.

Kurz vor Ostern kam es zu der »Pasteten-Affäre«. Ich wohnte immer noch zu Hause bei meiner Mutter, die wie üblich die ganze Arbeit tat. Ich durfte das Geschirr abtrocknen, aber sonst kaum noch etwas. Als Kind hatte ich nie die Gelegenheit, kochen zu lernen, was mich ärgerte, denn ich wollte wenigstens auf diesem kleinen Gebiet wirklich kreativ sein.

Eines Abends brachte ich ein Pfund Geflügelleber mit nach Hause. Irgend jemand hatte mir ein Rezept für Geflügelleberpastete gegeben, das einfach genug schien, und ich freute mich darauf, sie zuzubereiten. Mum, eine gute Köchin der alten Schule, die niemals etwas Neues ausprobierte, fand den glitschigen, weichen Haufen und warf ihn in den Mülleimer. Das genügte. Ich explodierte. Sie hörte nicht das Ende all meiner Vorwürfe: Bevormundung, Unterdrückung, Unverständnis (und was es sonst noch so gibt) – ich fand am selben Wochenende eine Wohnung und zog ein. Ich weigerte mich sogar, ihr meine Adresse zu geben.

Diese gelegentlichen Temperamentsausbrüche fingen an, mir Sorgen zu machen. Nicht daß ich mich im Unrecht fühlte, aber irgendwie schienen sie so gar nicht zu mir zu passen. Sie waren schon früher aufgetreten, etwa als ich die kleine Klosterschülerin geschlagen hatte und auch als ich dem Leiter der Abteilung Lehrer hinter der Front klipp und klar sagte, was ich von seinem Ferienlager hielt. Nun hatte ich bei Mutter rotgesehen – nicht das erste Mal. Ich entschied, die Sache sei wichtig genug, meinen neuen Facharzt zu befragen. Seit ich aus Sydney zurückgekehrt war, befand ich mich bei einem neuen Neurologen in Behandlung, wieder in der Collins-Street. Mein langer Kampf mit Dr. Ebeling war endgültig vorbei. Wir wußten beide, daß er gewonnen hatte. Der neue Arzt war freundlich, fast glatzköpfig und trug eine Brille mit quadratischen, ungefaßten Gläsern. Er hörte wenigstens zu. Ist diese Heftigkeit für einen Menschen, der sonst die Sanftmut in Person ist, wirklich etwas Abnormes? Oder handelt es sich dabei vielleicht nur um ein Sicherheitsventil, das sich in kritischen Situationen öffnet und damit eine TLE-Attacke verhindert?

Unglücklicherweise beging ich den Fehler, den Ärzten Diagnosen in den Mund zu legen, die ihnen oft nichts entgegenzusetzen

hatten. Ich war entsetzt, womit dieser Neurologe reagierte: Valium. Das braune Röhrchen mit den kleinen gelben Tabletten blieb viele Monate lang unberührt. Ich assoziiere bei dem Wort Valium Nervenzusammenbrüche und andere dramatische Notsituationen. In Wirklichkeit wird Valium oft bei schwerer Epilepsie angewandt, und wenn ein Patient in den *Status epilepticus* verfällt, wird das Mittel direkt in die Vene injiziert. Ebenso wird Valium manchmal auch in Situationen übermäßiger Sorge zusätzlich zu den krampfhemmenden Medikamenten verabreicht. Ich akzeptierte das schließlich und konnte es zulassen, daß mir eine winzige Dosis täglich verordnet wurde. Ich glaube, es verhinderte wirklich, daß ich zu oft zu unvernünftig war.
Wenn mein Verhalten aber nicht unnatürlich war, hätte man die Wut sich nicht besser austoben lassen sollen, anstatt sie durch Beruhigungsmittel zu unterdrücken? Ich bin mir dessen immer noch nicht sicher. In den Momenten gerechten Zorns übernimmt irgend etwas die Kontrolle über meinen Verstand (vielleicht ist es ja mein kleiner Teufel?) und tobt unter Einsatz der gesamten Wortgewalt, die ihm zur Verfügung steht, weiter, bis ich merke, was vor sich geht, und der Strom sofort versiegt. Aber meistens war genügend Zeit, um den entscheidenden Punkt wirkungsvoll zu treffen. Offen gesagt wünsche ich mir, ich könnte das häufiger tun; das würde mir zu viel mehr Zufriedenheit verhelfen! Es ist einfach wunderbar, einem Missetäter die eigene absolute Wahrheit entgegenzuschleudern und zuzusehen, wie er zu einem Häufchen Elend zusammensackt. Das reinigt die Atmosphäre, und ich kann wieder zur Tagesordnung übergehen.
Als Ergebnis eines solchen Wutanfalls mietete ich mir also eine Wohnung. Obwohl mir der Gedanke nie kam, weiß ich heute, daß es für jemanden mit Epilepsie ziemlich riskant ist, sich allein eine Wohnung zu nehmen. Aber in diesem Punkt blieb mein von Natur aus rebellisches Wesen siegreich. Die Notwendigkeit, ständig Menschen in meiner Nähe haben zu müssen (»Für alle Fälle...«), war nur dazu gut, mich an meine Behinderung zu erinnern. Es hielt mich davon ab, einen klaren Gedanken zu fassen, und machte mich wütend über »dieses bißchen« Ungerechtigkeit. Dagegen war solch ein hohes Maß an wirklicher Unabhängigkeit großartig für die Moral – niemand kontrollierte mich. Ich trug die Verantwortung für mich allein.
Meine neue Wohnung bestand aus einem großen, kombinierten

Wohn- und Schlafzimmer und einer geräumigen, hellen Küche mit einem abgeteilten Bad. Toilette und Waschküche teilte ich mit den anderen Hausbewohnern. Zu der Wohnung gehörte ein riesiger Garten vor und hinter dem Haus, wie in den meisten australischen Vororten. Da niemand aus den anderen beiden Wohnungen Interesse zeigte, wurde ich die stolze Besitzerin von einundzwanzig Rosenbüschen und einem Kartoffelbeet. In der Küche stand ein winziger Gasherd mit einem erhöht angebrachten Grill. Eine ambitionierte Köchin hätte sich durch diesen etwas merkwürdigen Apparat bestimmt eingeschränkt gefühlt, aber einer Anfängerin eröffnete er wunderbare Möglichkeiten. Ich besorgte mir ein paar Kochbücher und lernte innerhalb kürzester Zeit den Genuß von allem kennen – von getoastetem Brot bis zu Brathähnchen –, das in den Winzigofen hineinpaßte. Mein *piece de resistance:* gefüllte Aubergine.

Zu meinem Glück hatte man den Herd in einen alten Kamin mit einem niedrigen Sims eingebaut, so daß es schwierig gewesen wäre, sich bei einem *Grand mal* während des Kochens zu verletzen. Wir epilepsiekranken Köche gewöhnen uns am besten gleich daran, nur die hinteren Kochplatten zu benutzen und Stiele und Griffe zur Wand zu drehen, damit wir es bald ohne zu überlegen tun. Es gibt unzählige solcher kleiner Tricks des gesunden Menschenverstands, die es einem einigermaßen anfallsfreien Epilepsiekranken ermöglichen, allein zu leben. Ein bißchen Planen und Nachdenken über die eigene Sicherheit ist alles, was man braucht, um sich die großen Möglichkeiten der wahren Unabhängigkeit zu erschließen. Ein Heißwasserboiler läßt sich zum Beispiel so einstellen, daß das Wasser nie so heiß ist, um uns zu verbrühen, wenn wir unter der Dusche einen *Grand mal* bekommen und beim Fallen die Kaltwasserzufuhr unterbrechen. Wenn Elektro-, Gas- oder Kaminöfen kindersicher konstruiert sind, dann ist das ein guter Hinweis darauf, daß sie auch für uns geeignet sind. Ich mußte all diese Dinge auf schmerzhafte Weise herausfinden... Heute wünschte ich, ich hätte der Realität ins Auge gesehen und mit etwas gesundem Menschenverstand über meine Situation nachgedacht. Aber zu der Zeit traten ernste *Grand mals* nur alle zwei oder drei Monate auf, und ich rechnete nicht mit Gefahren. Das Schlimmste sollte erst noch kommen.

Ich lebte auf. Ich kaufte Vorhänge, Teppiche und Kissen, Tische und Bücherregale. Die Wohnung gehörte mir, mir ganz allein! Selbstvollbrachte Leistungen, wie geringfügig sie auch erscheinen mögen, sind für einen Epilepsiekranken unendlich wichtig. Sie sind Teil des dringenden Verlangens nach Unabhängigkeit. Mit Unabhängigkeit wächst Selbstvertrauen, und mit Selbstvertrauen wachsen Fähigkeiten, Stolz und Tauglichkeit. All das erneuert in einer Kettenreaktion den Wunsch zu leben.

Da nun meine Familie nicht mehr ständig um mich herumflatterte und sich um meine »Gesundheit« sorgte (das ist etwas für über Neunzigjährige im Rollstuhl!), begann ich langsam durch den dicken Nebel hindurchzusehen, der mich so lange einhüllte. Ich fing an, die Richtung, die mein Leben nahm, mit sachlicherem Blick zu sehen: Mir wurde klar, daß ich jeden einzelnen Schultag fürchtete, daß ich über jedes einzelne Heft mit nachlässig gemachten Hausaufgaben stöhnte, daß mich die große Zahl der Kinder enttäuschte, die sich keinen Deut darum scherten, ob sie bei Physikarbeiten eine Sechs kassierten, und daß ich total erschöpft war.

Die Woche hatte vierzig Unterrichtsstunden, und ich unterrichtete zweiunddreißig, wobei stets noch drei oder vier Vertretungsstunden für fehlende Lehrer hinzukamen. Das hieß, daß ich vierundzwanzig aufeinanderfolgende Stunden naturwissenschaftlichen Unterrichts zu geben hatte, die mir von der Mittagspause am Montag bis zur großen Pause am Donnerstag nicht einmal Zeit zum Luftholen ließen. Kein Wunder, daß ich mich völlig deprimiert aussehend in jede einzelne Stunde schleppte; kein Wunder, daß die Kinder mich bereits nach der Hälfte jeder Stunde total entnervt hatten. Wir kämpften wirklich mit ungleichen Waffen. Aber auch ich war nicht allein. Am Ende des ersten Schulsemesters kündigten zwanzig Prozent der Lehrer.

Ungefähr zu dieser Zeit gewann ich einen neuen Freund. Unsere liebe alte braunäugige und schwarzhaarige Hündin mit dem weichen Fell war an Krebs gestorben. Wie die meisten Hunde war sie eine treue Freundin gewesen – von der Sorte, die nie erschrickt, egal was man ihnen auch erzählt, sondern geduldig und mit ergebenem Blick zuhört. Mit Katzen hatte ich nie nähere Bekanntschaft geschlossen, und verglichen mit Hunden mochte ich sie auch nicht. Aber es gibt immer Ausnahmen – und die begegnete mir. Sie hatte in dem Haus gelebt, ehe es in einzelne Wohnungen aufgeteilt worden war, und ihre Besitzer hatten sie in ihr neues Zuhause mitgenommen, das fünfzehn Meilen weit entfernt lag. Eines Tages sah ich eine armselige, abgemagerte, kohlrabenschwarze Katze mit wildem Blick um das Kartoffelbeet schleichen. Sie war offensichtlich der Meinung, daß sie dorthin gehörte. Nachdem sie über sechs Monate lang herumirrte, um ihr früheres Zuhause zu finden, war sie nun ziemlich verwildert, das sie sich ihr Fressen den ganzen Weg über erkämpfen mußte. Ich brauchte Wochen, bis ich sie in die Küche locken konnte, und Monate, bis sie sich streicheln ließ. Aber ohne den geringsten Zweifel hatte sie mich adoptiert. Sie wurde meine Freundin. Als sie erst wieder regelmäßig fraß, wurde eine schöne Katze aus ihr: Sie war geschmeidig und hatte einen kleinen, edlen Kopf wie Perserkatzen. Ich taufte sie Sloopy. Sloopy folgte mir überall hin und beobachtete mich mit ihren glänzenden, wachsamen Augen.

Wenn ich in der Morgensonne auf der Hintertreppe saß und Tee trank oder abends unter den Bäumen und dem grandiosen Sonnenuntergang zusah, der den australischen Himmel in Flammen setzt, dann unterhielt ich mich mit Sloopy und fragte sie um ihren Rat. Irgendwie sind Tiere viel aufnahmefähiger als Menschen. Sie haben alle Zeit der Welt zum Zuhören und neigen nicht so sehr dazu, den Fluß der Gedanken zu unterbrechen. Ebenso, und das ist noch wichtiger, wird man Tieren viel eher die Wahrheit erzählen. Das ist eine Möglichkeit, sie für sich selbst herauszufinden.

Mit Sloopys Hilfe wurde mir klar, daß mir aus Furcht vor dem bevorstehenden Tag das Frühstück wie ein Stein im Magen lag und ich aus Furcht vor den Konsequenzen des hinter mir liegenden Tages kaum das Abendessen hinunterbekam. Ich beschloß, sehr gründlich darüber nachzudenken, nicht was ich tun sollte oder was den anderen Leuten gefallen könnte, sondern was ich um alles in der Welt tun *wollte,* anstatt noch ein weiteres Semester schreienden Halbwüchsigen gegenüberzutreten. Die Antwort lautete klar und deutlich: Ich wollte in einer Buchhandlung arbeiten. Am meisten stellten mich Musik, Gartenarbeit und Bücher zufrieden. Die beiden ersten waren Hobbys, wohl kaum Berufe. Aber Bücher – darin steckte eine ganze Welt, eine Möglichkeit zu lernen, wie ich mich des ganzen Lebens erfreuen konnte, die Zeit, in der ich arbeitete, eingeschlossen.

Die Idee wuchs und gedieh. Ich saß an schläfrig-heißen Nachmittagen im Klassenzimmer, hörte mit halbem Ohr auf das Geraune der flüsternden Kinder, während der Rest von mir (im Geiste) von Regalen voll aufregender neuer Romane in glänzenden Einbänden umgeben war. Es lohnte nicht, die Idee mit Freunden oder der Familie zu diskutieren. Der Gedanke, Verkäuferin zu werden, überstieg ganz einfach ihren Erfahrungshorizont – und ihren Geschmack. Deshalb kündigte ich schlicht nach einer besonders harten Woche und einer ernsthaften Diskussion mit Sloopy und ließ alles hinter mir – leichtfertig möglicherweise, aber auch leichten Herzens.

12. Kapitel

Was ist so schlimm an der Arbeit als Verkäuferin? In einer Familie der Etablierten und Erfolgreichen wie der unsrigen genoß der Handel nicht gerade ein hohes Ansehen, Geschäftsleute hielt man für ein notwendiges Übel. Für mich aber bestand die große Attraktivität dieses Jobs in dem völligen Fehlen von Auflagen aufgrund gesundheitlicher Richtlinien sowie von all den Komplikationen und Verweigerungen mir zustehender Rechte. Ich wollte mich nicht mehr länger nur für den Status, die Sicherheit und das Gehalt einer Beamtin Tag für Tag unter schrecklichen Leiden quälen.

Also marschierte ich schnurstracks in die größte Buchhandlung der Melbourner City und fragte, ob ich den Geschäftsführer sprechen könnte. Überraschenderweise war er da, und er empfing mich. Innerhalb von zehn Minuten hatte ich einen Job als Ladengehilfin und sollte bereits am nächsten Montag anfangen. Es gab keine Formulare zu unterschreiben, und es wurden keine Fragen gestellt. Ich verdiente nur noch ein Drittel, aber mein Glücksgefühl stand im umgekehrten Verhältnis zum Gehalt. Es war die erste richtige Entscheidung, die ich ganz allein getroffen habe. Ich war dabei nur nach meinen eigenen Gefühlen und Bedürfnissen gegangen und hatte mir dieselbe Chance gegeben wie dem erstbesten Passanten auf der Straße. Vielleicht bestand doch noch ein klein wenig Hoffnung, daß ich in erster Linie ein Mensch sein würde und erst in zweiter eine Epilepsiekranke.

Zu meinem Pech steckte man mich in der Buchhandlung in die Abteilung für Kunstbücher. Da ich mich nie mit Kunstgeschichte beschäftigt hatte, sogar in der Schule nicht, waren mir die Namen auch der bekanntesten Maler ein Rätsel, geschweige denn, daß ich wußte, zu welcher Epoche und Kunstrichtung sie gehörten. Die Abteilungsleiterin war eine äußerst eindrucksvolle Erscheinung. Ihre Finger verschwanden unter Ringen, und sie glitzerte und klingelte überall, da sie sich mit den ausgefallensten und merkwürdigsten Schmuckstücken behängte. Ihr Alter blieb ein Geheimnis, das sich hinter rotgefärbten Haaren und ihrem eigenwilligen Make-up verbarg. Sie

genoß bei einer großen Zahl von Kunden unbeschränktes Vertrauen, weil sie so immens viel über die Welt der Kunstbücher wußte. Kein Wunder, daß sie von mir so frustriert war! Sie ließ mich ihre kostbaren (und oft unglaublich teuren) Bildbände abstauben. Ich kletterte auf Leitern und knallte Bücher zusammen – Tag für Tag die gleichen Bücher, denn ich konnte noch so emsig sein, die Putzfrauen kamen jeden Abend und wirbelten Wolken von Staub auf die Regale zurück. Die unteren Regale überzog ein feiner Belag, dessen Farbe davon abhing, in welcher Gegend Australiens der Sandsturm seinen Ursprung hatte, zum Schluß in Form von Staubwolken durch die Arkaden in unsere Buchhandlung wehte und sich dort verteilte. Australien ist nun mal ein staubiges Land, auch in seinen besten Zeiten.
Ich hatte ständig schmutzige Hände und Kleider und leistete Schwerstarbeit als Dienstmädchen; die schmerzenden Sehnen in den Beinen vom vielen Stehen machten mich schwindlig; die Abteilungsleiterin schimpfte und hackte ständig auf mir herum; ich machte Überstunden – aber ich fühlte mich freier und glücklicher als jemals zuvor in meinem Leben. Mir, Bachelor of Arts mit einem Diploma educational, stand die Welt offen; ich rutschte auf Händen und Knien herum, während die Kunden die Nase über meine Dummheit rümpften – aber ich schwebte über allen Wolken.
Ein gewisses Maß an richtiger körperlicher Erschöpfung ist unglaublich befriedigend. Das gab mir das Gefühl, als hätte ich jeden Tag wirklich etwas geleistet – ein Gefühl, das ich weder von der Schule, noch von der Fabrik, noch von der Arbeit hinter der Front kannte. Ich saß jeden Abend mit Sloopy auf der Hintertreppe, und der Abend gehörte ganz allein mir. Solange ich denken konnte, gab es immer die Verpflichtung, nach dem Tee auf unbestimmte Zeit zu arbeiten: Lernen, Unterrichtsvorbereitungen oder das Ausarbeiten und Benoten von Tests. Und das ging so lange, bis mir die Augen zufielen. Nun konnte ich endlich dem Impuls, hinauszurennen und irgend etwas anderes zu tun, nachgeben. Ich pflanzte Bohnen und Sonnenblumen, holte meine Gitarre und Songbücher hervor und nahm Schreibmaschinenunterricht. Zum erstenmal seit Jahren konnte ich ungestört mit Fremden ein Schwätzchen über den Gartenzaun halten – eine beliebte australische Freizeitbeschäftigung nach der Hitze des Tages.
Solch eine plötzliche Rückkehr vergessenen Glücks und vergessener Freiheit müßte, so rechnete ich mir aus, zu einem soforti-

gen Rückgang der epileptischen Anfälle führen. Das geschah nicht. In diesem Jahr bekam ich mehr *Grand mals* als im Jahr zuvor. Eines Tages besuchte mich meine Tante, und ich muß einen Anfall bekommen haben, als sie wegfuhr. Ich kam bedeckt von Kletten und rot vor Moskitostichen in der Dämmerung auf dem Rasen hinter dem Haus wieder zu Bewußtsein. Anfangs war es hart, der Tatsache ins Auge zu sehen, die Anfälle allein bewältigen zu müssen. Mir fehlte nicht so sehr Mitleid, sondern das Gefühl der Sicherheit. Aber andererseits hatte ich nun unbeschränkt Zeit, mich nach den Anfällen auszuschlafen und vollkommen zu erholen.

Zu meiner großen Überraschung bekam ich auch immer noch *Petit mals* bei der Arbeit. Ich war mir so sicher gewesen, daß mit den Schrecken meiner Arbeitstage auch die kleineren Anfälle verschwinden würden. Von diesem neuen Start hatte ich eine größere Veränderung erhofft. Mich überraschte jedoch, daß niemand die *Petit mals* bemerkte. Die vornehme Kunst-Lady hielt mich mindestens während der ersten paar Monate für einen Dummkopf, so daß sie mit meinem verblüfften Gesicht rechnete. Sie und ihre gleichermaßen hochnäsigen Kunden brüsteten sich mit der Nachsicht, die sie den neuen Hilfskräften gegenüber an den Tag legten. Wenn die Kunden zum Beispiel fragten: »Haben Sie den neuen Rembrandt-Band schon?«, und ich sie verwirrt und verständnislos ansah, warteten sie mit einer Engelsgeduld, selbst wenn ich das gewünschte Buch in der Hand hielt.

Nach solchen peinlichen Szenen begann ich zu verstehen, warum sich alle so verhielten. Sie nahmen an, ich sei zumindest zeitweise dumm. Diese Unterstellung machte mich anfänglich sehr wütend; bisher war immer von mir erwartet worden, daß ich meine Arbeit tat. Aber es half auf der Stelle. Es muß bis in mein Unterbewußtsein gedrungen sein, daß die anderen Leute mein Zaudern und Zögern bei der Arbeit zu tolerieren begannen, denn das Resultat war eine bemerkenswerte Verkürzung der Erholungszeit nach den *Petit mals*. Ich neigte weniger dazu, sie hintereinander zu bekommen, und sie trieben mich nicht mehr aus lauter Panik in die TLE. Dadurch wurde ich den Gefahren der TLE gegenüber weniger anfällig, was bei der Arbeit in einer hektischen Großstadt und täglichen S-Bahnfahrten nur gut war. Und alle diese Verbesserungen verdankte ich einer simplen psychologischen Reaktion und nicht zusätzlichen Medikamenten oder einem Psychiater.

Die Kunden halten einen Buchhändler für ein wandelndes Wörterbuch oder Nachschlagewerk. Aus reiner Notwendigkeit lernte ich in den nächsten Wochen eine Menge Fachausdrücke und Namen und war schließlich informiert genug, um Führungen durch die illustre und illustrierte Kunstabteilung zu veranstalten. Aber ich lernte nicht die Geheimnisse des Gewerbes und war deshalb froh, daß ich in die Abteilung mit den technischen Fachbüchern versetzt wurde. Dort kam ich unter die Fittiche eines Mannes mit einer dreißigjährigen Erfahrung als Buchhändler.

Niemand in der Buchhandlung wußte von meiner Krankengeschichte, aber mein neuer Vorgesetzter, Mr. Webb, brauchte nicht lange, um die Wahrheit zu erraten. Das ließ er sich jedoch lange Zeit nicht anmerken. Vielleicht hatte er mich während *Petit mals* beobachtet und mußte an einen Freund denken, dessen Krankengeschichte er kannte. Vielleicht wunderte er sich auch, wieso jemand mit meiner Qualifikation als Verkäuferin arbeitete. Aber seine Vermutungen beeiflußten seine Meinung über mich nicht. Er sah mir bewundernd zu, wie ich hinter die Geheimnisse der gutsortierten Abteilung zu kommen versuchte, und beschloß, mich auszubilden.
Wir begannen mit einer ausgedehnten morgendlichen Teepause im »Ceylon Tea Room«, wo er mich mit riesigen Schalen Tee und Passionsfrucht-Pavlovas verwöhnte, mich nach und nach in sein enormes Wissen über das »Gewerbe« einführte und all meine Fragen über die Vorgänge im Geschäft beantwortete, ob sie nun klug, dumm oder nebensächlich waren. Nun hatte ich etwas gefunden, an das ich glauben und für das ich mich anstrengen konnte, ohne Angst vor bürokratischen Zwängen haben zu müssen. Wichtiger noch, jemand glaubte endlich an mich und hielt mich für wert, mir sein Wissen zu vermitteln. Ich hätte mich sogar zum Leichenbestatter ausbilden lassen, wenn das der einzige Weg gewesen wäre, mir diese Achtung und Anerkennung zu verdienen.
Als ich schließlich genug Mut gesammelt hatte, um der Familie zu beichten, schrieben sie mich zum zweitenmal vollends ab. All die Zeit und das Geld für das teure Studium seien zum Fenster hinausgeworfen. Sie wußten ja von Anfang an, daß ich nie auf die Universität hätte gehen sollen, aber ich wollte ja nie vernünftig, fügsam und bescheiden sein. Und bitte, wo war ich

jetzt gelandet! Aber meine exzentrische Tante und mein Onkel hielten es für eine fabelhafte Idee, in einer Buchhandlung zu arbeiten, und bestärkten mich, durchzuhalten. Sie hatten schon immer die Möglichkeit akzeptiert, daß ich etwas von einer Einzelgängerin haben könnte – weshalb sollte ich dann so verzweifelt versuchen, mein Wesen zu ändern? »Einzelgänger« bedeutet ja nicht automatisch »schlecht«. Darüber hinaus arbeiteten im Buchhandel viele, die ihren Beruf an den Nagel gehängt hatten. Sie interessierten sich für diesen Beruf, der zwar Anforderungen stellt, aber die Menschen nicht in ein bestimmtes Schema preßt. Man könnte sie »Anonyme Exzentriker« nennen. Hier war ein Beruf, in dem ich mich nicht wie ein bunter Hund von den Kollegen unterschied!

Das große Zimmer meiner Wohnung wurde von einem altmodischen, geriffelten Gasofen beheizt. Er hatte weder ein Flammengitter noch sonst eine Schutzvorrichtung. Ich hatte die Angewohnheit, spät abends auf einem uralten Lederpolster (das der Großvater von irgend jemand nach dem Krieg aus dem Mittleren Osten mit nach Hause gebracht haben mußte) zu sitzen und zu lesen oder einfach nur in die zuckenden Flammen zu schauen, die so anheimelnd knisterten. Sloopy lag meist neben mir. An einem Abend, gerade drei Wochen nachdem ich in die andere Abteilung versetzt worden war, lehnte ich mich über das Feuer – mehr wegen des angenehmen und beruhigenden Gefühls als wegen der Kälte – und bekam einen epileptischen Anfall. Ich muß mit dem Gesicht direkt auf die nicht sehr stabile Riffelung gefallen sein und sie dabei zerbrochen haben. Das Feuer ging jedoch nicht aus. Es war ein Wunder, daß ich überhaupt wieder zu mir kam, denn ich spürte keinerlei Schmerzen. Aber ich kam wieder zu mir. Glücklicherweise trug ich einen Wollpullover, der den Flammen widerstand (bei Kunstfasern wäre das nicht so gewesen). Ich kam halb wieder zu Bewußtsein und wälzte mich wie sonst bei den Anfällen auf dem Fußboden. Vor Schmerzen weinend wankte ich in die Küche und hielt die Finger unter kaltes Wasser. Sonst spürte ich nur noch Schmerzen an der Schulter. Aber etwas war anders als sonst. In meiner Benommenheit bekam ich jedoch nicht heraus, was nicht stimmte. Irgend etwas in mir drängte mich, zu meiner Mutter zu gehen. Ich hatte keine Ahnung, wie spät es war, und wollte meine Mutter danach fragen. Also ging ich in die Nacht hinaus und marschierte nach Hause. Es waren nur ungefähr zweieinhalb Meilen. Dort klopfte ich mit den Handflächen gegen den Rahmen des Fliegengitters an der Haustür und stöhnte leise.

Mutter öffnete die Tür – es war schon nach Mitternacht –, ihr bot sich ein Anblick, bei dem ihr die Knie nachgaben. Ich sah schlimm aus: weiße Asche in einem verquollenen Gesicht; die Haare auf der rechten Seite verschwunden und das Ohr anscheinend auch; über den Hals lief Lymphe; der rosa Pullover verbrannt und voller Löcher; Brandblasen an den Fingern. Das Adrenalin hatte seinen Dienst erfüllt, und ich fiel über die Schwelle ins Haus. Meine Mutter rief denselben Arzt an, der mich nach dem ersten Anfall untersucht hatte. Er war innerhalb von zehn Minuten zur Stelle. In einem der kurzen Momente, in denen ich bei Bewußtsein war, hörte ich ihn sagen, er müsse an den Ort des Unfalls. Wir fuhren zu meiner Wohnung und fanden alle Türen offen, alle Lampen angeschaltet, und das Gasfeuer brannte noch – mit einem klaffenden Loch im Ofen. Bei diesem Anblick schauderte sogar der erfahrene Arzt. Meine wundersame Rettung war ihm ein Rätsel. Ich wurde mit einem Schock, Verbrennungen dritten Grads im Gesicht, am Kopf und an den Händen, sowie weniger schweren Verbrennungen an anderen Stellen ins Krankenhaus eingeliefert.

Die Natur, ich sagte es schon, ist freundlich. Verbrennungen sind angeblich die schmerzhaftesten von allen Verletzungsarten. Doch ich spürte in meinem Gesicht keinerlei Schmerzen, sondern nur an den leichten Brandwunden an Hals und Schulter. Ich befand mich in dem gnädigen Zustand eines schweren Schocks. Auch während der folgenden fünf Wochen, die ich ziemlich passiv und glücklich im Krankenhaus verbrachte, spürte ich keine Schmerzen. Unser Hausarzt hatte mir wegen der Gefahr eines weiteren Anfalls ein Einzelzimmer und ein Bett mit Gittern an den Seiten verordnet. Das ärgerte mich, weil ich dadurch nicht ohne Hilfe aufstehen konnte.

In dem Zimmer gab es keinen Spiegel, und ich kam nie auf den Gedanken, einen zu verlangen. Durch die Verbrennungen muß ich schrecklich ausgesehen haben; mein Vater kam einmal und nie wieder. Ich kann mich noch an seinen ungläubigen und entsetzten Gesichtsausdruck erinnern. Er glaubte, ich

würde mein Leben lang durch häßliche Narben entstellt sein. Der arme Mann – er kam am zweiten Tag, als die Schwellungen gerade auf ihrem Höhepunkt waren.
Die Flammen hatten meine Augen um drei Millimeter verfehlt. Drei Finger waren bis auf die Knochen verbrannt; bei jedem Verbandswechsel konnte ich sie sehen. Mein Gesicht sah ziemlich hoffnungslos aus, so daß der Arzt sich zu einem Experiment entschloß. Fünf Tage sprühten mir die Schwestern ein antibakterielles Mittel (Brandwunden infizieren sich sehr leicht) auf, das Gesicht, Kopf und Finger gleichzeitig mit einer festen Schutzhaut überzog. Die weniger schweren Verbrennungen wurden mit einem beißenden, gelben Verbandsmull abgedeckt. Am sechsten Tag kam der Arzt in grüner Op-Kleidung in mein Zimmer, gefolgt von einer OP-Schwester mit einem fahrbaren Tischchen. Ohne Warnung drückte er mich aufs Bett und schnitt die Hülle wie eine Maske auf.
Er hatte in meinen Krankenblättern gelesen, daß Wunden bei mir schnell heilen. Deshalb versuchte er es mit seiner neuen Idee, anstatt auf die schmerzhafte und langwierige Prozedur der Hautverpflanzungen zu setzen. Er behandelte das neugebildete, empfindliche Fleisch mit einer ziemlich wertvollen Salbe – Cortisoncreme. Damals begann man vorsichtig mit Cortison zu experimentieren. Man hatte herausgefunden, daß es sich gut für die Behandlung von Arthritis und Neuralgien eignet und die Hautneubildung nach Verbrennungen anregt. Man hielt es für eine Art Wundermittel, nur wußte man nichts über die Langzeitwirkungen. Meine Haut sprach darauf an und wurde so schön wie bei einem Pfirsich. Ich konnte mein restauriertes Gesicht schon nach fünf Wochen der Welt präsentieren. Nur mein Ohr mußte operiert werden.
Nach sieben Jahren trage ich immer noch die Narben – der Preis, den ich für meine Unabhängigkeit zahlen mußte. Aber sie sind nicht häßlich (die meisten Leute bemerken sie noch nicht einmal), und mir blieb viel zusätzlicher Kummer erspart. Sie fallen mir mittlerweile sogar nicht mehr auf, wenn ich in den Spiegel schaue. Meine Hände funktionieren wie eh und je.
Kurz bevor ich das Krankenhaus verließ, baten mich die Schwestern, mit einer anderen jungen Frau zu sprechen, die ebenfalls Brandverletzungen hatte. Auch sie war eine Epilepsiekranke und hatte einen Anfall unter der Dusche bekommen. Beim Fallen war sie gegen den Hahn gestoßen und hatte die Kaltwasserzufuhr unterbrochen. Sechs Minuten lang prasselte kochendes

Wasser auf ihren Körper. Obwohl sie in einem Heim für Epilepsiekranke lebte, hatte man sie erst gefunden, als es bereits zu spät war. Ihr Gesicht blieb unversehrt, aber vom Hals bis zu ihrer Hüfte war ihre Haut purpurrot und faltig. Besonders schlimm hatte es die empfindlichen Stellen unter den Armen getroffen. Diese Frau lag schon fast ein ganzes Jahr im Krankenhaus, während man Hautverpflanzungen durchführte und sie sich von dem Schock der Verbrennungen dritten Grades erholte. Der Segen des Schocks hatte auch ihr anfangs viele Schmerzen erspart. Sie konnte immer noch lächeln.

Es war friedlich im Krankenhaus. Ich lag im Bett und sah die Wintersonne auf den Eukalyptusbäumen des Vorplatzes, sah Ehemänner ihre Frauen und neugeborenen Babies abholen und fühlte mich geborgen. Ich hatte weder Angst vor der Zukunft noch machte ich mir Gedanken, wie ich wohl aussehen mochte, wenn alles vorüber war. Ich wußte nicht, wo die heitere Gelassenheit herkam. Vielleicht hatte ich mittlerweile einen Punkt erreicht, an dem mich nichts mehr erschüttern konnte.

Meine Mutter, die trotz des tiefen Kummers, den ihr mein Aussehen bereitet haben mußte, keine einzige Stunde der Besuchszeiten ausließ, rief die Buchhandlung an und bat (nach meinen Anweisungen), man möge die Stelle für mich freihalten. Mein lieber alter Vorgesetzter, der erriet, was vorgefallen war, und weiterhin an meine Zukunft glaubte, hatte ein gutes Wort für mich eingelegt, und der Job blieb mir erhalten.

Bei der Nachfolgebehandlung erklärte mir unser Hausarzt, daß solch ein schwerer Schock nur heilsam sein oder mich umbringen könnte. Er wollte mich warnen, aber ich interpretierte seine Worte als ein wirkliches Zeichen der Hoffnung. Ich war ja augenscheinlich noch am Leben, also mußte sich das Blatt doch nun wenden. Ich kam zu der festen Überzeugung, daß dieser Anfall der letzte gewesen sein mußte – der allerletzte.

Zumindest meine Einstellungen veränderten sich ganz erstaunlich. Die Entwicklung hatte wahrscheinlich bereits begonnen, als ich mich entschied, erstens allein eine Wohnung zu nehmen und zweitens mit dem Unterrichten aufzuhören. Das waren Entscheidungen, die ich ganz allein traf. Aber dieser letzte Anfall wirkte wie eine schwere Schockbehandlung. Er war der Wendepunkt in meinem Leben, und zwar in meinem Leben als Person *und* als Epilepsiekranke. Ich riß alle Barrieren nieder, die mich von der Welt trennten. Wenn mir nichts Schlimmeres als so ein Anfall zustoßen konnte, dann brauchte ich niemals

wieder Angst davor zu haben, etwas allein zu tun. Und erst das Alleinsein gab mir die Möglichkeit, mich selbst kennen und lieben zu lernen, um dann – vielleicht – als neuer und unendlich viel sicherer Mensch den anderen gegenüberzutreten.
Meine Lebensanschauung und Philosophie änderten sich. Das jämmerliche, zerzauste junge Käuzchen des Folksongs, das so viele Jahre im Dunkel umhergeirrt war, fand plötzlich den Weg in den strahlenden Sonnenschein. Der Durchbruch hätte es zwar beinahe umgebracht, aber es war draußen – und es sah sich atemberaubenden Möglichkeiten gegenüber.
Als ich wieder arbeiten ging, erzählte ich allen, daß ich von einem Leck in der Gasleitung ohnmächtig geworden sei. Das akzeptierten sie bereitwillig, denn damals wurde in Australien gerade die Umstellung auf Erdgas vorgenommen. Dabei kam es zu einigen Fehlern mit katastrophalen Folgen, besonders bei älteren Öfen und Heizungen. Falls ich tatsächlich sehr schlimm aussah, dann äußerte sich zumindest niemand darüber. Eigentlich hatten die Narben sogar ihr Gutes – ich legte mir zum Beispiel eine neue Frisur zu, um die Brandwunden zu verdecken. Die Frisur stand mir. Und ich hörte auf, mich zu schminken.
In der Innenstadt gab es ein großes Kaufhaus, das Menschen mit »interessanten kosmetischen Problemen« kostenlos beriet und behandelte. Ich war schon immer ein kosmetisches Problem, aber nun erst hatte ich den richtigen Vorwand. Also ging ich in der Mittagspause hin (wobei ich noch aussah wie ein häßliches Entlein) und ließ Monsieur Michel mein Haar neu arrangieren, damit die obere Hälte des Schönheitsproblems gemildert wurde. Anschließend begab ich mich ins Erdgeschoß, wo Madame Michot die andere Hälfte unter verschiedenen Klecksen brauner, weißer, roter und blauer Farbe verbarg – ein sehr patriotisches Make-up. Diese letzte Operation dauerte eine Dreiviertelstunde und kurierte mich ein für allemal vom Schminken. Obwohl Madame mir wirklich ein hinreißendes Gesicht zauberte, wagte ich nicht zu lächeln, aus Angst, alles würde wieder abbröckeln.
Eine andere Schlacht mußte ebenfalls noch geschlagen werden. Ich war entschlossen, meine schwererkämpfte Unabhängigkeit zu verteidigen, und zog trotz Mutters verständlicher Bitten, es nicht zu tun, schnurstracks wieder in meine Wohnung ein – kehrte zurück zu Sloopy, den einundzwanzig Rosenbüschen, dem Kartoffelbeet und einem brandneuen Schutzgitter für den Ofen.

13. Kapitel

Irgendwann im Laufe der nächsten zwölf Monate erschien in der Melbourner Morgenzeitung *Sun* ein kleiner Artikel. Die Überschrift lautete: »Epilepsie ist ein Symptom und keine Krankheit!« Er stammte von dem Arzt, der in der Zeitung eine regelmäßige Kolumne hatte und damit vermutlich eine halbe Million Leser erreichte. Für australische Verhältnisse vertrat er ziemlich fortschrittliche Ansichten: Epilepsiekranke sind es wert, daß man ihnen Arbeit gibt, sind »nicht anders als alle andern« und stehen weder in Kontakt mit Gott noch sind sie von Teufeln besessen. Ich hoffe, daß außer meiner Mutter (die mir den Zeitungsausschnitt zeigte) noch eine Menge anderer Leute den Artikel lasen und etwas daraus lernten. Leider verbreitete er aber auch Fehlinformationen. So hob er die Vererbung als mögliche Krankheitsursache zu stark hervor, suggerierte, es sei für Epilepsiekranke nicht gut, Kinder zu bekommen, und behauptete, die meisten Menschen mit Epilepsie seien bei Anfällen inkontinent. Verglichen mit dem in englischer Sprache erschienenen Buch von Burden und Schurr, *Understanding Epilepsy* (Crosby Lockwood, 1976), das auch für Laien sehr gut verständlich ist, fand ich den Artikel ärgerlich, um es milde auszudrücken – aber wenigstens beschrieb dieses Dokument schwarz auf weiß, was die meisten Menschen noch nicht einmal zu diskutieren wagten. Der Artikel ließ – gerade zur rechten Zeit – in mir einen Gedanken keimen: Es gab nichts, aber auch gar nichts, wofür ich mich schämen mußte.

Zu dem Vorhaben, mein Schicksal so wie alle anderen zu meistern, gehörte der Beschluß, keiner Menschenseele von meiner Epilepsie zu erzählen. Das bedeutete, ich durfte die unvermeidlichen Fehlschläge und mein Versagen nicht mit meiner großen Rechtfertigung zudecken. Bei der Arbeit hielt ich an meinem Entschluß fest, denn ich hatte Angst, den Job zu verlieren – den ersten, den ich jemals behalten wollte. Aber ich fand es schwierig, mich mit Arbeitskollegen über ganz normale Dinge zu unterhalten; ein tiefverwurzelter intellektueller Snobismus hielt mich davon ab, Gespräche über Fußball, Popgruppen, die Weltlage, Mode oder die Fischpreise zu führen. Mit

dreiundzwanzig Jahren sah es sehr danach aus, als würde aus mir eine rechthaberische alte Jungfer werden, die in eingefahrenen Gleisen dachte und anderen gegenüber intolerant war. Geduld und Nachsicht gehören leider nicht zu meinen hervorstechenden Eigenschaften. Als ich wieder einmal schlecht gelaunt mit einem Becher lauwarmen Kaffees in dem trostlosen Raum saß, wo wir unsere Mittagspause verbrachten, kam mir plötzlich eine sehr unangenehme Erkenntnis. Es war zwar viel zu heiß, um einen vernünftigen Gedanken zu fassen, aber ich wußte auf einmal, warum meine Kollegen sich nicht um mich kümmerten oder nett zu mir waren. Ich verhielt mich ihnen gegenüber nie so, daß sie einen Anlaß dazu gehabt hätten. Nicht ich konnte von anderen Anteilnahme oder Nachsicht fordern – genau umgekehrt! Mir fiel es wie Schuppen von den Augen.
Um diese Zeit kehrte Liz aus Queensland zurück, wo sie zwei Jahre als Jillaroo (weibliche australische Cowboys) gearbeitet hatte. Sie unterrichtete nun an einer Schule für autistische Kinder – in jeder Hinsicht ein anstrengender Beruf. Liz verbrachte ihre freien Tage oft bei mir in der Wohnung. Wir gingen zusammen zum Trampolinspringen oder auf die Bowlingbahn. Und Liz kochte manchmal auf meinem winzigen Gasherd Möhreneintopf.
Ich sehnte die Besuche von Liz herbei. Ich freute mich so sehr darauf, mich bei ihr aussprechen zu können, ihr zuzuhören, mit ihr zu lachen und ihre Sorgen zu teilen. Manchmal blieben wir zu Hause und hörten Musik, dann wieder gingen wir zusammen aus. Liz und ich gerieten über Unwichtigkeiten in Begeisterung, oder wir konnten auch einfach nur schweigen. Ich war inzwischen vierundzwanzig Jahre alt, aber erst jetzt lernte ich, auf welch einfachen Dingen eine Freundschaft beruhen kann. Diese Erfahrung verlieh mir genug Selbstvertrauen, um dem Gesangverein in unserer Gegend beizutreten. Bald darauf wurde ich sogar zum Kassenwart gewählt. Der Chor gab nur zweimal im Jahr ein öffentliches Konzert. Wir hatten zuwenig Tenöre und nur wenige gute Sänger. Aber die Sache machte Spaß – die alten Menschen in den Krankenhäusern und Altersheimen der Umgebung freuten sich über unseren Gesang. An Weihnachten sangen wir in der großen psychiatrischen Klinik in der Nähe von Melbourne Weihnachtslieder. Einige Stationen durften wir nicht betreten. Wir standen vor den vergitterten Fenstern und sangen. Aber an den Geräuschen in den Zimmern hörten wir, daß die unglücklichen Menschen uns bemerkten

und sich über unsere Lieder freuten. Wieder fiel es mir wie Schuppen von den Augen. Lange Zeit hatte ich nur mich gesehen und über meine realen und eingebildeten Krankheiten geklagt. Aber die Menschen hier in der Psychiatrie waren wirklich krank! Diese Lektion traf mich wie ein Schock und verstärkte die lehrreiche Wirkung meines Unfalls. Ich beschloß an diesem Weihnachtsfest, Resignation so gut wie möglich aus meinem Leben zu verbannen.
Offensichtlich übersteigt das die Fähigkeiten eines Menschen. Immer wieder quälte mich mein Verfolgungswahn, und ich schlich oft wochenlang trübsinnig durch die Gegend, wie ein Außenstehender das vielleicht bezeichnet hätte. Aber es steckte mehr als Trübsinn dahinter. Es handelte sich um eine Art Weltflucht, ausgelöst durch meine wiederaufflackernde Furcht vor den Menschen. Dann erstarrte mein Gesicht zu einer unbeweglichen Maske – wie damals bei meinem ersten Job im Krankenhaus. Ich glaubte, in einem tiefen Loch zu sitzen, das ich mir selbst gegraben hatte, und wartete einfach, bis ich genug Kraft fand, um wieder hinauszuklettern. Diese Qual saß mir wie ein Kloß im Hals, und jeden Tag flüchtete ich nach Hause zu Sloopy. Ich sehnte die Stunden herbei, in denen ich allein sein, mir die Maske vom Gesicht reißen und mit Sloopy reden und lachen konnte.
Sogar Mr. Webb, meinem Vorgesetzten, Lehrer und Freund, gelang es nicht, mich aus diesen depressiven Stimmungen zu reißen. Ich redete manchmal den ganzen Tag mit versteinertem Gesicht und starrem Blick mit ihm, vermied aber jedes Thema, das nichts mit dem Geschäft zu tun hatte. Er lächelte dann traurig, schüttelte den Kopf, seufzte und wartete. Mr. Webb war der geduldigste und nachsichtigste Mensch, der mir jemals begegnet ist.
Er war ein kleiner, älterer, untersetzter Mann mit schütteren Haaren, die früher einmal rot gewesen sein mußten. Seinen Augen sah man an, daß er oft und gern lachte. Im Gesicht hatte er viele Falten. Seine Ehe war schon vor vielen Jahren gescheitert, und die Kinder lebten bei der Mutter. Das muß ihn sehr geschmerzt haben, denn er war ein väterlicher Mann. Wenn es ihm schlecht ging, neigte er dazu, sich zu betrinken. Ein dicker Bauch wölbte sich über den alten Gürtel, den er immer trug. Man erriet leicht, daß er für sich selbst sorgte. Das bewiesen schon seine sporadischen Versuche, sich ordentlich zu kleiden. Mr. Webb spielte sich nie in den Vordergrund. Man könnte sa-

gen, er war ein uninteressanter, langweiliger älterer Mann. Aber dieser Eindruck täuschte. Mr. Webb war ein Weiser.

Unsere Frühstückspausen mit Tee und Paylovas fanden nach wie vor statt. (Wenn Sie, lieber Leser, nicht wissen, was Pavlovas sind, dann fragen Sie die erstbeste australische Frau, die Ihnen über den Weg läuft. Sie wird Ihnen erklären, daß Ehen in Melbourne nicht aufgrund von Figur, Verstand oder Humor der Frau geschlossen werden oder scheitern, sondern wegen ihren »Pavs«.) Ich erzählte Mr. Webb die Wahrheit über meinen Unfall. Er reagierte auf meine Erklärung, als wüßte er schon lange über meine Epilepsie Bescheid. Zu meiner freudigen Überraschung maß er der Krankheit keinerlei Bedeutung für meinen zukünftigen Lebensweg bei. In einer Atmosphäre absoluten Vertrauens setzte er mein Ausbildungsprogramm fort.

Mr. Webb und ich hatten viel Spaß miteinander, obwohl wir ein so ungleiches Paar waren. Kurz nach meiner Abreise aus Australien erhielt ich die Nachricht von seinem Tod. Da wurde mir erst richtig bewußt, wie nahe wir uns eigentlich gestanden hatten. Mr. Webb war wie ein Vater zu mir gewesen. Von ihm hatte ich das Lachen wieder gelernt. Das lustigste Erlebnis mit ihm, das ich nie vergessen werde, fand ausgerechnet am Tag der großen Überschwemmung statt.

Sogar für Melbourner Verhältnisse herrschte eine schreckliche Trockenheit. An einem Tag Ende Februar beschloß der Regen, der die letzten fünf Monate über hätte fallen sollen, innerhalb weniger Stunden niederzuprasseln, genauer gesagt zwischen halb zwei und halb fünf – insgesamt zehn Zentimeter Niederschlag. Das wäre nicht weiter schlimm gewesen, aber der Himmel öffnete seine Schleusen genau über der Melbourner City.

Melbourne liegt am Yarra River. (Die Leute aus Sydney behaupten, Melbournes einzige Sehenswürdigkeit sei der Yarra – der einzige Fluß auf der ganzen Welt, bei dem der Schlamm oben fließt.) Direkt am Fluß liegt ein großer Bahnhof mit dreizehn Bahnsteigen, Flinders Street. Einer der beiden Haupteingänge, durch den je nach Tageszeit die Pendler hinein- oder herausströmen, führt in eine große Fußgängerunterführung zur Elizabeth Street. Die Elizabeth Street ist eine der Haupteinkaufsstraßen Melbournes. Dort enden auch alle Straßenbahnen, die aus der Richtung Universität und von weiter außerhalb kommen. Hier befand sich auch unsere Buchhandlung. Die

Straße war vor etwa hundert Jahren angelegt worden und folgt einem ausgetrockneten Bachlauf. Die Elizabeth Street ist sozusagen das Herz der Innenstadt. Alle anderen Straßen münden ziemlich steil in diese Senke. Wenn also innerhalb von drei Stunden zehn Zentimeter Regen fallen, und die Kanalisation die Wassermassen bereits nach zehn Minuten nicht mehr fassen kann, dann wird Elizabeth Street wieder zu dem, was sie einmal war – ein Nebenfluß des Yarra.
Um halb drei wurde der Bahnhof geschlossen. Statt Menschenmassen wälzten sich nun Wassermassen durch die Unterführung. Die Flut stieg schnell bis zu den Schildern »Bitte nicht auf den Boden spucken«. Die in der Elizabeth Street parkenden Autos schwammen fröhlich in Richtung Bahnhof, wo sie sich ineinander verkeilten. Selbst bei einem Wasserstand von einem Meter zwanzig versuchten Leute noch, die Straße zu überqueren. Ein gradliniger Australier läßt sich nicht so einfach von seinem Weg abbringen. Wir beobachteten, wie ein Mann in unserer Nähe Schuhe und Hose auszog und in einer Art Kraulstil über die Straße schwamm, wobei er Kleider und einen nutzlosen Regenschirm mit einer Hand über den Kopf hielt.
Natürlich war mittlerweile der Geschäftsbetrieb zusammengebrochen, und wir sahen mit ungläubigem Erstaunen, wie das Wasser immer weiter stieg. Wir hatten aber auch Spaß an der Sache. Ein paar Kunden retteten sich in die höhergelegene Taschenbuchabteilung und wurden dort von der Außenwelt abgeschnitten, denn zu unserem Entsetzen schoß das Wasser durch die Türen. Gegen die gurgelnden Fluten war auch eine geschlossene Tür machtlos. In Zeitlupentempo eroberte das Wasser das Erdgeschoß. Meine Hoffnung, daß unsere Abteilung im Untergeschoß von den Fluten verschont bleiben würde, war nur von kurzer Dauer. Zuerst kam nur ein dünnes Rinnsal über die Treppe, aber schnell wurde daraus ein herrlicher Wasserfall, wie man ihn sich nicht schöner im Keller einer Buchhandlung vorstellen kann.
Mr. Webb und ich zogen die Schuhe aus, und wir wateten umher, um die Bücher aus den unteren Regalen zu retten. Wir fühlten uns wie auf einem Betriebsausflug, obwohl unsere nachmittägliche Teepause ausfallen mußte. Mr. Webb war ein heller Kopf und reagierte schnell. In den hinteren Kellerräumen kam die Flut schließlich sechs Zentimeter unterhalb der Sicherungskästen zum Stillstand. Er verzog sich hinter einen Betonpfeiler und schüttete Eimer um Eimer der schmutzigen

Brühe über bereits beschädigte und aussortierte Bestände. Auch die Ladenhüter schonte er nicht. Er zwinkerte mir zu, und ich beteiligte mich sofort an der Aktion und schleppte die Staubfänger herbei, die mich schon seit Monaten ärgerten. Die Überschwemmung wurde eine große Abschreibungsaktion, und wir konnten den Versicherungsinspektoren eine eindrucksvolle Verlustrechnung präsentieren. Die Abteilung für Kunstbücher blieb unversehrt, weil sie nicht in unseren »Niederungen« lag. Aber die Ceylon-Teestube blieb mehrere Wochen wegen Überschwemmung geschlossen. Auf das Unwetter folgte ein großer »Überschwemmungsausverkauf«, an dem sich jedes Geschäft beteiligte, das auch nur in Rufweite der Wasserflut lag. In diesen heißen Februartagen herrschte in Melbournes Innenstadt Weihnachtsatmosphäre. Jeder wollte unbedingt etwas kaufen, das aus dem Wasser gerettet worden war. Nur die Versicherungsleute machten griesgrämige Gesichter. Aber sie konnten es sich leisten.

Ein epileptischer Anfall, so sagt man, gleicht einem Schlaganfall. Wer einen Schlaganfall überstanden hat, klagt oft über Schwierigkeiten beim Sprechen oder Schreiben, auch wenn das Denkvermögen keinerlei Einbußen erlitten hat. Ein kleines Problem für mich – abgesehen von *Petit mals* – war die Erkenntnis, mich nicht so ausdrücken zu können, wie ich das gerne wollte. Mir schossen die Gedanken wie immer durch den Kopf, ich erfaßte Situationen sehr schnell und konnte darauf reagieren, aber wenn ich etwas erklären oder sagen wollte, konnte ich das nur in einfachen Worten oder drückte mich sehr umständlich aus. Mir hilft es, die Ursachen solcher Symptome zu kennen. Ich fand es daher sehr aufschlußreich, als ich erfuhr, daß die Vernarbung in meinem Gehirn höchstwahrscheinlich im unteren Hirnbereich lag, also dort, wo das Sprachzentrum sitzt. Ich muß demzufolge damit rechnen, daß bei mir das Sprechvermögen mehr oder weniger stark beeinträchtigt ist. Ein Modell des menschlichen Gehirns zeigt, daß das Sprachzentrum etwas oberhalb der Ohren liegt – also dort, wo in der entscheidenden Phase meiner Geburt die Zange angesetzt wurde. In gewisser Weise haben diese Sprachstörungen auch ihr gutes. Jemandem, der mit seinem Urteil so schnell bei der Hand ist, kann etwas Bedächtigkeit beim Sprechen nicht schaden. Außerdem wird das Gesicht viel ausdrucksstärker: Lächeln, Stirnrunzeln, Nicken, Kopfschütteln, Grimassen aller Art gehören zu einer Sprache, die man auf der ganzen Welt versteht. Die Schwierigkeiten beim Sprechen haben sich bei mir eher noch verstärkt. Sie behindern mich auch heute noch. Deshalb verlaufen Brieffreundschaften für mich auch viel erfolgreicher als Bekanntschaften, bei denen man sich ständig trifft. Es erschöpft und verwirrt mich, länger als ein paar Stunden oder tagelang mit Menschen zusammen zu sein. Das liegt vermutlich an den Gesprächen. Ich bin gern in Gesellschaft, aber leider erfordert auch die einfachste Frage eine Antwort, und ehe man sie gibt, muß man sich für die richtige entscheiden.

Auf die Frage: »Wie geht es dir?« gibt es unzählige Antworten. Sie kann die freundliche Einleitung eines Gespräches bedeuten, genauso gut aber auch die ernstgemeinte Erkundigung nach meinem Befinden. Soll ich darauf nun mit »O vielen Dank, sehr gut« oder mit »Vielen Dank der Nachfrage, und wie geht es dir?« antworten? Möglicherweise paßt auch »Schrecklich, ich habe eine schlimme Erkältung« (Auskunft über den Gesundheitszustand) oder »Miserabel! Meine Katze ist weggelaufen« (Gefühlszustand). Dann gibt es auch noch Phrasen wie »Bestens!« und »Es geht aufwärts«. Oder man nimmt nichtssagende Antworten: »Gemischt« oder »Wie es einem so geht.« Der Computer in meinem Kopf muß alle Möglichkeiten untersuchen und in Sekundenschnelle die richtige ausspucken. Leider gerät er manchmal in Panik und liefert eine Antwort aus dem Speicher »Großmutter«, wenn eine mit der Aufschrift »Junger Mann« verlangt ist. Und dann brauche ich oft geschlagene fünf Minuten, um meine merkwürdige Antwort zu erklären.

Situationen dieser Art rufen meistens innerhalb der nächsten Stunde einen kleinen Anfall hervor. Seltsamerweise gilt das nicht für Vorstellungsgespräche, denn dann kann ich oft geradezu brillante Reden halten. Vielleicht liegt das daran, daß in diesen Situationen meine Gesprächspartner keine vorgefertigte Meinung von dem haben, was ich sagen werde. Im allgemeinen habe ich jedoch mit langen und wichtigen Gesprächen große Schwierigkeiten. Wird mir eine komplizierte Frage gestellt, bei der ich mehrere Aspekte gleichzeitig berücksichtigen muß, dann stöbert der Computer in meinem Kopf in den entferntesten Winkeln seiner Speicher, um alle notwendigen Informationen aufzuspüren, und bricht dann prompt unter der Last der Verantwortung zusammen – und meldet einen Blackout.

Ein Großteil der Probleme mit Epilepsie, der Heiligen Krankheit, sind rein psychologischer Natur. Aber jeder von uns muß das selbst herausfinden. Wenn wir unserem kleinen Teufel nachgeben, dann wird er seinen Spielraum ausnützen und uns das Leben zur Hölle machen. Aber wenn es uns gelingt, ihm mit aller Kraft zu widerstehen, dann muß er zurückstecken. Daran besteht kein Zweifel. Er wird sich in eine Ecke verziehen und uns nur dann belästigen, wenn wir ihm Beachtung schenken. Mein kleiner Teufel ärgerte sich fast schwarz, denn er hatte sich auf seinem ureigensten Terrain, dem Feuer, einen leichten Sieg versprochen. Aber zum ersten Mal, seit wir uns kannten, mußte er erleben, daß ich keine Angst mehr vor ihm hatte.
Drei Monate nach der Entlassung aus dem Krankenhaus bekam ich den nächsten schweren Anfall. Psychologisch gesehen richtete er keinen großen Schaden an. Ich überquerte im dicksten Berufsverkehr die Hauptstraße und wachte im Krankenhaus wieder auf. Glücklicherweise wurde ich nicht überfahren, obwohl ich mitten auf der Straße umgefallen war. Ich besaß inzwischen ein so starkes Selbstvertrauen, daß ich die Unfallstation auf der Stelle wieder verließ und mit dem nächsten Zug nach Hause fuhr. Ich wollte nicht zulassen, daß Epilepsie die Hauptrolle in meinem Leben spielte. Ein Notfallarmband brauchte ich nicht mehr.

Ich trug jahreland ein Armband oder um den Hals eine SOS-Kapsel, aber ich kann mich an keine einzige Gelegenheit erinnern, wo sie sich bewährt hätten. Sogar bei dem *Grand mal* auf der Hauptstraße hielt man mich für drogensüchtig, betrunken oder zuckerkrank. Fremde, auch die aufgeklärtesten, die das kurze, aber dramatische Schauspiel eines Anfalls miterleben, werden eher versuchen, sich um den Betreffenden als um einen Anhänger zu kümmern. In den seltensten Fällen wird jemand auf die Idee kommen, nach solchen Dingen zu suchen. Leider wissen die wenigsten, die mit Epilepsiekranken zu tun haben, wie entmutigend es sein kann, ständig Anhänger und Ketten zu tragen oder entsprechende Ausweise mit sich zu führen. All das erinnert uns tagtäglich immer wieder an unseren Sonderstatus, sei es auch nur, wenn das Unterbewußtsein das leise Klirren der Halskette registriert.
Selbstbewußtsein ist im Leben eines Epilepsiekranken unglaublich wichtig. Ich lernte langsam, daß ich mich nicht so sehr von anderen Menschen unterschied. Als ich das Notfallarmband endlich wegwarf, fühlte ich mich wie befreit. Es gelang

mir jetzt viel leichter, Tage und manchmal sogar Wochen meinen Sonderstatus zu vergessen, auch wenn damit ein gewisses Risiko verbunden war. Ich war unnachgiebiger gegen mich selbst, suchte nicht ständig nach Ausreden und Entschuldigungen für meine Fehler, sondern strengte mich dort an, wo meine größten Schwächen lagen.
Seit es Medikamente für eine wirksame Bekämpfung der Anfälle gibt, hat sich die Situation der Epilepsiekranken entscheidend verbessert. Ich spreche von uns nicht als Leidende, sondern von Patienten. Zugegeben, von Zeit zu Zeit treten bei uns Funktionsstörungen auf, aber abgesehen von den unmittelbaren Nachwirkungen der *Grand mals* leiden wir in keiner Weise.
Als Kind hatte ich Asthma und Lungenentzündung, war sehr dünn und sehr schwach. Wenn Mutter mich manchmal zum Einkaufen mitnahm und wir die Straße entlanggingen, lehnten sich die dicken Frauen, die in unserem Viertel das Sagen hatten, über die Gartentüren, deuteten mit ihren knotigen Fingern auf mich und versicherten Mutter überlaut: »Dieses Würmchen werden Sie nie durchbringen!« Das machte mich so wütend, daß ich beschloß, groß und stark zu werden und es allen zu zeigen. Nur wegen der Prophezeiungen dieser Frauen gab ich nach, wenn Großvater mich aufforderte, mehr Gemüse zu essen. Er deutete immer auf meinen Bauch und sagte: »Da ist noch viel Platz. Iß noch einen Löffel.«
Seit ich Epilepsie habe, fühle ich mich stark und geradezu widersinnig gesund. Körperliche Arbeit macht mir nichts aus, sei sie auch noch so hart. Und ich betreibe einen so anstrengenden Sport wie Bergsteigen. An meine letzte Erkältung kann ich mich kaum noch erinnern. Vergleichen Sie doch einmal meine Situation mit der von Menschen, die Arthritis und Migräne haben, oder an Neuralgien, Magengeschwüren beziehungsweise an anderen Krankheiten mit ständigen oder immer wiederkehrenden Schmerzen leiden. Auch ein Diabetiker muß eine strenge Diät einhalten und ist auf tägliche Injektionen angewiesen. Man denke an die vielen Menschen mit Herzkrankheiten und Krebs. Sie leiden wirklich, obwohl ihnen der zusätzliche Kummer erspart bleibt, zu einer diskriminierten Minderheit zu gehören. Das ist unser Los. Ich weiß, welches Schicksal ich vorziehe.

Unter Mr. Webbs ständiger Ermutigung wuchs meine Entschlußkraft und Zielstrebigkeit. Es gab zwar immer noch Zeiten, in denen ich mich sehr einsam fühlte, aber das Leben schien mir doch sinnvoller zu werden. Neue Möglichkeiten eröffneten sich, und mein Horizont erweiterte sich. Die Erregung darüber machte mich buchstäblich atemlos. Mr. Webb eröffnete mir eines Tages, er habe mir alles beigebracht. Um weitere und noch mehr Erfahrung zu sammeln, müßte ich nach Großbritannien fahren. Phantastisch – nach Großbritannien fahren! Großbritannien war für mich ein Wunderland. Dort gab es das London von Charles Dickens, das Dorset von Thomas Hardy und das Cambridge für alle. Großbritannien, das war für mich Agatha Christies reiche Mörder und die Sümpfe der Geschwister Brontë. Australien hatte noch nicht die eigene, ausgezeichnete Literatur entdeckt. Wir wachsen im Stolz auf unsere britische Abstammung auf, so daß sich jeder Bewohner des Fünften Kontinents bereits zu Hause fühlt, noch ehe er den ersten Fuß an Land gesetzt hat.
Aber ich – ich konnte doch eine Reise dorthin nicht wagen. Ich mit meiner... Ich mit all diesen... Aber warum eigentlich nicht? Mr. Webb sorgte dafür, daß seine Idee in mir wuchs und gedieh. Er war nicht der einzige, der mich zu dieser Reise ermutigte. Auch die exzentrische Tante und mein Onkel fanden den Gedanken großartig. Sie sagten nicht: »Du kannst unmöglich eine so weite Reise allein machen, denn du hast Epilepsie. Du brauchst Schutz und ein ruhiges Leben.«
Ich traf schließlich die große Entscheidung. Ich wollte das Abenteuer mit dem ungewissen Ausgang wagen. Der Entschluß verlieh mir die Kraft, all die Fragen über das Wann und Wie im einzelnen beantworten zu können. Viel zu lange hatte ich mich von Vorschriften bevormunden lassen, die warnten: »Das ist nichts für dich. Du mußt eben auf vieles verzichten, was die anderen tun.« Viele Menschen machen große Reisen – auch allein. Aber ich mußte mich erst einmal durch das Gestrüpp der Vorschriften und Sonderregelungen hindurcharbeiten, bis ich überhaupt die Möglichkeit zu solchen Dingen sah.
Vielleicht erwachte in mir die Abenteuerlust und der Pioniergeist meiner Vorfahren (sechs Generationen australischer Siedler). Ich suchte mir für abends noch einen Job als Kellnerin, tippte die Doktorarbeit eines Bekannten und fing voller Begeisterung an zu sparen. Wenn ich vor der Wahl zwischen einem Schinkensandwich für siebzehn Cent und einem Marmeladen-

brötchen für sieben stand, denn entschied ich mich für Marmelade und legte zehn Cent für ein Sandwich in London beiseite. Ein neues Kleid für zwanzig Dollar? Nein, lieber änderte ich ein altes und verbrachte dafür ein Wochenende in Schottland. Auf diese Weise ersparte ich mir langsam den zehntausend Meilen langen Weg durch die Weltmeere. Ich lebte buchstäblich vom Existenzminimum.

Den Job als Kellnerin kündigte ich schon sehr bald wieder, denn der Wirt behielt meine Trinkgelder ein. Ich fand aber eine neue Arbeit, und zwar an der Kasse des exklusivsten Restaurants von ganz Melbourne. Dort bezahlte man mich viel besser und verwöhnte mich mit Köstlichkeiten wie eine Prinzessin. Die freundlichen Weinkellner brachten mir überzählige Desserts, kleine Süßigkeiten, die man zum Mokka nach dem Essen servierte sowie eine Tasse starken Kaffee nach der andern und Kirschlikör. Seine Wirkung war eine ganz neue Erfahrung. Der ganze verrückte Plan mit all seinen Konsequenzen war eine neue Erfahrung. Gewiß, Mr. Webb mußte mir den Anstoß geben, damit ich den Gedanken überhaupt in Erwägung zog, als Kellnerin und sogar in zwei Jobs gleichzeitig zu arbeiten. Ich erzählte den Restaurantbesitzern nicht, daß ich Epilepsie hatte. Warum auch? Ich war felsenfest davon überzeugt, daß ich keine Anfälle mehr bekommen würde.

Natürlich stieß ich, das häßliche Entlein, auf beträchtlichen Widerstand, als ich so einfach die Flügel ausbreiten und davonfliegen wollte. Seit drei Generationen hatte niemand aus unserer Familie den sonnigen Stränden Australiens den Rücken gekehrt. Niemand in der Verwandtschaft konnte begreifen, was mich in dieses trostlose, regnerische, neblige und unfreundliche Land zog, das nach ihren Informationen auch noch völlig pleite war. »Australien ist doch das Land, wo Milch und Honig fließen. In England hast du doch keinen Freund oder Verwandten, an den du dich wenden und zu dem du dich flüchten kannst. Dort ist niemand, der dir mit Rat und Tat zur Seite steht.« (Gottseidank, dachte ich, England ist ja noch herrlicher, als ich es mir vorgestellt habe.) »Glaubst du wirklich, daß es dort drüben Ärzte gibt, die dir helfen können? Was willst du denn machen, wenn du einen Anfall unter... unter lauter Ausländern bekommst?« »Ausländer sind auch nur Menschen«, erwiderte ich, »das gilt auch für Engländer. Außerdem werde ich keine Anfälle mehr bekommen!« Mein Optimismus war nicht mehr zu bremsen. Ich buchte mit meinem schwerverdienten Geld die

billigste Schiffspassage, die ich bekommen konnte. Drei Jobs gleichzeitig hatten mich nicht umgebracht, sondern das Gegenteil bewirkt.
Am 7. Oktober 1972 stachen neun Koffer, ein Tablettenvorrat für drei Monate, einige tausend enttäuschte Einwanderer und meine hoffnungsvolle Wenigkeit mit dem Ziel England in See.

14. Kapitel

Ich gebe zu, ich war traurig, als der große Dampfer auf das offene Meer hinausfuhr und die Lichter von Melbourne langsam verschwanden. Aber ich bereute meinen Entschluß nicht. Mr. Webb war rechtzeitig gekommen, um sich mit einem wunderschönen Blumenstrauß zu verabschieden. Er sagte wenig, aber ich wußte, in seinen Worten lag viel – viel Ermutigung, auch etwas Stolz und ein bißchen Trauer. Er hatte sein ganzes Leben lang von einer Reise nach England geträumt. Aber er hatte es nie geschafft, obwohl er einmal sogar schon das Ticket besaß. In Gedanken fuhr er mit. Bald nach meiner Ankunft erhielt ich ein Telegramm von ihm: »Frohe Weihnacht. Brief folgt.« Sein Brief kam nie, denn bald darauf starb er an Gehirnblutung.

Liz konnte mich nicht verabschieden; sie war zweitausend Meilen weit entfernt. Vater hatte mir bereits auf Wiedersehen gesagt. Mutter kam zum Schiff und war natürlich völlig aufgelöst. Aber für mich war die psychologische Notwendigkeit stärker, alle Krücken hinter mir zu lassen. Bisher hatte ich den Schritt in die Unabhängigkeit in letzter Konsequenz noch nicht gewagt. Immer gab es jemanden in der Nähe, zu dem ich mich flüchten konnte, wenn ich nicht mehr weiter wußte. Ich suchte ein Testgelände, um meine Fähigkeiten und Kräfte zu erproben, wenn es im Leben wirklich drunter und drüber ging. Nur so würde ich erfahren, ob ich in der Lage war, unabhängig zu sein, oder bis an mein Lebensende einen Aufpasser brauchte.

Meine Kabine lag unterhalb der Wasserlinie. Ich teilte sie mit zwei enttäuschten englischen Auswanderinnen, die in die Heimat zurückkehrten, und einer Frau aus Bolivien. Die beiden Engländerinnen beflügelte nur ein Wunsch: Sie wollten in West-Bromwich endlich wieder richtige Pommes frites essen. Der Druck und die Hektik der Reisevorbereitungen lagen hinter mir, und ich begann, mich zu entspannen. Nach vier Tagen auf See bekam ich beim Frühstück einen *Grand mal,* der sich gewaschen hatte. In diesem Stadium der Reise gingen die Passagiere noch rechtzeitig schlafen, um beim Frühstück wieder wach zu sein. Nur die wenigsten bereiteten sich bereits auf die

Zeitumstellung vor. Deshalb versetzte wahrscheinlich mein Anfall sehr viele Passagiere in Aufregung. Man brachte mich ins Schiffslazarett und gab mir eine Injektion. Ich denke nur mit Unbehagen daran, was man mir wohl injizierte – der Arzt und die Schwester sprachen nur griechisch, und ich konnte mich nicht verständlich machen. Ich stand so schnell wie möglich auf und torkelte und wankte zur Kabine zurück. Die Demonstration der Macht meines kleinen Teufels bestürzte mich und machte mich zornig. Die alte Furcht stieg wieder in mir auf: Alle, die den Anfall mitangesehen hatten, würden mich jetzt entsprechend beurteilen. So hatte ich mir das nicht vorgestellt. Auf einem großen Passagierdampfer machen Tratsch und Klatsch sofort die Runde. Die Passagiere haben Zeit im Überfluß und tun nichts lieber, als sich die neuesten Neuigkeiten zu erzählen. Ich stellte erst nach ein paar Wochen fest, daß meine Reisegefährten sich im Grunde genommen nur für das Sexleben der anderen interessierten.

Ich verbrachte viele lange Stunden mit einer Gruppe junger Australier in der Marine-Bar. Die jungen Aussies fuhren weniger nach England, sondern wollten in erster Linie Australien entfliehen. Die heimkehrenden britischen Auswanderer mieden die Australier an Bord, als hätten sie die Pest. Fünf Wochen lang saßen wir zusammen und redeten belangloses Zeug. Mein großes Geheimnis war bereits jedermann bekannt, und deshalb zog ich es vor zuzuhören – bis es wirklich unerträglich langweilig wurde. Hätte ich mich ohne den *Grand mal* vor Wellington auch in Selbstmitleid gesuhlt und den anderen unter dem Deckmäntelchen der Vernunft etwas vorgejammert, wie fast alle es taten? Der Anfall hat mit Sicherheit meinen Start ins gesellschaftliche Leben verschlechtert. Er bewahrte mich auch vor einer dieser schrecklichen Bordromanzen, die mit einem Tango beginnen und an Deck unter sternklarem Himmel ihren Höhepunkt finden. Diese Affären halten nur so lange, bis das Ziel der Reise naht und das Alltagsleben wieder ins Blickfeld rückt.

Anfangs fand ich es wunderbar, überhaupt nichts zu tun. Aber nach einer Woche hatte ich es satt. Einige der Passagiere führten ein Theaterstück auf. Ich übernahm darin die Rolle des jungen Kavaliers. Dieselbe Gruppe spielte eine Revue über das Leben an Bord eines Passagierdampfers. Ich schrieb die Texte zu den Songs. Plötzlich konnte ich mich an den einigermaßen sinnvollen Aktivitäten an Bord beteiligen, obwohl ich mich wegen des *Grand mals,* den alle miterlebt hatten, anfangs so geschämt und geärgert hatte und auch enttäuscht war. Die Mitreisenden beschäftigten sich mit dem Anfall keineswegs so sehr, wie ich das befürchtet hatte. Zum ersten Mal seit dem Ausbruch meiner Epilepsie hatte ich genügend Zeit, mir ein Bild davon zu machen, wie die Menschen in meiner Umgebung auf das Schauspiel eines Anfalls reagieren. Während wir an Deck und in der Marine-Bar faulenzten, kam ich zu einer erstaunlichen Erkenntnis: Den Leuten machte meine Epilepsie nicht das geringste aus.

Niemand sah mich schief an, und trotz meiner Zurückhaltung war ich bei allen Aktivitäten willkommen. Viele interessierten sich auch aufrichtig für die Einzelheiten und den Ablauf eines epileptischen Anfalls. Sie stellten alle möglichen Fragen, die ich so sachlich beantwortete, als sei ich mein eigener Neurologe. Dann wurde das Thema Epilepsie plötzlich uninteressant, und man ging zum nächsten über, als hätten wir uns über Tagespolitik oder das Wetter unterhalten. Die Sache war vergessen. Ich erfaßte nicht sofort die Bedeutung meiner Beobachtung, aber eines stand fest: Diese Schiffsreise gab meinem Selbstvertrauen unglaublichen Auftrieb. Offensichtlich konnten die Menschen meine Epilepsie ebenso leicht akzeptieren wie meine großen Füße.

Wir näherten uns Southampton und fuhren am frühen Morgen an der Isle of Wight vorbei – zu früh für die meisten Passagiere, die deshalb den ersten Zipfel von England verpaßten, den man vom Schiff aus sehen konnte. Der Abschiedsball hatte sich in die Länge gezogen und war zu einer sentimentalen Festlichkeit geworden. Zu meiner ersten Mahlzeit in England wurde ich eingeladen. Ich saß an einem entsprechend nebligen Nachmittag mit zwei anderen unserer endlich gelandeten Reisegesellschaft auf dem Rücksitz eines alten, bequemen Rovers. Ich fand das diesige Wetter und den düsteren Savernake Forest ebenso hinreißend wie die hausgemachte Schweinepastete (so etwas kennt man in Australien nicht) und den lauwarmen Milchkaffee, den man als Verpflegung für die Autofahrt mitgebracht hatte. Meine etwas altmodischen Gastgeber mieden die Autobahn, als sei sie eine neue Seuche, aber der erste Blick, den ich auf dieses Phänomen werfen konnte, als wir die Autobahn auf einer Brücke im Nebel überquerten, versetzte mich in unglaubliche Begeisterung. Bisher hatte ich davon gehört, gelesen und Bilder gesehen, aber nun sah ich sie mit eigenen

Augen: eine englische Autobahn, die auf der einen Seite aus dem Grau auftauchte und auf der anderen wieder darin verschwand. *Nous sommes arrivez* (sagte ich in meinem besten australischen Akzent).

Ich wage nicht darüber nachzudenken, wie oft ich bis zu diesem Zeitpunkt in einer neuen Umgebung und unter anderen Menschen vor einem Neuanfang gestanden hatte; und nach jedem Start mich prompt zurücklehnte und erwartete, alles sei wie verwandelt. Ich irrte mich immer und war meistens selbst für den Fehlschlag verantwortlich, auch wenn mich das Pech zu verfolgen schien. Auch diesmal war es nicht anders.

Die Eltern einer Mitreisenden holten mich in Southampton ab. Sie besaßen einen großen Landsitz in Herefordshire und waren die Freundlichkeit in Person, wie das so typisch für die schnell aussterbenden, wohlhabenden Engländer vom Land ist – für mich verkörperten sie »das Britische« an sich. Als Gast in ihrem Haus gewöhnte ich mich sehr schnell an die in England üblichen vier Mahlzeiten pro Tag anstatt der gewohnten drei. Ich machte ausgedehnte Spaziergänge, kletterte auf die kahlen Bäume und konnte mich an der Landschaft nicht sattsehen – ein Traum war Wirklichkeit geworden. Abends saßen wir am Kamin, eine Sitte, die ich nicht kannte. Meine Gastgeber wollten alles über die Überfahrt, ihre Tochter (die in Brasilien ausgestiegen war) und mich wissen. Ich erzählte ihnen von der Universität, wie man Bücher verkauft, von Australien und der Rinderzucht, und sie freuten sich, ein so ordentliches und nettes Mädchen zu Gast zu haben.

Aber dann beging ich den alten Fehler. Ich erzählte ihnen meine Leidensgeschichte von der Epilepsie. Die Atmosphäre veränderte sich schlagartig. Weshalb verspürte ich den Drang, ihnen von meiner Krankheit zu erzählen? Weshalb konnte ich nicht der ganz normale Mensch bleiben, als den sie mich sahen, denn darum kämpfte ich doch schon so lange? Vielleicht hatte ich etwas Skandalöses getan und wollte ihre Gunst wiedererobern. Aber meine Epilepsie war ganz bestimmt nicht schuld daran, daß sie mich mit anderen Augen ansahen, sondern mein unfairer Appell an ihr Mitgefühl. Mein wackliges Selbstbewußtsein fiel in sich zusammen, und ich war wieder bei der »Ich-habe-Epilepsie-und-deshalb-mußt-du-nett-zu-mir-sein«-Masche angelangt. Die beiden Jahre in der Wohnung waren doch nicht so lehrreich gewesen.

Auf diese Weise spielte es sich immer ab. Ich wollte über jedes

Thema reden, das um mich kreiste, und ließ dabei die andere Hälfte eines Gesprächs außer acht – die »Wie geht es Ihnen?«-Hälfte. Sobald ich nicht mehr im Mittelpunkt stand, erfaßte mich die Angst der Ablehnung. Und dann spielte ich meinen letzten, abgenutzten Trumpf aus – die Epilepsie. Die erhoffte Reaktion hielt nicht lange an, aber ich verstand nicht, warum. Ich wußte nur, etwas stimmte nicht, und der Fehler lag bei mir. Ich sehnte mich nach der Anerkennung von Menschen, aber ich versuchte immer noch, sie auf dem falschen Weg zu erringen.

Wir hatten schreckliche Geschichten über die britische Armut gehört und hielten es deshalb für ratsam, daß ich eine vollständige Überlebensausrüstung mitnahm – deshalb die neun Koffer. Darin befanden sich unter anderem Bettzeug, Töpfe, Geschirr und Besteck, Teekanne und Teesiebe, Keksdosen und ein Jahresvorrat Kondensmilch, außerdem zahlreiche von der Verwandtschaft gespendete Wollsocken und warme Unterwäsche. Nach den Informationen der australischen Medien hatte ich wirklich den Eindruck gewonnen, in England könne man nicht damit rechnen, solche Dinge ohne weiteres kaufen zu können.
Ich erwartete, mit einer Kerze in einer Art zugiger Besenkammer hausen zu müssen, durch deren Löcher in den Wänden der Schnee wehte. Nach meiner Ankunft stellte ich fest, daß man einen Büchsenöffner mühelos erstehen konnte. Die Menschen sahen geradezu enttäuschend wohlgenährt aus, und sie trugen anständige Kleidung, wenn auch nicht immer aus dem Hause Dior. Ich hätte also meine Jahresvorräte ohne weiteres zu Hause lassen können.
Ich erlebte den ersten richtigen Herbst meines Lebens – ehrwürdige alte Bäume mit kahlen Ästen, hinter denen um halb fünf die Sonne unterging, Eichhörnchen, Fliegenpilze und Nebel. Ich besuchte meine erste echte Ruine – Ludlow Castle, unten im Tal ein Fußballspiel und lernte anschließend einen echten englischen Tee mit Gebäck kennen. Ich fand meine erste Vermieterin, eine Frau in Cambridge, die nichts von Fahrrädern, Buchhändlerinnen und Männerbesuchen hielt. Baden durfte ich nur einmal in der Woche und mußte zehn Pence dafür bezahlen. Ich hatte ein Zimmer mit einem Gasofen (und einem Schutzgitter), einen herrlichen Blick über verwinkelte Dächer auf Jesus Green und den Cam. Es war märchenhaft. Ich sollte ein Jahr lang keinen *Grand mal* mehr haben – ein neuer Rekord für mich.

Ich bekam einen Job als Aushilfskraft in einer Buchhandlung in Cambridge, mußte aber beweisen, kein Mensch mit zwei Köpfen oder noch etwas Schlimmerem zu sein. Beim Ausfüllen des Bewerbungsformulars stieß ich natürlich auch auf die Zeile »Krankheiten«, und mir lief ein ahnungsvoller Schauer über den Rücken. Ich wollte erst »die Üblichen« oder »keine« hinschreiben, entschied mich aber dann doch für »Asthma in der Kindheit« und beließ es dabei. Nicht zum ersten und nicht zum letzten Mal beantwortete ich aus taktischen Gründen diese Frage nicht wahrheitsgemäß. Das Wort »Epilepsie« löst bei zu vielen Arbeitgebern zu viele Vorurteile aus. Ich lasse mich nicht von der Überzeugung abbringen, daß eine Epilepsiekranke mit der Möglichkeit eines Anfalls pro Jahr weit mehr zu leisten vermag als die vielen Angestellten mit Wetterfühligkeit, einer Drei-Tage-pro-Woche-Migräne, der Ist-mir-egal-Krankheit, einer verlängerten Frühstückspausitis, Schwatzsucht oder einer langen Leitung. Wir Menschen mit Epilepsie sind froh darüber, arbeiten zu dürfen, und hüten uns davor, den Job durch Faulheit und zu häufiges Fehlen zu gefährden. Darüber sollten sich Arbeitgeber einmal Gedanken machen. Ich trat jedenfalls meine Arbeit in der Literaturabteilung der großen Universitätsbuchhandlung gesund und mit einem reinen Gewissen an.
Ich sprach auch nicht über meine Krankheit, und nur Peter, ein junger Mann, der mich sonntags zu sich nach Hause zum Essen einlud (diese Einladungen zum Sonntagsessen waren etwas Neues für mich und verhinderten, daß ich mich einsam fühlte), ohne eine leidenschaftliche Liebesaffäre zu erwarten, wußte, weshalb ich die vielen Pillen nahm. Ich gab der großen Versuchung nach, ihn in mein Geheimnis einzuweihen, vermutlich um den Druck der Geheimhaltung etwas abzubauen. Außerdem war mir eingeschärft worden, für den Fall eines *Grand mals* an meinem Arbeitsplatz immer wenigstens einem Menschen von meiner Epilepsie zu erzählen. Ich mußte die Vor- und Nachteile sorgfältig abwägen. Ich kam mir automatisch minderwertig vor, wenn ich jemandem von meiner Krankheit erzählte. Ich konnte dem Betreffenden von da an nicht mehr unbefangen gegenübertreten. Das ist zwar lächerlich, ist aber bei mir so. Natürlich mußte ich auch an meine Sicherheit denken. Was konnte passieren, wenn niemand über meine Krankheit Bescheid wußte? Auf dem Schiff ahnte niemand etwas, und ich habe den *Grand mal* überlebt. Eine Buchhandlung ist kein sehr gefährlicher Ort für einen Anfall. Man stürzt dort auch nicht

schwerer als anderswo. Ich hatte keine Angst vor einem Anfall in unseren Geschäftsräumen und wollte das Risiko auf mich nehmen. Aber ich vertraute Peter mein Geheimnis an – und zwar aus freien Stücken. Ihm erzählte ich als erstem Menschen nüchtern, sachlich und ohne Hintergedanken von der Epilepsie. Er erkundigte sich, weshalb ich die vielen Tabletten nehme, und ich sagte ihm die Wahrheit. Nachdem er Bescheid wußte, paßte er auf mich auf – aber so hätte er sich auch um jedes andere Mädchen gekümmert. Peter wurde ein wirklich guter Freund.

Der Herbst war märchenhaft, aber im Winter ereignete sich ein Wunder nach dem anderen. Es entsprach zwar nicht meiner Wunschvorstellung, mit drei anderen Mädchen und der Vermieterin Tür an Tür zu wohnen, aber es vergingen mehrere Monate, bis das »Ich bin in England!«-Hochgefühl sich abgenutzt hatte. Die größte Aufregung war das erste Eis, das ich auf der Cam erlebte. Ich probierte aus, ob es mich trug, und zertrat das Eis auf allen zugefrorenen Pfützen, die ich finden konnte. Und dann der erste Schnee ... Ich geriet außer mir vor Begeisterung, fuhr jubelnd auf meinem Fahrrad umher und scheuchte die Enten und Schwäne am Flußufer auf.

In der Buchhandlung amüsierten sich alle über mich, ohne daß ich etwas davon bemerkte. Tollpatschig ist wohl zu geschmeichelt; ich muß bei meinem Bemühen, alles zu erfahren, zu lernen und zu können wahrscheinlich so geschickt gewirkt haben wie eine Dampfwalze, die versucht, so leichtfüßig zu tanzen wie Alexis Sorbas. Die Engländer lächelten nachsichtig, lachten manchmal und übersahen meine Unbeholfenheit. Weil ich Ausländerin war, hatte man Verständnis für mein Verhalten (eine Entschuldigung, die ich auch heute noch sehr nützlich finde). Sie akzeptierten mich, gleichgültig, was ich sagte oder tat. Es schien, als könnte ich ernsthaft damit beginnen, erwachsen zu werden – eigentlich hätte ich sieben Jahre eher damit anfangen müssen. Das zerzauste Käuzchen befand sich plötzlich allein im Sonnenschein. Es öffnete die Augen, schlug wild und aufgeregt mit den Flügeln und wirkte sehr komisch, wenn es versuchte, wie die Spatzen zu hüpfen und wie die Lerchen zu singen.

Ich mußte mir einen Arzt suchen, und zwar schon bald. Wie ich sehr schnell herausfand, dürfen Ärzte in Großbritannien keine Medikamente für die Dauerbehandlung chronisch kranker Pa-

tienten verschreiben. Dazu brauchen sie den Segen eines Facharztes. Außerdem war das Mittel, das ich am dringendsten benötigte, Dilantin*, unter diesem Namen unbekannt. Glücklicherweise entdeckten wir später auf dem Etikett eines meiner alten Tablettenröhrchen den Hinweis »Phenytoin Natrium« und konnten dadurch das entsprechende englische Medikament mit der Bezeichnung »Epanoitin« ausfindig machen.
Schließlich befand ich mich im medizinisch fortschrittlichsten Land der Welt, und noch dazu in der Nähe eines für seine Forschung berühmten Krankenhauses. Deshalb kam ich auf die blendende Idee, einen Facharzt dort aufzusuchen, denn es hätte ja sein können, daß inzwischen in der Behandlung Epilepsiekranker ein entscheidender Durchbruch gelungen und die Nachricht davon noch nicht bis zu den Antipoden vorgedrungen war. Ich vereinbarte einen Termin bei einem Neurologen des berühmten Addenbrookes Hospital.
Zu meiner Überraschung traf ich dort auf eine australische Neurologin. Aber es verschlug mir die Sprache, als sie auf meine Frage nach möglichen neuentdeckten Heilverfahren bedauernd erwiderte, darüber sei am ehesten das Royal Melbourne Hospital informiert, denn für meine Krankheit sei es das beste Krankenhaus der Welt. Man konnte mir nicht helfen. Dr. Ebeling hätte als erster von neuen Behandlungsmethoden oder besseren Möglichkeiten der Anfallskontrolle erfahren. Glücklicherweise hatte ich mir keine allzu großen Hoffnungen gemacht und war deshalb auch nicht allzu enttäuscht. Man machte ein EEG, und ich bekam meine Tabletten verschrieben. Schade! Aber... ich glaube, den Mut zu einer komplizierten und riskanten Gehirnoperation hätte ich nicht aufgebracht.
Die Neurologin riet mir, auf der Stelle der British Epilepsy Association beizutreten. Dieser Gedanke begeisterte mich nicht. Aber ich schrieb hin, und man schickte mir bald darauf diverse Broschüren sowie eine Karte, die ich immer in der Handtasche mitführen sollte. Auf der leuchtend roten Karte stand in dikken, schwarzen Großbuchstaben ICH BIN EPILEPTIKERIN«. Ich hielt mich an die Weisung und steckte die Karte in meine Handtasche. Immer wenn ich sie öffnete, sprangen mir die dicken, schwarzen Buchstaben gewissermaßen ins Gesicht. Ich war entsetzt und wütend. Wer würde meine Handtasche öffnen, um nach dieser Karte zu suchen, wenn ich einen Anfall auf

* siehe Anmerkung auf S. 14

der Straße hatte? Du meine Güte, die Karte war doppelt so schlimm wie die SOS-Kapsel, denn ich mußte sie ungefähr zwanzigmal pro Tag ansehen. Das kam einer Gehirnwäsche gleich. Ich bin Epileptikerin... Ich bin anders als die anderen... Ich bin ein Sonderfall... Ich zerriß die Karte in kleine Stücke und warf sie weg.

Dreimaliges Umziehen half nicht, mich an das Leben in möblierten Zimmern Tür an Tür mit anderen Leuten zu gewöhnen. Ich fürchtete, nicht den notwendigen Achtstundenschlaf zu bekommen und regte mich unangemessen auf. Weshalb konnten die anderen nicht nach dreiundzwanzig Uhr leise sein? Warum wuschen sie das Geschirr nicht ab? Warum ließen sie mich nicht in Ruhe? (Oder ich jammerte: Warum unterhalten sie sich nicht mit mir?) Auf jeden Fall hatten sie immer das heiße Wasser verbraucht, wenn ich baden wollte. Auch bei der Arbeit zeigte sich mein bemerkenswertes Talent zur Ungerechtigkeit. In England stürmt man nicht einfach in das Büro des Chefs, um sich zu beschweren. Aber ich tat das. Meine sich entfaltende Persönlichkeit schien von Kompromissen nicht viel zu halten. Wo blieb bloß die herbeigesehnte, tiefgreifende Verwandlung? Ich bemerkte keinen Unterschied zu früher. Aber er war vorhanden.

Diese Menschen hier hatten mir gegenüber keine Vorurteile, wenn man von den kuriosen und komischen Ansichten der Engländer über Australier im allgemeinen einmal absieht. Mir eröffnete sich die unglaubliche Möglichkeit, zu dem Menschen zu werden, der ich gerne sein wollte. Ich mußte sehr schnell eine Identität finden, um sie den toleranten, aber eher konservativen Engländern zu präsentieren. Mein neues Ich unterschied sich sehr von dem, was ich aus dem Trümmerhaufen meiner Zeit als Lehrerin gerettet hatte. Aber natürlich hatte sich an den Elementen, aus denen es sich zusammensetzte, nichts geändert. Es kam lediglich darauf an, die richtigen davon auszuwählen und sie klüger zusammenzufügen.

In diesem wundervollen Jahr im idyllischen Cambridge verliebte ich mich zum ersten Mal bis über beide Ohren. Andy stammte aus London, war in Cambridge aufgewachsen und ein begeisterter Segler. Am glücklichsten fühlte er sich in einer Jolle auf der Themse oder auf einem Schoner vor der Küste. Ich hoffe, daß er jetzt dort ist. Meine Kollegen gewöhnten sich daran und, wie ich mir vorstelle, amüsierten sich darüber, daß ich durch die Buchhandlung tanzte und jubelte: »Ich bin verliebt, ich bin verliebt! Ist das nicht wunderbar?« In mir wuchs die Fähigkeit, Liebe zu geben, anstatt Liebe zu nehmen, bis nichts mehr davon übrig war.

Das alles geschah, kurz nachdem Andy mir das Leben gerettet hatte. Es war in meinem zweiten möblierten Zimmer. Wir begegneten einander manchmal auf der Treppe oder in der Küche. Nachdem wir einige Male zusammen zu Abend gegessen hatten, erzählte ich ihm von meiner Epilepsie. Wie sich kurz danach herausstellte, war das klug gewesen, denn als Andy ein paar Tage später aus dem Badezimmer Klatschen und Platschen hörte, erriet er, was vor sich ging.

Dummerweise hatte ich die Tür verriegelt und damit das erste Gebot für Epilepsiekranke in Badezimmern nicht befolgt. Aber Andy ließ sich von dem Besetztzeichen nicht abschrecken und öffnete das Schloß mit einem Zweipencestück. Ohne ihn wäre ich wahrscheinlich ertrunken. Mein außergewöhnlich starker Überlebenswille hätte mir nicht viel helfen können. Ich frage mich noch heute, wie er es fand, ein nacktes, nasses Mädchen aus der Badewanne zu ziehen. Aber wir verliebten uns nicht nur deshalb.

Ungefähr nach einem Jahr – der Zusammenprall der Kulturen in Form von einer superdirekten Aussie und den überzurückhaltenden Briten hatte zu einigen temperamentvollen Explosionen geführt – verschärfte sich meine Situation plötzlich. Außerdem fand ich es unmöglich, von dem Minilohn zu leben, den ich in der Buchhandlung bekam, obwohl ich so wenig wie möglich aß. Ich erwog deshalb, mir einen anderen Job zu suchen. Das war auch nur gut.

Am Samstag der vorletzten Woche in der Buchhandlung forderte mich mein kleiner Teufel vor allen Kunden zu einem Duell heraus. Ein ganzes Jahr lang hatte ich keinen *Grand mal* mehr gehabt, und die Erinnerung daran, wie schlimm so ein Anfall sein konnte, war verblaßt. Ich dachte nicht mehr an den unerträglichen Brechreiz, die Kopfschmerzen, die Todesangst und die Scham vor den anderen. Und ich wußte nicht mehr, wie groß die Enttäuschung sein kann, wenn man felsenfest glaubte, daß es mit den *Grand mals* ein für alle Mal vorbei sei. Der Anfall an diesem Samstag war besonders lang und spektakulär. Während ich mich auf dem Boden wälzte (glücklicherweise war die Buchhandlung mit dicken Teppichböden ausgelegt), bekam der Geschäftsführer solche Angst, daß er einen Krankenwagen rief. Ich konnte mich nicht dagegen wehren. Das riskieren wir, wenn wir unseren Arbeitgebern nichts von unserer Krankheit erzählen – und weniger die körperlichen Folgen, denn niemand kann uns während eines Anfalls helfen. Die Verwirrung und der mögliche Zorn des Chefs kann uns die Stelle kosten. Ich persönlich glaube jedoch, wenn wir unsere Leistung unter Beweis gestellt haben, wird uns niemand so leicht rausschmeißen. Es ist immer schwieriger für einen Epilepsiekranken, eine Arbeit zu finden, als sie zu behalten.

Peter erklärte dem Geschäftsführer in aller Eile, was ich hatte, und begleitete mich dann im Krankenwagen. Ich wußte noch nicht wieder, wo ich mich befand und was vor sich ging, als ich prompt den nächsten Anfall bekam. Armer Peter! Ich hatte ihm zwar von meiner Epilepsie erzählt, aber es mußte ihm einen Schock versetzen, mich während eines Anfalls zu sehen. Später, als er wußte, daß er mich damit nicht verletzte, gestand er, wie sehr ihn der Anblick entsetzt hatte und wie schwer es für ihn gewesen war, einen kühlen Kopf zu bewahren, denn es sah schlimmer aus, als es in Wirklichkeit war. Ähnlich wie damals Liz in der Schule hielt er sich eine Zeitlang auf Distanz. Sie beruhte auf Furcht vor mir, Angst um mich und einem Gefühl der Hilflosigkeit, wie ich es von meinem jüngeren Bruder her kannte.

Es können Schwierigkeiten entstehen, wenn ein guter Freund Augenzeuge eines Anfalls wird, besonders am Anfang einer Beziehung, wenn man sich der gegenseitigen Wertschätzung und Achtung noch nicht sicher ist. Deshalb sorgen viele von uns bei Freundschaften für klare Verhältnisse, damit beide Teile wissen, woran sie miteinander sind. Epilepsiekranken mit mehreren *Grand mals* pro Monat oder Woche bleibt wahrscheinlich keine andere Wahl. Es ist erstaunlich, wie leicht viele Menschen über Anfälle, die sie beobachtet haben, hinwegkommen und sie nach einiger Zeit sogar vergessen können. Es ist aber sehr wichtig, daß wir uns an den Gedanken von Zuschauern gewöhnen und unser Verhalten ihnen gegenüber nicht ändern.

Ich werde allerdings nie erfahren, welche Wirkung diese Demonstration auf meine Kollegen und meinen Arbeitsplatz gehabt hätte, denn die Kündigung war bereits ausgesprochen, und ich zog eine Woche später nach London.

15. Kapitel

In meinem neuen Job arbeitete ich in der Versandabteilung einer Buchhandlung. Der Chef wußte von meiner Epilepsie. Ich hatte es ihm bei dem Einstellungsgespräch erzählt. Es wäre zwecklos gewesen, in Zukunft meine Krankheit einem Arbeitgeber in Großbritannien zu verschweigen. Jeder konnte in Cambridge anrufen, um sich nach meinen Leistungen zu erkundigen, und man hätte ihm vielleicht ganz nebenbei von meinem Anfall erzählt. Mein neuer Chef beschäftigte bereits eine Frau mit Epilepsie als Telefonistin. Ihn beunruhigte der Gedanke nicht, noch jemanden mit dieser Krankheit einzustellen. Ich arbeitete gern bei ihm. Sein Verständnis beantwortete ich mit Loyalität, und wenn er mir Verantwortung übertrug, gab ich mir doppelte Mühe. Wieviel einfacher wäre für uns das Leben, wenn alle Arbeitgeber die Einstellung dieses Mannes hätten. Noch immer müssen Menschen mit Epilepsie dankbar dafür sein, wenn man sie überhaupt arbeiten läßt. Wir strengen uns weit mehr an als unsere Kollegen, und wir geben uns mit weniger Lohn zufrieden, weil wir die Arbeit und damit unsere Selbstachtung nicht verlieren wollen. Bei diesem Job wußte der Chef zum erstenmal von Anfang an Bescheid, beurteilte mich aber nicht nach meiner Krankheit. Dadurch kam eine völlig neue Dimension in meinen Begriff von Arbeit. Ich wußte nun, daß ein Arbeitgeber mich als Arbeitskraft wollte, auch wenn ich Epilepsie hatte, weil ich in diesem Beruf etwas zu leisten vermochte. Ich konnte mit den anderen konkurrieren – ohne Bedingungen und ohne Ausnahmeregelung.

Ich halte es nicht für ratsam, zuviel über die eigene Krankheit zu wissen. Man gerät dadurch in Gefahr, sich zu sehr mit sich selbst und seiner Krankheit zu beschäftigen. Man ist ständig versucht, nicht vorhandene Symptome aufzuspüren, und wenn man sie nicht findet, forscht man nach Gründen, weshalb sie nicht auftreten. Obwohl ich drei Monate lang in einer der am besten sortierten Abteilungen für medizinische Fachbücher von Großbritannien arbeitete, kam ich gar nicht auf die Idee, in

den Büchern über Neurologie herumzustöbern. Nach dem ersten Termin bei meinem neuen Facharzt in London wurde ich allerdings doch neugierig.
Dr. Stern behandelte mich in der neuen und chromblitzenden Ambulanz des University College Hospital. Dieses Krankenhaus funktionierte mit der Präzision einer Quarzuhr. Es gelang mir nur selten, meinen Tee, den es dort für zwei Pence pro Tasse gab, auszutrinken, während ich auf die Behandlung wartete. Dr. Stern interessierte sich besonders für die Zahl meiner TLE-Anfälle. Er verschrieb mir Garoin – ein Mittel, das auf der Kombination von Epanoitin und Phenobarb* beruht, das in solchen Fällen angeblich Wunder wirken würde. Das Mittel half tatsächlich, obwohl die Wirkung möglicherweise psychologischer Natur gewesen sein könnte. Jedenfalls machte mich das Medikament wacher, ich steckte voller Energie und hatte das Gefühl, Bäume ausreißen zu können. Der Arzt fragte mich auch, ob ich unter Neuralgien litt. Ja, vermutlich, denn viele Jahre hatte ich undefinierbare Schmerzen im Gesicht. Ich fand es lustig, als es mir während der Examensvorbereitungen gelang, die Sache dadurch zu lösen, daß ich mir ein Trikot um Kinn und Kopf wickelte. Dr. Stern verschrieb mir Tegretoldosen** Das sollte die Neuralgien bekämpfen.
Und wie sah mein Zahnfleisch aus? Gab es da Probleme? Nein... – was konnte er mit dieser Frage wohl gemeint haben? Und dann beging ich den Fehler, in einem Lehrbuch nachzuschlagen. Mit Entsetzen las ich, welche Symptome sich eigentlich hätten zeigen und welche zahlreichen Nebenwirkungen die Tabletten hätten hervorrufen müssen. Nein, ich hatte keine Zahnfleischwucherungen! Für eine so vielschichtige Krankheit wie Epilepsie lassen sich keine allgemeingültigen Regeln aufstellen. Ich klappte das Buch schnell wieder zu und beschloß, alle Spekulationen in Zukunft meinem Neurologen zu überlassen. Ich will lieber nichts über Symptome und Nebenwirkungen wissen, solange er sie nicht bei mir feststellt.

London. Morgens in der U-Bahn. Ein dünner Rußfilm legt sich aufs Gesicht, wenn man stundenlang umsteigen, in Aldwych Taxis nachjagen oder sich in die roten Doppeldeckerbusse

* siehe Anmerkung auf S. 14
** Dieses Mittel hat in der Bundesrepublik die Handelsnamen Tegretal, Timonil und Sirtal.

zwängen muß, die in dem dichten Verkehr die Fahrgäste durcheinanderschütteln, aber trotzdem kaum vorankommen. Das Leben in London ist hart, wenn man nicht als Millionär auf Sightseeing-Tour ist.
In vier Monaten zog ich sieben Mal um und mietete schließlich zögernd ein nur halbrenoviertes Zimmer in einer unfertigen Wohnung über einem Pornokino in Islington. Männer mit grauen Regenmänteln und dunklen Sonnenbrillen kamen durch den Vordereingang ins Kino und bestritten dort den theoretischen Teil ihres vergnüglichen Abends. Danach kamen sie an unsere Wohnungstür, um einen Termin für die praktische Anwendung zu vereinbaren. Die Wohnung über dem Kino war früher einmal ein Bordell gewesen!
Ich bekam das Mindesteinkommen als Buchhändlerin, und nach Abzug der Miete, Fahrt- und Heizkosten blieben mir gerade fünf Pfund zum Leben. Ich hungerte zwar noch nicht, aber viel fehlte nicht. Ich mußte einen Notstandsbekämpfungsplan entwickeln. Meinen neuen Job wollte ich nicht aufgeben und brachte deshalb auch nicht den Mut auf, um mehr Geld zu bitten. Also fügte ich mich in das Unvermeidliche und suchte mir für vier Abende pro Woche eine Stelle als Kellnerin in einem Pub. Damit konnte ich mir genug zu essen leisten, um zwei Jobs am Tag zu verkraften.
Hier der typische Dialog zwischen meinem alten Ich (nennen wir es Queen Victoria) und meinem neuen, ehrgeizigen Ich (das mit etwas Glück eine gewisse Ähnlichkeit mit Barbra Streisand besitzt):

Q.: »Nein, meine Liebe, du kannst nicht in einem Pub arbeiten. Das weißt du doch ganz genau.«

B.: »Ach, warum nicht?«

Q.: »Es gehört sich einfach nicht. Außerdem bist du für diese Arbeit nicht attraktiv genug, wenn du es genau wissen willst.«

B.: »Wer mich mag, der findet mich auch attraktiv.«

Q.: »Vielleicht! Ich kann mir die Männer jedoch vorstellen, die in einem Pub zu deinen Bewunderern zählen werden. Aber vergiß nicht das Wichtigste: Du wirst nicht genügend Schlaf bekommen!«

B.: »Daran gewöhne ich mich. Ich hatte schon einmal zwei Jobs gleichzeitig ... und bin dabei aufgeblüht.«

Q.: »Aber du warst noch nie in einem Pub. Du weißt noch nicht einmal, was man dort von dir verlangt.«

B.: »Das lerne ich schnell... Zahllose Mädchen vor mir haben es auch gelernt.«

Q.: »Dummes Ding! Du wirst Tag und Nacht auf den Beinen sein!«

B.: »Ich werde Erfahrungen sammeln und neue Menschen kennenlernen.«

Q.: »Na schön. Aber was machst du, wenn du infolge der Anstrengung und Überlastung wieder mehr Anfälle bekommst? Stell dir vor, wenn du im Pub zusammenbrichst...«

B.: »Das werde ich nicht!«

Islington zählt nicht zu den wohlhabendsten Vierteln von London. Es liegt an dem trüben alten Regent's Kanal. Die Straßen sind schmutzig, die Grünanlagen heruntergekommen, es wohnen dort viel zuviel Menschen auf engstem Raum. Islington ist die Gegend der Penner und kleinen Gauner, der verprügelten Ehefrauen, gestohlenen Autos, der eingeschlagenen Schaufenster und nicht zuletzt der Hunde, auf deren Visitenkarte man auf Schritt und Tritt stößt.

Ich arbeitete im Island Queen. Es gehörte damals einem stämmigen Ex-Boxer, der drei Steaks am Tag verzehrte und jeden Gast, der Ärger machte, mühelos am Kragen packte und an die frische Luft beförderte. Es gab viele solcher Gäste. Und es gab auch viel Geld. Ich sah oft, wie diese Männer zusammengerollte Bündel speckiger Fünf-Pfund-Noten aus den Hosentaschen zogen und damit die Runden für ihre Freunde bezahlten oder ihre Ehefrauen besänftigten, die sie gerade angeschnauzt hatten und die sich wieder nach Hause verziehen sollten. Diese Gäste bevorzugten natürlich härtere Sachen als Bier.

Im Island Queen herrschte immer Betrieb, und manchmal ging es hoch her. Dann drängten sich die angetrunkenen Männer in vier Reihen um den Tresen. Sie schrien alle durcheinander, die Musikbox spielte ständig dieselbe Schnulze, und andauernd gingen klirrend Gläser kaputt. Hinter dem Tresen thronten auf Barhockern drei hölzerne, überlebensgroße Ladies mit Spitzenunterwäsche, Strumpfbändern und übereinandergeschlagenen Beinen wie Callgirls. Ich sah nie so ganz den Zusammenhang zwischen diesen Damen und dem Pub. Das Island Queen war eindeutig ein Männerlokal. Hinter dem Tresen arbeiteten mindestens vier Mädchen gleichzeitig. Wir hatten nie Zeit, hübsch auszusehen und uns mit den Gästen zu unterhalten. Der

Schweiß floß in Strömen. Das gefiel mir. Ich genoß es auch, nach Mitternacht durch die düsteren und gefährlichen Straßen nach Hause zu gehen. Ich fühlte mich völlig sicher, denn ich lebte in diesem Viertel, und wer dazugehörte, mußte keine Angst haben.

Für einen Außenstehenden scheint London nur aus Tempo und Vielfalt zu bestehen. London ist ein großer Schmelztiegel. Man trifft dort Schwule, die sich stolz zu ihrer Homosexualität bekennen, verkrachte Studenten, die als indische Brahmanen herumstolzieren, Tausende unterbezahlter Arbeiter, die trotz schlimmster Wohnverhältnisse und trostloser Zukunftsaussichten ihren Optimismus nicht verlieren; Tausende Frauen mit unehelichen Kindern und Tausende kleiner Gangster. (An meinem ersten Weihnachten in London sah ich zwei Leichen – Opfer sich bekämpfender Banden.) In London gibt es Tausende talentierter Künstler aller Sparten, Tausende Farbige aller Erdteile und vor allem Millionen Touristen. Man erzählte mir, daß das alte London schon lange nicht mehr existiert. Das neue London setzt sich aus diesen vielen Menschen aller Nationalitäten zusammen. Der Gegensatz zu Melbourne könnte nicht größer sein. In London gibt es keine Norm. Alles ist erlaubt. Auch ich konnte sein und tun, was ich wollte, und gehörte trotzdem dazu. Es gab nur eine Voraussetzung: Toleranz.
Jemand, der seinen Weg oder seine Identität sucht, findet in London ungeahnte Möglichkeiten. Mitten in meinem Überlebenskampf erkannte ich plötzlich, daß ich das immer wollte: überleben. Wer hätte noch zwei Jahre zuvor gedacht, daß ich eines Tages in Islington wohnen, meine Nächte hinter dem Tresen eines Pubs verbringen und außerdem noch eine Affäre mit einem Mann aus Cambridge haben würde. Die schüchterne und verwirrte junge Frau mit den unklaren Vorstellungen, die die Lichter von Melbourne am Horizont hatte verschwinden sehen, änderte sich. Aus ihr, die glaubte, sie tauge zu nichts, wurde jemand, der stolz auf seine Fähigkeiten war. Endlich konnte sie im Lebenskampf bestehen, so wie es ihr mit fünfzehn schon gelungen war, aus der Brandung wieder aufzutauchen, auch ohne Aufpasser.
Solche tiefgreifenden und bedeutsamen Veränderungen gehen natürlich nur langsam und schmerzhaft vor sich. Es gab oft Zeiten, in denen ich mich schwach fühlte und Ruhe brauchte. Ich

flehte die anderen im Haus an, endlich ruhig zu sein und mich schlafen zu lassen. Manchmal drohte ich damit, auf der Stelle einen *Grand mal* zu bekommen, wenn sie sich nicht endlich meinen Bitten fügen würden. Ich hätte natürlich nie Anfälle willentlich herbeiführen können, aber die Angst davor genügte, um meine Widerstandsfähigkeit herabzusetzen. Meine Mitbewohner hielten mich in solchen Momenten einfach für verrückt. In London schläft man doch nicht! Auch Queen Victoria behielt häufiger recht, als ich mir eingestehen wollte. Der Job als Kellnerin war wirklich sehr anstrengend – ich fühlte mich manchmal zum Einschlafen zu müde. Mehr als einmal vergaß ich abends meine Tabletten zu nehmen, und morgens fehlte mir manchmal die Zeit dazu. Das bewirkte natürlich TLE-Attacken – meistens an meinen freien Abenden.
An solchen Abenden kam ich meist so erschöpft von der Arbeit in der Buchhandlung nach Hause, daß ich nicht mehr richtig essen konnte. Wenn ich mich dann in meinem Zimmer ausruhen wollte, legte prompt jemand im Zimmer über mir eine Schallplatte auf. Die Bässe dröhnten durch Decke und Wände: Bumm boromm boromm bumm bumm. Diese Musik konnte ich nicht abstellen. Staub und Lärm auf der Straße zwangen mich, die Fenster stets geschlossen zu halten. Deshalb fehlte mir natürlich frische Luft. Der Frühling in diesem Jahr war ungewöhnlich warm. Dann fiel mein Blick wie magisch angezogen auf den Spiegel an der Wand, und ich starrte auf die Reflektion der brennenden Glühlampe. Hitze, Erschöpfung, stickige Luft, Hunger, vergessene Tabletten, der Rhythmus der Musik von oben – wie hätte ich jetzt noch dem letzten, entscheidenden Faktor, dem Licht, Widerstand leisten sollen? Ich verbrachte viele Stunden stöhnend und mit meinem kleinen Teufel ringend in diesem merkwürdig geschnittenen Londoner Zimmer ohne ein Gefühl von Zeit und Raum. Die schweren Attacken brachten mich wenigstens zur Besinnung: Ich mußte wieder mehr auf mich achten. Aber dieser Vorsatz schwand schon nach wenigen Tagen, und dann nahm London meine Aufmerksamkeit wieder vollständig gefangen.

Meine Unabhängigkeit wuchs, und mein Wagemut erreichte ungeahnte Höhen – und zwar im wahrsten Sinne des Wortes. Ich lernte einen begeisterten Bergsteiger kennen und wurde Mitglied des Polytechnischen Bergsteigervereins. Mein neuer

Freund war ein fanatischer Kletterer. Außerdem besaß er ein ausgeprägtes Talent zum Pfadfinderführer und behandelte mich, als sei ich einer seiner Wölflinge. Aber dafür widerstand auch nur unser Zelt den rauhen Winden von Cornwall. Nur in unserem Zelt blieb es warm, während Cornwall im Schnee versank – Peter zog den Reißverschluß am Zelteingang zu und zündete eine Kerze an! Nur in unserem Zelt blieb es trocken, wenn in Yorkshire der Himmel seine Schleusen öffnete. Und ich kletterte auf die Berge! Wir bestiegen den Wastewater bis zu den Scafell Pikes bei neunzig Zentimeter Schnee und unter einem strahlend blauen Himmel. Cwm Silyn – dasselbe. In Ingleborough schien die Sonne, aber dafür stürmte es. Cornwall – dasselbe. Ich genoß diese neue Art, die Freizeit zu verbringen. Nie hätte ich zu träumen gewagt, die Einschränkungen durch meine Behinderung so weit überwinden zu können. Bergsteigen ist ebenso wie Schwimmen (zumindest das Alleinschwimmen) eine der Betätigungen, die einem Epilepsiekranken ausdrücklich verboten sind. Das ist nur vernünftig, und jeder Einsichtige wird den Grund dafür verstehen und das billigen. Aber ich war nicht bereit, meine Unabhängigkeit der Vernunft zu opfern.
Ich verstaute auf unseren Touren meine Tabletten in einem absolut wasserdichten Behälter und nahm immer eine Flasche Wasser mit, für den Fall, daß unterwegs nichts Trinkbares zu finden war. Peter kümmerte sich um das Zelt und die Kletterausrüstung – und um trockene Socken.
Peter war Expeditionsleiter. Da ich die Satzungen englischer Klubs und Vereine nicht kannte, nahm ich an, er habe auf unseren Touren in erster Linie für Proviant zu sorgen. Ganz sicher hatten wir immer mehr Bohnen und Eier dabei als alle anderen. Aber im Grunde übernahm Peter die Aufgabe, unsere Touren zu planen und die Routen auszuarbeiten. Es war ein großartiges Jahr. Ich vergaß die Epilepsie monatelang. Ich trug keinen Anhänger und kein Armband, niemand machte Aufhebens um meine Krankheit, und niemand beschwor mich, nicht auf Berge zu steigen.
Aber es wurmte mich, nicht die Arbeit tun zu dürfen, die ich am meisten liebte – Bücher zu verkaufen. In der Versandabteilung lernte ich viel, aber nach ein paar Monaten brannte ich geradezu wieder auf den Umgang mit Kunden. Ich leiste nicht annähernd so viel, wenn ich immer dieselben Gesichter um mich habe. Aber der Chef spielte nicht mit. Er ließ mich nicht in den

Verkauf. Zugegeben, einen Anfall hatte ich während der Geschäftszeit – aber doch nur einen einzigen. Ich revoltierte gegen diese neue Einschränkung und faßte den Entschluß, durch Europa zu reisen. Einfach so. Bevor ich Australien den Rücken gekehrt hatte, wäre solch ein Plan undenkbar gewesen. Aber es hatte sich einiges geändert, seit ich allein um die halbe Welt geschippert war. Das zerzauste Käuzchen hüpfte mittlerweile wie ein Spatz umher. Es beobachtete den Flug der Lerchen und wollte es ihnen gleichtun.

16. Kapitel

Der gesunde Menschenverstand verlangte, eine Art Anhänger am Körper zu tragen, durch den man mich identifizieren konnte, wenn ich mehrere Monate alle möglichen Länder bereisen wollte – für alle Fälle. Diesmal siegte der gesunde Menschenverstand. Ich kaufte mir einen Anhänger, der eigentlich zu einem Hundehalsband gehörte, ließ meinen Namen, Medikamente und das Wort Epilepsie, von dem ich hoffte, daß man es in allen europäischen Sprachen kannte, eingravieren und hängte ihn mir um den Hals. Dann fing ich an, Tabletten zu horten.

»Ihr Arzt darf Ihnen leider keine größeren Mengen an Medikamenten für Urlaube oder Auslandsaufenthalte verschreiben«, stand auf einem Schild, das in den Arztpraxen hing. Es war nicht möglich, Tabletten für drei Monate im voraus zu bekommen – ganz gleich, was für Gründe ich auch anführte. Deshalb mußte ich eine etwas weniger legale Methode anwenden. Ich ging einfach alle drei anstatt alle vier Wochen zum Arzt und ließ mir ein Rezept geben. Die praktischen Ärzte in Großbritannien sind so überlastet, daß sie in den seltensten Fällen genau überprüfen, wann sie einem Patienten zuletzt eines dieser ungezählten Formulare ausgestellt haben. Für jemanden mit einer chronischen Krankheit ist es nicht schwer, zu Hause Medikamente anzuhäufen. Ich hatte meinen Dreimonatsvorrat, der mich über den Sommer bringen sollte, ziemlich schnell beisammen.

Es ist bedauerlich, daß wir auf solche Methoden angewiesen sind. Ärzten (oder Gesundheitsämtern) müßte es doch einleuchten, daß Patienten mit Epilepsie besser die gewohnten Medikamente einnehmen, als sich bei Ärzten im Ausland ein ähnliches Mittel besorgen zu müssen. Manchmal läßt sich ein Medikament nicht identifizieren, und dann muß man mit Entzugserscheinungen rechnen. Ich bedauere, berichten zu müssen, daß man mir auf dieses vernünftige Argument erwiderte: »Jemand mit Ihrer Krankheit sollte eigentlich nicht verreisen.«

Aber weshalb sollte ich nicht verreisen? Aus welchem Grund

sollte ich auf die großen Erfahrungen verzichten, die meinen Horizont erweiterten? So viele Leute (auch meine Familie) erwarten nach wie vor von mir, daß ich brav zu Hause bleibe und ein geregeltes, eintöniges und langweiliges Leben führe. Sie scheinen alle zu glauben, ich sollte zufrieden sein, daß ich überhaupt noch lebe. Diese Haltung heißt für mich Nachgeben. Gerade weil die anderen Leute für mich ein Bild des Nachgebens zeichnen, bin ich so entschlossen, das Gegenteil zu tun, und das macht sie sprachlos. Vielleicht ist es töricht für eine Epilepsiekranke, allein zu reisen, aber wenn man aufrichtig daran glaubt, daß man in einem bestimmten Zeitraum keinen *Grand mal* haben wird, und die Folgen nicht fürchtet, wenn es doch zu einem kommen sollte, dann führt das zu erstaunlichen Resultaten. Ich habe die Erfahrung gemacht, daß sich die Möglichkeit eines *Grand mals* erheblich verringert, natürlich mit einer wirkungsvollen Medikamententherapie, wenn man der Krankheit mit Entschlossenheit und ohne Angst entgegentritt.

Mit dem letzten Geld von meinem australischen Bankkonto kaufte ich mir ein Interrail-Ticket, mit dem ich drei Monate lang mit dem Zug kreuz und quer durch Europa reisen konnte. Ich gestand mir zwanzig Pfund pro Woche zu und tauschte das restliche Geld in Reiseschecks um. Das als Kellnerin Verdiente verhalf mir zu einem neuen Rucksack, einem neuen Schlafsack, einer dicken Jacke und Wanderschuhen. Ich überquerte den Kanal.

Reisen ist wunderbar. Ich traf fast nur junge oder junggebliebene Menschen voller Idealismus (vor allem natürlich in den Jugendherbergen). Der älteste Gast, der mir in einer Jugendherberge begegnete, war eine achtundsiebzigjährige Frau aus Südafrika, die auf diese Weise ihren Ruhestand in vollen Zügen genoß. Sie besaß »nicht mehr ganz die Kraft«, um einen schweren Rucksack zu tragen, und zog ihre sieben Sachen in zwei Einkaufswagen hinter sich her. Eine von uns, die von der unerschrockenen Haltung dieser Frau beeindruckt war, wollte wissen, weshalb sie in Jugendherbergen übernachtete.

»Also, meine Liebe«, antwortete sie, »von meiner Rente kann ich mir kein Hotel leisten.« – Noch jemand auf der Suche nach Selbstbestimmung.

Die Hundemarke sollte nie notwendig sein, wie ich es vorausgesehen hatte. Das Alleinreisen war ein großer Vorteil, denn ich kam sehr leicht mit Fremden ins Gespräch. Auf diese Weise schloß ich viele Bekanntschaften und unterhielt mich mit zahl-

losen Menschen aus aller Herren Länder. Ich konnte außerdem schlafen, wann immer ich wollte. Zwei Stunden Schlaf am Nachmittag reichten meist, um die kurzen Nächte wettzumachen, die ich mit vierzig aufgeregten deutschen Schulmädchen oder vier redseligen französischen Teenagern, die sich absolut nicht zum Schweigen bringen ließen, im Schlafsaal verbrachte. Manchmal mußte ich den Buhmann spielen.
Ich habe mich in meinem ganzen Leben nie so glücklich und gesund gefühlt wie damals. Die Tage flogen in einem nie eintönigen Rhythmus dahin. Ich machte Pläne, kletterte auf einen Berg, ernährte mich etwas einseitig von Schokolade, Milch und Bananen, hielt ein Schläfchen in der herrlichen frischen Luft und machte mich am späten Nachmittag wieder an den Abstieg. Die Sonne begleitete mich auf all meinen Wegen durch Skandinavien, Deutschland und Österreich. Ich spürte noch nicht einmal die Andeutung eines *Grand mals*, und auch ein *Petit mal* trat äußerst selten auf – und das im Verlauf von drei Monaten. Nichts hinderte mich daran, mir alle großartigen Gebirgslandschaften von Geiranger bis zu den Dolomiten zu erobern.
Seen, Fjorde, Berge, Täler und alte Städte – ich sah alles, was ich von Europa sehen wollte, und ich war begeistert. Mein Abenteuer wurde ein voller Erfolg. Ein Abenteuer, das unter jungen Leuten heutzutage weit verbreitet ist. Ein Abenteuer, das Menschen wie mir oft nicht zugestanden wird. Und jetzt war ich wieder bereit zu arbeiten. Aber ich fand keinen Job. Diesmal lag es jedoch wirklich nicht an meiner Krankheit. Es gab eine Million Arbeitslose, und die meisten davon waren Engländer.
Zu diesem Zeitpunkt hatte ich mich hoffnungslos in den Fallstricken der britischen Bürokratie verheddert. Ich hatte offenbar ein furchtbares Verbrechen begangen, weil ich mich nicht arbeitslos gemeldet hatte. (Meine australische Erziehung verbot das schlicht und einfach.) Infolgedessen mußte ich jetzt täglich damit rechnen, eingesperrt zu werden, weil ich dem Steuerzahler nicht auf der Tasche lag. Die Behörden kamen zu dem naheliegenden Schluß, ich habe die drei Monate, in denen ich nach meiner Reise auf Jobsuche war, mit einem italienischen Millionär in Paris verbracht. Ich lebte in dieser Zeit von den kümmerlichen Resten meiner Ersparnisse, wie es sich für eine alternde feine Dame gehörte. Alle meine Papiere schienen nicht in Ordnung zu sein. Und dann entdeckte ich noch etwas.

Wenn man sich im britischen Wohlstandsstaat als Epilepsiekranker registrieren läßt, kann man den Rest seines Lebens mit Nichtstun zubringen. Die Kosten für den Arzt und die Medikamente übernimmt der Staat, und man bekommt Sozialhilfe, solange man will. Ich weiß, einige von uns sind auf diese Unterstützung angewiesen, aber für die meisten stellt diese Möglichkeit eine völlig überflüssige und unheilvolle Versuchung dar. Ich weigere mich, die staatliche Hilfe in Anspruch zu nehmen, weil ich mich nicht als Behinderte abstempeln lassen möchte. Ich bezahle meine Medikamente, denn ich bin zu stolz, die Formulare zu unterschreiben, durch die ich vielleicht achtzig Pence im Monat spare. Wenn mich jemand als behindert einstuft, dann ist das seine Sache. Ich jedenfalls weiß, ob ich arbeiten kann oder nicht.
In diesen sehr komplizierten Monaten der Arbeitslosigkeit lehnten es fünf Ärzte ab, mir Medikamente zu verschreiben, weil die Adresse auf meiner Versicherungskarte nicht stimmte (ich war gerade umgezogen). In einem Unfallkrankenhaus mußte ich mich von Kopf bis Fuß untersuchen lassen – das war der einzige Weg, um an meine Tabletten zu kommen. Dabei stellte man fest, daß in meinen Unterlagen ein wichtiges Formblatt mit der Bezeichnung P 45 fehlte. Ich mußte es herbeischaffen, denn sonst wollte man mir sämtliche Kosten der Untersuchung nach den Tarifen berechnen, die für Notfälle gelten. Ich stellte schließlich auch noch fest, daß ich der gesetzlichen Krankenversicherung ein kleines Vermögen schuldete, weil ich über sechs Monate nicht in ihren Akten stand.
Ich befand mich in einer Situation, in der nicht noch mehr schiefgehen kann und sich deshalb alles zum Besseren wenden muß. Ich beschloß, den Behörden freie Hand zu lassen, mochten sie beschließen, was sie wollten, und nahm dankbar eine Einladung von Freunden an, Weihnachten mit ihnen in Norfolk zu verbringen. Es gab Truthahn mit Maronenfüllung, und alles auf der Festtafel war selbstangebaut, -eingemacht oder in Flaschen gefüllt bis auf Pfeffer und Salz.

Plötzlich wurde mir ein guter Job angeboten – Abteilungsleiterin in einer Universitätsbuchhandlung in Surrey. Ich sagte dem Besitzer, daß ich Epilepsie habe, und er maß dem keine besondere Bedeutung bei. Meine Qualifikation zählte, und ich bekam den Job. Wir hatten ein paar sehr interessante Kunden –

Adlige und Berühmtheiten, die in Rolls Royce und Jaguar vorfuhren, und eine Reihe zerstreuter Professoren mit hochintelligenten Kindern. Ein Neunjähriger kam öfter zu uns, legte sich auf den Boden und übersetzte Geoffrey Chaucer.
Als ich in der Buchhandlung anfing, lagen vierzehn Monate ohne einen einzigen *Grand mal* hinter mir. England bekam mir wirklich gut. Es bescherte mir zum Beispiel das neue Medikament Garoin*, und außerdem wurde ich älter und reifer. Elf Jahre waren mittlerweile seit meinem ersten *Grand mal* vergangen, und ich durfte auf Besserung hoffen. Die Buchhandlung ging gut, und nach vier Monaten fand ich schließlich eine Wohnung, die mir zusagte. Ich zog in ein Haus, in dem Piloten und Stewardessen wohnten, und stieß damit auf eine völlig andere und aufregende Welt. Alles war in bester Ordnung, und ich kam (wieder einmal) zu der Überzeugung, mit den Anfällen sei es ein für allemal vorbei. Ich hatte vergessen, was es heißt, lebenslang abgestempelt zu sein, und vergaß auch, richtig auf mich aufzupassen.
Mit einer Epilepsie muß man regelmäßig essen, für ausreichenden Schlaf sorgen und auf keinen Fall nachlässig mit den Medikamenten werden, wie gut die Anfälle auch unter Kontrolle sein mögen. Eines Abends feierten die Piloten eine Party, und ich kam lediglich zu vier Stunden Schlaf. Am nächsten Morgen fuhr ich wie immer auf meinem Fahrrad zur Arbeit (bis zur Stadt waren es nur zweieinhalb Meilen). Dort stand mir eine anstrengende Sitzung mit dem Chef bevor. Erst um sechs Uhr abends machte ich mich wieder auf den Heimweg. Mittlerweile spürte ich die Erschöpfung. Ich hatte Hunger, war bereits drei Stunden mit meinen Tabletten im Rückstand, und die Anspannung der Sitzung ließ nach. Ich weiß nur noch, daß ich in dem kleinen Ortskrankenhaus aufwachte und mich fragte, was passiert sei. Die Antwort: das Unvermeidliche!
Als ich bei meinem üblichen halsbrecherischen Tempo mit dem Fahrrad stürzte, hatte ich mir schwere Prellungen zugezogen. Ich glaubte, mir habe jemand mit einer Axt den Schädel gespalten. Die Spritzen gegen Übelkeit und Erbrechen halfen nicht. Durch alle Nebelschleier und die Benommenheit hindurch spürte ich die Enttäuschung und den Schock. Ich wollte liegenbleiben und sterben. Glücklicherweise hatte ich mir nichts ge-

* Garoin ist ein Mischpräparat aus Phenytoin und Phenobarbital, das in der Bundesrepublik nicht vertrieben wird.

brochen, obwohl der einzige Augenzeuge des Unfalls erzählte, ich sei aufrecht im Sattel sitzend mitsamt dem Fahrrad auf die Straße geknallt. Einer der Piloten holte mich aus dem Krankenhaus ab. Der Anfall verunsicherte ihn und machte ihn ärgerlich, weil er um elf Uhr abends noch einmal aus dem Haus mußte, denn er wollte vor einem frühen Flug wenigstens noch ein paar Stunden schlafen. Ich fühlte mich elend, krank und benommen, als er mich nach Hause brachte – aber ich bebte auch vor Zorn. Mein kleiner Teufel war also immer noch zur Stelle.
Im Krankenhaus benötigten sie mehr als fünf Stunden, bis sie endlich Name, Adresse, Medikamente und Telefonnummer aus mir herausbekamen. Wütende Fragen sind einfach nicht die richtige Methode, um Antworten von jemandem zu erhalten, der nach einem *Grand mal* mit seiner Benommenheit zu kämpfen hat. Dies eine Mal hätte sich ein Notfallarmband tatsächlich als nützlich erwiesen. Den Ärzten wäre eine Reihe Untersuchungen erspart geblieben, mit denen sie herausfinden wollten, was mit mir los sei. Und ich hätte mir den quälenden und aussichtslosen Versuch ersparen können, ihre Fragen zu verstehen und auch noch zu beantworten. Ohne ein Notfallarmband konnte ich es den Ärzten nicht vorwerfen, wenn sie hinter meinem Unfall eine Herzattacke, einen Schlaganfall oder eine Überdosis vermuteten, beziehungsweise mich für eine Diabetikerin, eine Betrunkene und eventuell auch für eine Epilepsiekranke hielten. Sie unterstellten, ich sei ein öffentliches Ärgernis, weil ich versuchte, mir selbst Schaden zuzufügen, und das gab ihnen das Recht, unfreundlich zu sein und mir in barschem Ton Fragen zu stellen.
»Wie heißen Sie?« Ich wußte es nicht mehr. »Wo wohnen Sie?« Ich hatte keine Ahnung – vielleicht in London...? Oder in Melbourne...? »Wie ist Ihre Telefonnummer?« Sie hätten mich ebensogut nach der Einwohnerzahl von Afghanistan fragen können. Nach einem Anfall kann ich mich an Zahlen oder Telefonnummern am allerwenigsten erinnern. Schließlich deutete ich auf meine Handtasche. Leider befand sich darin nicht die rote Karte der British Epilepsy Association – nun wäre sie nützlich gewesen. Aber sie fanden Tablettenröhrchen mit Garoin und Tegretol*. Dadurch konnten sie endlich die Ursache des Sturzes diagnostizieren. Die Krankenschwestern behandelten mich auf der Stelle freundlicher. Ich registrierte es dankbar.

* siehe Anmerkung S. 14

Aber ist es nicht ein Kreuz, daß man in einem Krankenhaus zuerst Alkohol oder Drogen anstatt Diabetes oder Epilepsie hinter einem Unfall vermutet?
Dieser Anfall war eine bittere Enttäuschung. Er wog schwerer als die Prellungen oder das zerbeulte, kostbare Fahrrad und bedeutete einen psychologischen Rückschlag. Wieder einmal fürchtete ich mich vor Menschen, ging nicht mehr auf Partys und vermied jede Art Herausforderung. Um dem Einhalt zu gebieten, gab es nur ein Heilmittel: wieder Kellnerin werden. In einem Pub traf ich viele Leute, ohne mich eingehender mit ihnen einlassen zu müssen. Ich erkundigte mich bei einem der schicken Pubs, die es in der Stadt gab, und stand bald darauf in indischen Gewändern und Stirnband hinter dem Tresen. Die ansässigen Millionäre entschuldigten das, weil ich ja von »dort unten«, also aus Australien, kam. Und so konnte ich mit ihnen bei einem Glas Ingwerbier so manches tiefschürfende Gespräch über die Probleme der Menschheit führen.
Aus Erfahrung wußte ich mittlerweile, welche Gefahren dieser Job mit sich brachte. Erschöpfung und das unregelmäßige Leben führten wieder zu zahlreichen TLE-Anfällen. Inzwischen konnte ich sie diagnostizieren, und nach einer ausgedehnten Attacke beschloß ich spontan aufzuschreiben, was ich von den Ereignissen vor und während des Anfalls im Gedächtnis behalten hatte. Ich wollte versuchen, den Ablauf aus den bewußt erlebten Momenten zu rekonstruieren, um mir vorstellen zu können, was in den Phasen dazwischen geschehen war. Hier das Ergebnis:
Ich bin noch müde, weil wir gestern abend lange beisammen saßen. Ich habe schrecklichen Hunger. Das Frühstück mußte ich ausfallen lassen, um noch rechtzeitig zur Arbeit zu kommen. Die Frühstückspause habe ich durchgearbeitet, weil ich doch zu spät dran war – die Mittagspause beginnt erst um zwei. Dann muß ich meine Tabletten nehmen, und das ist bald soweit. Heute ist im Geschäft viel los. Seit drei Stunden werde ich unaufhörlich von Kunden mit Fragen bombardiert. Normalerweise lebe ich auf, wenn es viel zu tun gibt. Jemand erkundigt sich nach einem Buch... (Der Faden reißt. Ich weiß nicht, was die Leute wollen)... Die Frage muß beantwortet werden. Er steht da und schaut mich erwartungsvoll an. (Ich blättere in Katalogen und suche in Regalen, um Zeit zu gewinnen.) Er sieht ungeduldig aus. Dann war das nicht das richtige Buch. Ich erstarre und bringe kein Wort mehr heraus. Ein Bohrer frißt sich mitten durch

meine Stirn und wickelt alle meine Gedankenstränge auf. Ich kann nichts hören. Ein hohes Pfeifen übertönt alles. (Jemand meint, ich soll doch Mittagspause machen, denn ich sähe nicht gut aus.) Ich überquere die Straße, drücke auf einen Fahrstuhlknopf. Unwichtige Dinge wie Fahrstuhlknöpfe können mich in solchen Momenten völlig gefangennehmen. Ich finde den Weg zum Restaurant nicht (laufe ziellos durch die Abteilungen des Kaufhauses; wirke vermutlich wie ein unerfahrener Ladendieb). Im Restaurant bleibe ich stehen und sehe mich unsicher um. Was will ich hier? Wo bin ich? (Ich setze mich, stehe wieder auf und setze mich woanders wieder hin. Ich sehe die Menschen gequält und hilflos an; ich kenne niemanden.) Die Kellnerinnen tragen altmodische schwarze Röcke und weiße Blusen.

»Das Übliche, Miß Cooke?« (Ich bringe kein Wort heraus. Ich verstehe die Frage nicht – ich weiß nur, daß ich sie beantworten muß.) »Lassen Sie sich Zeit, Miß Cooke.«

Später: »Fehlt Ihnen etwas, Miß Cooke?« (Schrecklich heiß hier. Es gelingt mir nicht, den Tee einzugießen. Vergesse, daß ich Rühreier mit Toast bestellt habe. Ich stehe einfach auf, ohne zu bezahlen, und gehe. Hoffe, die frische Luft draußen hilft.)

Der heftige kalte Wind im Gesicht macht alles nur noch schlimmer. Ich fühle die pochenden Schläfen – kein Schmerz, aber ein Gefühl, dem man nicht entrinnen kann. Die Tränen steigen in die Augen, ich ringe nach Luft vor Niedergeschlagenheit. Die Einkaufsliste ist nutzlos. Ich kann nicht entscheiden, wo ich hingehen soll. In meinem Kopf scheint ein brummender, pfeifender Störsender am Werk zu sein – ich kann nichts gegen die Störungen unternehmen. Streife ziellos durch die Markthalle, nehme etwas in die Hand, will etwas kaufen, was ich brauchen könnte, weiß aber nicht, ob ich die Verkäuferin darum gebeten habe oder mir nur einbilde, daß ich es getan habe. – Die Marktfrau mustert mich mißtrauisch. Also bezahle ich. Vergesse das Gekaufte. (Weiß nicht, was es ist, gehe zurück, erkundige mich wieder nach dem Preis, bezahle noch einmal.) Ich muß noch zur Bank. Weshalb nur? (Das würde der Schalterbeamte auch gerne wissen.) Die Situation ist hoffnungslos, also haste ich zur Buchhandlung zurück – geschieht eher instinktiv als mit Absicht.

Und so geht es den ganzen Nachmittag weiter. Ich zittere, renne die Treppe rauf und runter, weiß aber nicht, was ich suche, möchte heulen, kann aber nicht. Gebe den Verkäufern Anweisungen zweimal. »Geht es Ihnen nicht gut«, fragt eine Kundin irritiert, weil ich sie anstarre. Ich gebe keine Antwort – ich weiß keine. Möchte einen kurzen Brief schreiben. Es dauert dreimal so lang wie üblich. Ich bin so deprimiert, daß ich am liebsten aufschreien würde, um alles abzuschütteln. In Momenten der Bewußtheit weiß ich, was geschieht, aber es gelingt mir nicht, dem überschwemmenden, reißenden Strom unaufhörlicher Fehlzündungen des Anfalls zu entkommen.

Bei einer TLE-Attacke möchte ich oft laut schreien, aber ich bleibe immer stumm. Noch so viele Atem- oder Kaffeepausen können mir nicht helfen. Nur Ruhe! Sie darf nicht von wichtigen Gesprächsterminen und unaufschiebbaren Arbeiten unterbrochen werden. Wenn ich bei TLE-Attacken allein bin, dauert es wie nach einem *Grand mal* sehr lange, bis ich meinen Zustand erkenne. Natürlich ist es am besten, ein einfühlsamer Freund sorgt dafür, daß ich mich hinlege, löscht das Licht oder beseitigt sonst den Auslöser der Attacke und wartet schweigend, bis alles vorüber ist.

TLE-Attacken sind gefährlich. Sie scheinen immer die Summe mehrerer Faktoren zu sein: Hitze, Erschöpfung, Hunger, Nachlassen der Medikamentenwirkung, Hektik bei der Arbeit, wenn bestimmte Dinge von mir erwartet werden. Die meisten dieser Dinge lassen sich durch kluge Voraussicht vermeiden. Zusätzlichen Gefahrenmomenten wie Licht und schrillen Tönen muß man geschickt ausweichen, und zwar schnell, denn nach ein oder zwei Augenblicken ist es zum Reagieren zu spät. Manchmal frage ich mich, was wohl geschieht, wenn ich den Schrei, der in meiner Kehle sitzt, wirklich ausstoße. Offensichtlich sind meine normalen Fähigkeiten zu sehen, zu riechen, zu sprechen, zu hören, zu verstehen und logisch zu denken ausgeschaltet oder so intensiviert, daß sie alle anderen Sinne über mehrere Stunden hinweg übertönen. Vielleicht habe ich wirklich neun Leben oder einen sehr tüchtigen Schutzengel, denn irgend etwas hat bisher verhindert, daß ich beim Überqueren der Straße überfahren wurde oder in Trance über die Reling oder von einem Felsen gestürzt bin.

In der Regel stellen sich die TLE-Attacken in Verbindung mit besonderer Anspannung ein. Ich finde aber kein Mittel und keinen Weg, ihnen vorzubeugen. In einer Prüfung, für die meisten eine klassische Streßsituation, denke ich nie darüber nach; oder beim Bergsteigen, was von jedem höchste Konzentration verlangt; oder beim Schwimmen; oder bei allen Dingen, die mir Spaß machen. Seit bei mir die *Grand mals* seltener geworden sind, scheinen die TLE-Attacken zuzunehmen. Epilepsie verläuft in Zyklen – es ist durchaus möglich, daß ich zwei Jahre lang keinen einzigen *Grand mal* bekomme, und dann plötzlich sieben oder acht innerhalb von sechs Monaten. In solchen Zeiten ist es schwer, nicht in den Zustand unglücklicher Abhängigkeit zurückzufallen. Es ist schwer, alles weiterhin im richtigen Verhältnis zu sehen.

Als ich in dem Pub arbeitete, freundete ich mich mit einem sympathischen jungen Schotten an. Allerdings mußte er unbedingt jeden Tag zehn Gläser – beileibe nicht Karottensaft – leeren. Er brachte kaum ein Wort heraus, wenn er nicht mindestens die Hälfte seines Tagesquantums intus hatte, und anschließend lohnte es sich kaum noch, mit ihm zu reden. Ich verliebte mich deshalb in einen walisischen Bootsbauer aus Dartmouth. Wir lernten uns durch Zufall in unserer Buchhandlung kennen, als er sich nach einem Taschenbuch mit dem Titel »Depressionen – mein Ein und Alles« erkundigte, das glücklicherweise vergriffen war. Nach der ersten Begegnung verabredeten wir uns häufiger im Stadtpark. Er kehrte schließlich nach Dartmouth zurück, und ich verbrachte dort einen wirklich schönen Urlaub.
Leider beging ich immer noch den Fehler, jungen Männern, mit denen ich mich anfreundete, sofort von meiner Epilepsie zu erzählen. Vielleicht war das auch eine Art Schutz. Das Ergebnis solcher Eröffnungen hängt im Grunde von unseren Motiven ab, der Art und Weise, wie wir es erzählen und in welchem Zusammenhang. Ich tat es immer noch aus den falschen Gründen, mit den falschen Worten und zur falschen Zeit. Eine unglückliche Neigung von mir, denn wie tolerant die Betreffenden auch waren, ihre Einstellung mir gegenüber änderte sich zwangsläufig. Manche hielten Individualität für eine Ursache von Epilepsie. Andere machten mir zuviel Zugeständnisse. Das Wissen um einen solchen Faktor wie Epilepsie kann einen Freund oder Partner sehr rücksichtsvoll werden lassen, aber es kann auch eine Wand entstehen, weil der andere sich nicht zu sehr in die Sache hineinziehen lassen will. Inzwischen bevorzuge ich es, daß man sich mit mir zuerst als Person beschäftigt und mich entsprechend behandelt. Mit dem besonderen Umstand rücke ich erst später heraus, wenn die Zeit dazu reif ist. Natürlich kenne ich den vernünftigen Einwand: »Was ist, wenn du einen *Grand mal* in seiner Gegenwart bekommst, und er weiß noch

nichts von der Sache?« Dieses Risiko gehe ich ein. Ich verabrede mich möglicherweise nur ein paarmal mit jemandem, um herauszufinden, ob wir uns überhaupt verstehen. Weshalb soll man im ersten Stadium einer Freundschaft die Dinge unnötig verkomplizieren? Eine verfrühte Offenheit verhindert außerdem, daß ich die wahren Gefühle eines Menschen kennenlerne. Weshalb soll ich mir in diesem Stadium über Epilepsie Gedanken machen? Das verdirbt nur den Spaß an einem schönen Abend. Aber wenn er der eine und einzige ist, dann kommt zur Liebe nur Achtung hinzu, wenn ich ihm die Wahrheit sage... Nun ja, ich sammelte damals noch Erfahrungen – Erfahrungen, die ich eigentlich schon sechs oder acht Jahre früher hätte machen müssen.

Eines Tages lag ich mit einer Erkältung im Bett, und der Lesestoff war mir ausgegangen. In den Bücherregalen meiner Freunde, der Piloten, fand ich Flughandbücher, Abenteuergeschichten vom Fliegen, Berichte über die Luftwaffe, Fliegerromane und ein Buch mit dem Titel »Der Teufel geht um« von einem gewissen Dennis Wheatley. Ich las es von Anfang bis Ende, und mein Entsetzen wuchs von Seite zu Seite – jedoch nicht über den Inhalt (es ging um schwarze Messen), sondern über den ignoranten, völlig falschen Gebrauch, den der Autor von dem Wort »Epilepsie« machte. Inzwischen war ich schon so weit emanzipiert, um rot zu sehen, wenn Epilepsiekranke als gemeingefährliche oder lächerliche Menschen beschrieben wurden. Kein Wunder, daß viele Menschen von Angst oder Entsetzen gepackt werden, wenn bei ihnen oder ihren Kindern Epilepsie diagnostiziert wird. Kein Wunder, daß sie sich alles andere, nur das nicht wünschen! Meine Empörung erreichte einen neuen Höhepunkt, als ich diesen okkulten Schauerroman las. Er machte mich so wütend, daß ich innerhalb eines Jahres die erste Fassung dieses Buches schrieb.

Ein unbefangener Leser kommt durch Wheatleys Schilderung schnell zu dem Schluß, Epilepsiekranke seien so abnormal und gestört, sie seien über ihre Krankheit so verbittert, daß sie nur in solchen teuflischen Ritualen eine Kompensation finden können. Wenn der Leser danach die Bekanntschaft eines Menschen mit Epilepsie macht, kann man es ihm wirklich nicht übelnehmen, wenn er nichts mit ihm zu tun haben will.

In diesem Buch fängt bei einem satanischen Angriff ein Mann in einer Gruppe plötzlich an, »wie ein Epileptiker bei einem Anfall zu zucken«. Diese Metapher ist meiner Meinung nach

weder angebracht noch notwendig. Wenn dieser Mann unbedingt zucken muß, dann soll er zucken. Weshalb dieser Vergleich mit einem Epilepsiekranken? Den meisten Lesern wäre der Vergleich mit einem schlafenden Hund, der im Traum zuckt, viel anschaulicher, denn dieser Anblick ist ihnen geläufig. Die Verknüpfung von Epilepsie und satanischer Besessenheit im Gruselroman ist mehr als unfair. Auch nicht der Abergläubischste und Ängstlichste kann in unserer Zeit so etwas behaupten. Aber wer das Buch zur Unterhaltung liest und nebenbei solche gefährlichen Dinge erfährt, die schwarz auf weiß vorliegen, kann doch in gewisse Zweifel geraten.
Als meine Erkältung sich wieder gelegt hatte und ich wieder arbeitete, machte ich mich bewußt daran, Dostojewskis »Idiot« noch einmal zu lesen, um ein Gegengewicht zu den himmelschreienden Behauptungen des satanischen Romans zu schaffen. Diesmal wirkte Dostojewskis Buch auf mich wunderbar vertraut und wohltuend. Ich las es ohne eine Spur Ablehnung und Trotz wie vor acht Jahren. Im Gegenteil, die Empfindungsfähigkeit und Einsicht des Autors beflügelte mich. Ich war reif für das Buch.

Mein Leben besteht aus einer langen Reihe von unglaublichen Hochs und ausgeprägten Tiefs, auf die wieder ein noch größeres Hoch folgt. Es gleicht dem Wellenreiten oder Fliegen. Es ist aufregend, gefährlich und hält einen in Atem. Ich falle – aber immer auf die Füße. Ich bewährte mich in dieser bescheidenen leitenden Position, ich war verliebt, arbeitete abends im Pub und fühlte mich dort, wo ich wohnte, sehr wohl. Es war nur eine Frage der Zeit, bis irgend etwas mein Glück trüben würde. Diesmal sollte es das Innenministerium sein.
Ich mußte mein Jahresvisum verlängern. Kein Problem, dachte ich, nimm dir ein Buch und belegte Brote mit und stell dich vor der Einwanderungsbehörde in die Schlange (dort warten immer bis zu sechshundert Menschen). Aber es gab Probleme! Mein Visum wurde nicht verlängert. Ich sollte innerhalb von acht Tagen das Land verlassen. Keine Arbeitserlaubnis? Kein Student? Nicht verheiratet mit jemandem, der arbeitet oder studiert? – Dann raus! Aber mein Chef sagt, ich bin unentbehrlich und unersetzbar. Tut mir leid! Aber mein Großvater ist hier geboren. Beweisen Sie das! Sie haben acht Tage Zeit!
Mein Schock hätte nicht größer sein können. Menschen und

sogar das Pflaster auf dem Bürgersteig – alles, was mir auf dem Weg zur Behörde noch so freundlich erschienen war, sah auf dem Heimweg plötzlich fremd und feindselig aus. Ich bin Australierin der sechsten Generation. Meine Vorfahren kamen alle zur gleichen Zeit aus England, aber jetzt war ich plötzlich unerwünscht und mußte in acht Tagen verschwinden.

Ich wollte nicht nach Australien zurück. Ich war noch nicht zu einer Rückkehr bereit. Es wäre einem Rückschritt gleichgekommen und hätte bedeutet, daß ich in ein unglückliches, unsicheres, ichbezogenes und abhängiges Leben zurückgefallen wäre. Die Frau in der Behörde gewährte mir auch nicht die kleinste Fristverlängerung, um nach der Geburtsurkunde meines Großvaters zu forschen, der 1917 in Ypern gefallen war. Es gab da ein größeres Hindernis. Niemand kannte den Geburtsort meines Großvaters, und im selben Quartal wie er waren noch mindestens fünfzig andere Walter Scotts geboren worden. Als ich erzählte, daß mein Großvater Walter Scott hieß, klang die Geschichte noch unglaubwürdiger.

Drei Tage vor Ablauf der Frist machte ich einen letzten Versuch. In der Behörde erzählte ich meine Geschichte etwas anders. Ich erklärte, ich sei auf der Suche nach meinem Großvater. Man gab mir ein Jahr, um Walter Scott ausfindig zu machen. Allerdings durfte ich nicht arbeiten. Der Schock darüber, daß mir plötzlich der Boden unter den Füßen weggezogen werden sollte, wich nicht. Ich flüchtete nach Wales. Der Bootsbauer, den ich aus Surrey kannte, hatte einen Freund, dessen Wohnwagen leerstand und der einen Aufpasser dafür suchte. Ich zog mit einem Rucksack voller Habseligkeiten dort ein. Es gab hier weder Strom noch fließendes Wasser, und der Winter stand vor der Tür. Ich hatte noch nicht einmal ein Transistorradio. Mit diesem wenig vielversprechenden Start begann die Suche nach Walter Scott.

17. Kapitel

Die Zeit vergeht. Erkundigungen in Manchester – ohne Ergebnis. Nachfrage in Sheffield – ohne Ergebnis. Amt für die Verwaltung der Kriegsgräber – keine Auskunft. Verzweiflung setzt ein. Der Schock über die »Ausbürgerung« hält unvermindert an. Die Abgeschiedenheit meiner Behausung mildert ihn nicht. Aber ein kleiner Hund tröstet mich.
Es war der letzte aus dem Wurf einer streunenden Hündin, die der Gemüsehändler aus dem Nachbarort bei sich aufgenommen hatte. Ich ahnte nicht, wie klug und liebenswert die schwarzweißgefleckten schottischen Schäferhunde mit dem zottigen Fell sein können. Niemand wollte Kate, denn eine der fünf Töchter des Gemüsehändlers hatte sie versehentlich mit heißem Wasser verbrüht. Vom Halsansatz bis zum Rücken zog sich eine häßliche Narbe. Aber ich wollte Kate aus ganzem Herzen. Ich brauchte sie. Es war für uns beide gut, daß wir uns gegenseitig adoptierten. Als ich sie durch den Nebel zum Wohnwagen trug, sprach ich leise mit ihr. Ich erzählte, wie sie von nun an heißen, wo sie wohnen würde und wie sehr ich mich nach einer Freundin sehnte. Sie wich seitdem nie mehr von meiner Seite – ein kleiner treuer Hund. Seit sie bei mir lebte, konnten mir die Sorgen nicht mehr soviel anhaben. Ich hatte Kate, und Kate hatte mich. Außerdem lieferte sie mir einen guten Vorwand, wieder Selbstgespräche zu führen.
Wir verbrachten den Winter in Wales in dem Wohnwagen am Berghang. Es fiel nicht allzuviel Schnee, aber es herrschte oft strenger Frost. Es war das Jahr mit dem schweren Orkan im Januar. Wie durch ein Wunder verschonte er unsere freistehende, ungeschützte Behausung, obwohl er dutzendweise Buchen auf der Farm weiter unten entwurzelte. Unser Wohnwagen, ein alter Bluebird, hatte den typischen kleinen Kohleofen, der ein bis zwei Stunden nach dem Anzünden soviel Hitze ausstrahlte, daß die Butter schmolz und ich in einem dünnen Hemd nicht fror, während draußen vor den zugigen Fenstern der Winter sein Regiment führte. Als Australierin wußte ich nicht, was steifgefroren eigentlich heißt, bis ich eines Morgens aufwachte und die gefrorenen Schneeglöckchen in der Vase fand. Ich hatte

abends Wäsche eingeweicht – jetzt war sie erstarrt und der Wassereimer ein Eisblock. Aber am merkwürdigsten fand ich die chemische Toilette, die sich in einen bizarren Eisberg von einem halben Meter Höhe verwandelt hatte.

Wenn ich wirklich erfahren wollte, wie man unabhängig und auf sich allein gestellt lebt, dann gab es dafür keinen besseren Ort, als diese rauhe und abgelegene Gegend (und keine bessere Zeit als den Winter). Es stand nur das Lebensnotwendigste zur Verfügung. Das nächste Geschäft lag fünf Meilen entfernt. Ich verbrachte die kurzen Tage mit Holz sammeln, trocknen und zersägen, dem Schleppen von Wassereimern und langen Fußmärschen – Überlebenstraining. An den langen Abenden mußte ich mir die Zeit vertreiben und leistete mir den Luxus eines Transistorradios. Kate war eine gute Zuhörerin, aber ab und zu mußte ich auch eine menschliche Stimme hören. In den endlosen Abendstunden strickte und nähte ich Kleider für die Puppen der Farmkinder, knüpfte Wandbehänge, stopfte Strümpfe und wurde dabei zu einer treuen Hörerin der BBC.

Eines Abends hörte ich ein Hörspiel, das mich fast ebenso wütend machte wie der Gruselroman über schwarze Messen. Es handelte von Sexualverbrechern im Gefängnis, die den Brutalitäten ihrer Mitgefangenen ausgesetzt waren. Ohne ersichtlichen Grund wurde plötzlich einer von ihnen in einem Atemzug als Sexualverbrecher und schwer epilepsiekrank bezeichnet, den die anderen auf grausame Weise quälten und beim Baden beinahe ertränkten. Alle Forschungen bestätigen, daß sich kein Zusammenhang zwischen Epilepsie und ein wie auch immer gearteter Hang zur Kriminalität feststellen läßt. Epilepsiekranke haben so unterschiedliche Charaktere – ein Spektrum, das von Gut bis Böse reicht – wie es für die Gesellschaft im Ganzen gilt. Ich verstehe es nicht, wie man in diesem Hörspiel einen so fragwürdigen Zusammenhang herstellt und ihn nicht weiter erläutert, ohne ein besonderes Anliegen dabei zu verfolgen.

Andererseits sendete die BBC aber auch »Waggoners Walk«, eine Serie, in der eine Hauptfigur ebenfalls Epilepsie hat. Es handelt sich um ein junges Mädchen, deren Freund über die Krankheit informiert, aber entschlossen ist, sie für die Beziehung nicht weiter wichtig zu nehmen. Die Frau ist normal, glücklich und bekommt *Grand mals* ungefähr in derselben Häufigkeit wie ich. Ihre Schwierigkeiten, einen Beruf zu finden, und ihre Reaktionen auf unvermeidliche Rückschläge sind nicht besser oder schlimmer, als ich sie auch kennengelernt

habe. Es freut mich, daß in ganz England viele Hörer sich mit dieser jungen Frau beschäftigen, denn das kann nur Gutes bewirken.
Als ich in einer Bibliothek Fakten suchte, die die Unterstellungen des zuerst genannten Hörspiels widerlegen sollten, stieß ich in einem erst zwei Jahre zuvor erschienenen Buch auf eine bemerkenswerte Stelle. Der Autor versuchte, die Krankengeschichte berühmter historischer Gestalten zu rekonstruieren, indem er die Berichte und Zeugnisse von Zeitgenossen auswertete. Ein Kapitel widmete er Napoleon Bonaparte, von dem oft vermutet wird, daß er Epilepsie hatte. Der Autor beschreibt Napoleons Wutanfälle und fährt dann fort:

»... diese Anfälle, die von zahlreichen Augenzeugen beschrieben wurden, die keine medizinischen Kenntnisse besaßen, erhärten die Vermutung, daß Napoleon an Epilepsie litt ... Leidenschaftliche Ausbrüche sowie schwere Übelkeit mit Erbrechen, auf die Phasen der Lethargie folgen, sind deutliche Hinweise darauf, daß ein Mensch *mit dem Stigma der Epilepsie behaftet ist*...« (Hervorhebung von mir, S. C.)

Chaplin, *Tenements of Clay*, 1974

Es ist kaum zu glauben, aber diese Zeilen verraten die Haltung eines Arztes zur Epilepsie im Jahre 1974.

Der alte Bluebird stand auf einem Hügel am Rande eines Maisfeldes. Dort hatte man einen herrlichen Blick auf die Prescellies. Unten im Tal lag das Farmhaus. Ich hoffte jeden Tag den Beweis meiner britischen Abstammung erbringen zu können, denn dann konnte ich hierbleiben und arbeiten, ohne mein Visum immer wieder erneuern zu müssen. Meine Mutter tat zwar in Australien, was sie konnte – sie schrieb an alle Ämter und Institutionen –, aber es bestand kaum Aussicht, den Geburtsort von Walter Scott herauszufinden. Er war als Dreiundzwanzigjähriger nach Australien ausgewandert und bereits mit siebenundzwanzig gefallen. Im Zyklus meiner Anfälle befand ich mich wieder einmal in einem sehr dunklen Abschnitt. Die dramatische Zunahme meiner *Grand mals* hätte mich nicht so beunruhigen sollen, aber meine allgemeine Lage wurde dadurch nicht gerade rosiger. Ich hatte vier schwere *Grand mals* im Verlauf von sechs Monaten – die nächtlichen Anfälle nicht mitgerechnet.

Nach dem ersten wankte ich verwirrt und unglücklich zum Farmhaus. Die Farmersfrau begrüßte mich freundlich, aber als ich ihre Fragen nicht beantworten konnte, machte sie sich sehr große Sorgen. Ich konnte wenigstens den Kopf schütteln, als sie einen Arzt rufen wollte. Aber die Todesangst beherrschte mich, und ich wimmerte wie ein kleines Kind. Kate war damals gerade acht Wochen alt. Ich hielt sie in den Armen und drückte sie fest an mich. Ihr ständiges Zappeln lenkte mich schließlich so weit ab, daß ich sogar lachen konnte. Dann nahm ich die angebotene Tasse Tee an und erklärte der Frau kurz, was mit mir los war. Sie geriet völlig aus dem Häuschen.

»Was«, rief sie entsetzt, »und dann wohnen Sie ganz allein dort oben? Was da nicht alles passieren kann!« Sie hatte natürlich recht, aber instinktiv wußte ich, daß auch ich recht hatte. Es war ein sehr schlimmer Anfall gewesen. Ich hatte zahllose blaue Flecken. Ich mußte in der winzigen Kochnische des Wohnwagens überall angestoßen sein. Die Enttäuschung traf mich tief, und es schien mir, als würden die Anfälle immer heftiger. Aber meine Befürchtungen waren überflüssig. Lange Pausen zwischen zwei *Grand mals* ließen mich nur jedesmal vergessen, wie schlimm sie sein können. Und wenn sie dann auftraten, versetzten sie dem Organismus einen viel größeren Schock, als wenn ich zwei Dutzend Anfälle pro Jahr bekommen hätte. Es dauerte viel länger, das Geschehene zu begreifen und die Todesangst zu überwinden.

In den folgenden Tagen, in denen ich mich in dem bekannten zerbrechlichen Zustand befand, sprach ich mit der Farmersfamilie viel über meine Krankheit. Sie waren interessiert und besorgt. Es gelang mir nicht, mich zu Menschen zu flüchten, die mich während oder nach einem *Grand mal* bereits erlebt hatten. Es geschah aus Schwäche. Ich spielte wieder die Hilfsbedürftige, und das veränderte unweigerlich mein Verhältnis zu der Familie. Ich wurde verletzlich und fühlte mich ihnen gegenüber minderwertig – so wie man sich in Gegenwart von Menschen fühlt, denen man seine Charakterschwäche nicht verbergen kann: ein Spieler in Anwesenheit seines Gläubigers, ein leichtes Mädchen und eine Nonne, ein Gauner und sein Bewährungshelfer, ein Ehemann, der seine schmutzige Wäsche vor seiner ordentlichen Frau versteckt. So kam auch ich mir vor.

Der zweite *Grand mal* verlief noch schlimmer. Ich bekam ihn Weihnachten, als alle Nachbarn im Umkreis von einer Meile ihre Verwandten besuchten. In meiner Erinnerung fehlen mir zwei Tage, bis auf wenige Momente, in denen ich bei Bewußtsein war. Wahrscheinlich hatte ich zwei oder gar drei *Grand mals* hintereinander. Ich erinnere mich an entsetzliche Kopfschmerzen, und wie ich auf allen vieren zum Wasserkanister krieche. O Gott, wie lange das dauerte. Teekochen ist für mich etwas Automatisches, und das fiel mir etwas leichter. Nach einem Anfall muß ich unbedingt die Tabletten schlucken, sobald mein Magen sie bei sich behalten kann. Ich versuchte es also immer wieder. Das Schicksal bescherte mir gnädigerweise ein warmes Weihnachten, denn ich konnte zwei Tage lang nicht heizen. Ab und zu erwachte ich aus meiner Bewußtlosigkeit, lehnte halbaufgerichtet gegen eine der eingebauten Sitzbänke oder lag auf dem Fußboden. Die kleine Kate leckte mir ernst und besorgt und schließlich hungrig das Gesicht. Sie zwang mich schließlich aufzustehen, um ihr Hundefutter aufzuwärmen. Ich konnte sogar lächeln, als sie sich auf das Futter stürzte. Ich hoffe inbrünstig, daß ich nie wieder so viele *Grand mals* hintereinander haben werde, bei denen Kate mir abwechselnd das Gesicht leckt und dann vor mir sitzt und mich verwirrt ansieht. Ich hörte mich stöhnen und dann weinen. Ich flehte sie an, nicht auch zu sterben. Sie war mir damals schon das wichtigste Wesen auf der Welt geworden.

Am dritten Tag ließ die Todesangst schließlich nach, und ich machte mit Kate einen langen Spaziergang im strömenden Regen. Ich staunte über die verschlungenen Bahnen, die das Wasser über die Rinde der Baumstämme hinabfloß. Ich brachte Kate auch das Apportieren bei. Sie raste mit ihrem leuchtend roten Gummilöwen herbei, legte ihn mir vor die Füße und wedelte mit dem Schwanz, während sie aus der beachtlichen Höhe von dreißig Zentimetern zu mir emporspähte. Die erschreckenden Nachwirkungen eines *Grand mals* verschwinden wieder vollständig, aber daran erinnere ich mich nicht, wenn sie mich quälen.

Dieser schwere Abschnitt im Zyklus der Anfälle wurde durch die Einsamkeit noch schlimmer. Mein Bootsbauer lebte inzwischen wieder in Dartmouth, seine Schwester war umgezogen, und ich kannte im Umkreis von zweihundert Meilen außer der Farmerfamilie keine Menschenseele. Aus reiner Notwendigkeit schloß ich ein paar neue Bekanntschaften, aber sie wohnten mindestens eine Stunde Fußmarsch entfernt und hatten alle wenig Zeit. Mein Leben schien sich in einem Schwebezustand zu befinden. Im Grunde war das gar nicht schlecht, denn ich hatte genügend frische Luft und einen atemberaubenden Ausblick auf die schöne Landschaft (beziehungsweise auf dichten Nebel oder einen Vorhang aus Regen). Ich überließ mich dem Traum, allein in der Natur zu leben, den sich viele Menschen nicht erfüllen können, obwohl sie es sich sehnlichst wünschen.

Am Anfang fürchtete ich mich vor dem Alleinsein, aber es entpuppte sich später als Segen. Es war mir noch nie leichtgefallen, mit anderen Menschen zusammenzuwohnen. Welch einen besseren Ort konnte ich mir wünschen, um das Alleinsein zu lernen? Wenn man längere Zeit völlig auf sich allein gestellt ist, dann ist es ratsam, das Beste daraus zu machen, denn sonst kann das ein schlechtes Ende nehmen. Mit Kates Hilfe tat ich das. Ich nutzte jede Minute und lernte viel über die Kunst des Überlebens – und ich lernte meine eigenen Kräfte kennen. *Desideratas* Worte: »Viele Ängste sind die Kinder von Erschöpfung und Einsamkeit« haben für mich eine besondere Bedeutung. In den schwierigen, aber lehrreichen und heilsamen ersten sechs Monaten in der walisischen Wildnis lernte ich, wie man Angst und Niedergeschlagenheit bekämpft. Die Methode war einfach: Ich zählte alles Positive in meinem Leben auf. Die Aufzählung begann mit dem Glück, am Leben zu sein, eine Tasse heißen Tee zu trinken und die Sonne zu sehen. Dann konnte ich sie damit fortsetzen, daß zumindest mein Hund mich liebte. Und dann fiel mir ein, wie viele Freunde mir in der letzten Woche Briefe geschrieben hatten. Ich setzte die Aufzählung fort, bis sich meine Niedergeschlagenheit in Nichts auflöste.

In Wales bekam ich Kondition. In unserer abgeschiedenen Gegend verkehrten keine Busse. Ich mußte mir also etwas einfallen lassen, um zur Bank (wo ich meine rapide abnehmenden Ersparnisse weiter verringerte) und anschließend zu den Geschäften zu gelangen, in denen ich nach Sonderangeboten Ausschau hielt. Farmer sind sehr beschäftigte Leute. Ein paarmal ergab es sich, daß ich mit ihnen in die Stadt fuhr, aber auf Dauer ließ sich das nicht arrangieren. Siebzehn Meilen waren es bis zur Kreisstadt – zu weit selbst für einen John Hillaby, um dorthin und mit einem Rucksack voller Wocheneinkäufe zurückzulaufen. Ein Führerschein kam für mich natürlich nicht in Frage.

Autobesitzer oder auch Menschen, die mit Autobesitzern be-

freundet sind, können sich nicht vorstellen, wie schwierig es ist, irgendwohin zu gelangen, wenn man nicht fahren kann. Bei den hohen Tarifen der öffentlichen Verkehrsmittel (deren Streckennetz ohnehin immer kleiner wird und in manchen Gegenden gar nicht mehr vorhanden ist) bleibt eigentlich nur ein Ausweg: losmarschieren und hoffen, daß einen jemand mitnimmt. Wenn ich das verkünde, dann erwidert man mir wie bei meinen Vorstellungen vom Reisen: »Wenn du nicht Autofahren und dir keinen Chauffeur leisten kannst, dann darfst du nicht in dieser Abgeschiedenheit wohnen. Eigentlich solltest du zu Hause bleiben und dich mit dieser Situation abfinden.«
Ich sollte also wieder einmal nachgeben – oder einem anderen zur Last fallen, indem ich ihn ständig bat, mich in der Gegend herumzufahren. Das kam nicht in Frage. Ehe wir uns im College Harriett kauften, bin ich oft per Anhalter gefahren. Jeder findet es völlig in Ordnung, wenn Studenten und Soldaten am Straßenrand stehen und mitgenommen werden wollen, ich war jedoch mittlerweile zehn Jahre älter. Die Sache mit Harriett konnte nur deshalb so gut funktionieren, weil wir zusammenlebten und eine verschworene Gemeinschaft bildeten. In der jetzigen Situation wäre es sinnlos gewesen, mir ein Auto zuzulegen, denn ich hätte wahrscheinlich jedesmal eine Woche suchen müssen, um jemanden zu finden, der mich auch nur bis ins nächste Dorf gefahren hätte. Also marschierte ich los und streckte hoffnungsvoll meinen Daumen aus.
An dieser Stelle betritt Queen Victoria wieder die Szene, dicht gefolgt von einer unbekümmerten, selbstbewußten Barbra Streisand.

Q.: »Nein, Kleines, das kann ich beim besten Willen nicht mehr erlauben... per Anhalter fahren... nein, das geht nicht!«

B.: »Wieso nicht? Das machen doch viele.«

Q.: »Wo bleibt denn dein Ehrgefühl? Das ist doch nicht viel anders als Betteln!«

B.: »Unsinn! Ich muß hart arbeiten, wenn mich jemand mitnimmt. Die Fahrer wollen unterhalten werden.«

Q.: (schockiert): »Was willst du damit sagen? Das ist doch mehr als gefährlich! Unterhaltung und Unterhaltung sind zweierlei.«

B.: »Ach, das klingt, als seien alle Autofahrer potentielle Triebtäter.«

Q.: »Es genügt, wenn ein einziger darunter ist. Außerdem bist du zu alt für solche Kapriolen.«
B.: »Von wegen! Mein Leben beginnt erst. Auf das Gesicht kommt es doch nicht an. Man muß nur Fröhlichkeit und Selbstvertrauen haben.«
Q.: »Du kannst ebensogut die öffentlichen Verkehrsmittel benutzen, wenn du wirklich irgendwo hin mußt.«
B.: »Wie bitte? Bei meinem Bankkonto? Per Anhalter fahren verschafft mir viel mehr Freiheit!«
Q.: »Die Freiheit, ermordet zu werden.«
B.: »Aber nur über Kates Leiche.«

Bei den ersten Versuchen zitterte mein Daumen, und die Anspannung stand mir im Gesicht geschrieben. Es hätte mich nicht gewundert, wenn Autofahrer mich als verdächtige Person der Polizei gemeldet hätten. Bald aber wurden Kate und ich zu richtigen Anhalterprofis. Ihr verdanke ich viele Mitfahrgelegenheiten. Die Fahrer sagten häufig, wenn wir einstiegen: »Normalerweise nehme ich keine Anhalter mit, aber als ich den Hund gesehen habe...« Auch heute noch sorgt Kate dafür, daß die Autofahrer anhalten, wenn sie brav neben meinem Rucksack sitzt, die schneeweiße Brust zeigt und jeden vorwurfsvoll ansieht, wenn er vorbei fährt. Manchmal schlafe ich im Stehen ein (mit ausgestrecktem Daumen), und wenn uns jemand mitnehmen will, rennt sie zum Auto, um sich zu vergewissern, und kommt dann mit aufgeregtem Bellen zu mir zurück.
Ein Epilepsiekranker, der seine Anfälle unter Kontrolle hält, wird in seiner Unabhängigkeit am meisten durch ein Fahrverbot eingeschränkt. Als ich einmal zum Arzt wollte, weil mir meine Tabletten auszugehen drohten, schrieb ich auf ein großes Stück Pappe: »Muß zum Arzt!« Kate und ich standen an einer vielbefahrenen Straße, und an dieser Stelle konnte man bequem halten. Aber wir warteten drei Stunden vergebens darauf, daß uns jemand mitnahm. Schließlich wechselten wir auf die andere Straßenseite und fuhren ohne das Rezept wieder nach Hause. So etwas geschah natürlich häufig. Trotzdem liebe ich diese Art zu reisen – Kate auch.
Als ich nach Wales flüchtete, hatte ich nur einen Rucksack voller Habseligkeiten und einen Schlafsack dabei. Alle anderen Sachen blieben in Surrey zurück. Also fuhren Kate und ich einmal pro Woche mit einem leeren Rucksack nach Surrey und kehrten mit einem vollen nach Wales zurück. Auf Hin- und

Rückweg ließen wir uns auf der berühmten »M4« mitnehmen. Ich sorgte für eine volle Thermoskanne und belegte Brote, und inmitten der großen Verkehrsinseln machten wir eine gemütliche Teepause, ohne die armen Autofahrer zu beneiden. Man sieht als Beifahrer sehr viel mehr von der Landschaft, vor allem in den großen LKWs. Wenn ich das Alleinsein wirklich einmal satt hatte und bemerkte, daß ich langsam aus dem Gleichgewicht geriet, machten Kate und ich die Marathontour nach Cambridge. Wir legten die Strecke meist in zwölf Stunden zurück, übernachteten bei den raren Freunden, die nicht böse sind, wenn man unangemeldet bei ihnen hereinplatzt, und ließen uns zu einem Sonntagsessen einschließlich Schokoladenkuchen einladen. Zur Abwechslung zog ich mal einen Rock an und machte mit Kate einen Schaufensterbummel. Im Bewußtsein, daß in der Welt noch alles beim alten war, kehrten wir zufrieden nach Wales zurück.

Wer epileptische Anfälle mit der gleichen Häufigkeit wie ich bekommt, weiß, daß er sich nicht an das Steuer eines Wagens setzen darf. Das Fahren per Anhalter ist sicher nicht für jeden eine Alternative. Aber zweifellos müssen wir uns mit einem »Fahrverbot« abfinden und eine Lösung suchen, wie man eine Entfernung zurücklegt, ohne Freunde oder Bekannte zu sehr in Anspruch zu nehmen. Es ist für einen Epilepsiekranken sogar möglich, einen Führerschein zu machen. Ein ärztliches Gremium muß bestätigen, daß man drei Jahre lang keine Anfälle mehr gehabt hat.* Ich kann autofahren. Im australischen Busch gibt es zahllose abgelegene und verlassene Straßen. Ich habe mich am Steuer eines Wagens immer ähnlich wach und sicher gefühlt wie beim Schwimmen in der Brandung. Aber meine Familie hatte zu große Angst davor, daß ich nicht nur mich, sondern auch andere verletzen könnte. Ich wußte, sie hatten recht. Vor Jahren wurde in Melbourne der Fall einer Frau verhandelt, die am Steuer ihres Wagens einen epileptischen Anfall bekam und einen Frontalzusammenstoß verursachte. Sie selbst erlitt nur leichte Verletzungen, aber drei Menschen fanden den Tod. Der Richter sprach die Frau frei, weil sie zum Zeitpunkt ihres Unfalls das Bewußtsein verloren hatte. Aber wie soll man mit den Schuldgefühlen fertig werden, die einen ein Leben lang begleiten? Ich setze mich nicht hinter das Steuer!

* Auch in der Bundesrepublik besteht die Möglichkeit, die Fahrtauglichkeit durch ein fach- oder amtsärztliches Gutachten untersuchen zu lassen.

Beim Fahren per Anhalter habe ich viel über Autofahrer gelernt. Glücklicherweise bin ich keine nervöse Beifahrerin. Nach ungefähr vierzigtausend Meilen, die ich bisher auf diese Weise zurückgelegt habe, weiß ich, daß ich als Fahrerin eine weitaus geringere Gefahr für den Straßenverkehr darstellen würde als ungefähr die Hälfte aller Autofahrer. Da gibt es zum Beispiel Leute, die vor Antritt der Fahrt drei doppelte Whiskey und sechs Gläser Bier trinken; Leute, die sich über alle anderen aufregen und schrecklich ungeduldig sind; Leute, die erwarten, daß alle anderen ihnen Platz machen; Leute, die ihren Führerschein vor dem Krieg gemacht haben und sich hartnäckig weigern, ihren Fahrstil den heutigen Verkehrsverhältnissen anzupassen, sowie eine ganze Reihe, die eigentlich gar nicht fahren dürfen, weil sie herzkrank sind oder unter Kopfschmerzen und Allergien leiden. Ich wäre ganz bestimmt eine bessere Fahrerin als Leute mit schreienden und sich balgenden Kindern auf dem Rücksitz oder mit Chihuahuas, die nach den Ohrringen ihres Frauchens schnappen. Ich würde mit Sicherheit besser fahren als Leute, die im Rhythmus der Musik aus dem Kassettenrecorder abwechselnd auf Gas oder Bremse treten, die beim Fahren das Make-up erneuern, sich rasieren, die Beifahrerin im Arm halten, Zeitung lesen, Straßenkarten auf dem Lenkrad ausbreiten oder sich eine Pfeife stopfen – wer ist denn heute noch auf den Straßen sicher? Natürlich gibt es unzählige Menschen, die verantwortungsbewußt Auto fahren, aber ich bin froh, daß mir das Fahren per Anhalter so großen Spaß macht. Obwohl ich Epilepsie habe und keinen fahrbaren Untersatz besitze, kann ich in das Lied einstimmen: »Bin um die halbe Welt gefahren...«

Im nachhinein staune ich, daß ich ohne Schwierigkeiten mein neues Leben im Wohnwagen akzeptierte. Ich bezweifle, daß es an einer plötzlich entdeckten Lebensweisheit lag. Vermutlich verdanke ich das mehr dem Schock der veränderten Situation und der Verschlimmerung der Lage durch die Häufung der *Grand mals*. In meiner damaligen Verfassung – ich fühlte mich einsam, verletzt und war verwirrt – litt mein Urteilsvermögen, und ich wehrte mich nicht dagegen, arm zu sein. Manchmal luden mich Leute, die mich mitnahmen, zu sich nach Hause ein. Auf diese Weise lernte ich einen jungen Mann kennen, der mir viel beibrachte. Er staunte über meine Engelsgeduld, mit der ich darauf wartete, daß die Behörden etwas in Sachen meines Großvaters unternehmen würden, und bot mir an, seine absolut chaotische Junggesellenwohnung gegen Bezahlung einmal in der Woche aufzuräumen und zu putzen. Ich erklärte mich dazu bereit, obwohl es wirklich eine undankbare Aufgabe war. Wenn ich zum Saubermachen erschien, befanden sich die Zimmer wieder in dem vertrauten schauerlichen Zustand. Er spülte während der Woche keinen Teller ab und ließ alles fallen, wo er gerade stand. Er wußte ja, ich würde kommen und Ordnung machen. Wir wurden gute Freunde, vor allem wegen der Hunde. Er gab mir zum richtigen Zeitpunkt eine Reihe wertvoller Ratschläge über Hundeerziehung, und er bot mir Marihuana an. Ich hatte nie etwas fürs Rauchen übrig und wußte noch nicht einmal, wie man richtig an einer Zigarette zieht. Nur ein einziges Mal probierte ich einen seiner selbstgerollten Joints. Die Wirkung setzte augenblicklich und mit voller Wucht ein.

Nach ein paar leichten Zügen überfiel mich der »Terror« mit einer alarmierenden Heftigkeit. Der Bohrer in meiner Stirn war beinah greifbar, und mich packte das Entsetzen. Marihuana ist für Menschen mit Epilepsie wirklich nicht empfehlenswert. Das Rauschgift in Verbindung mit unseren Medikamenten führt zu einer unberechenbaren Wirkung.

Seit diesem schrecklichen und unbeschreiblichen Erlebnis weiß ich, daß für Menschen mit Epilepsie nicht die geringste Gefahr besteht, von illegalen Drogen abhängig zu werden. Wir brauchen noch nicht einmal Alkohol oder Zigaretten, um uns einen »Trip« zu verschaffen. Wir werden durch das Leben schon high. Wir kennen die Intensität des Sehens, Hörens und Verstehens, die sich viele durch illegale Drogen verschaffen. Fürst Myschkin vergleicht in Dostojewskis *Idiot* »die Zustände der Glückseligkeit« von Epilepsiekranken mit den Visionen Mohammeds. Ich weiß, was er damit meint, und weiß, es ist ein Privileg!

Der junge Mann, der mir Marihuana anbot, zeigte sich nicht besonders beeindruckt, als ich ihm von meiner Epilepsie erzählte. Ich hatte aber auch keine bestimmte Reaktion von ihm erwartet. Ich erklärte ihm, welche Wirkung Marihuana auf mich hatte und daß ich das Experiment nicht wiederholen wollte. Er stimmte mir zu und meinte, es sei sicherlich besser, nicht mehr davon zu rauchen. Ich spekulierte weder auf Mitleid noch auf Schutz, und er fühlte sich zu keinem von beidem verpflichtet.

Die meisten Menschen, mit denen wir täglich zu tun haben, werden uns nie bei einem Anfall erleben. Ich bin der Meinung, wir sollten erst dann jemanden ins Vertrauen ziehen, wenn wir uns ganz genau über die Gründe klar sind, weshalb wir es tun. Das »Ich-habe-Epilepsie-und-deshalb-mußt-du-nett-zu-mir-sein«-Motiv darf unter keinen Umständen eine Rolle spielen. Erpressungsversuche dieser Art verschaffen uns ein paar Vorteile, aber der Schaden insgesamt ist größer, und deshalb lohnt es sich nicht.

Wenn wir uns wirklich nicht von den anderen unterscheiden oder als gleichwertige Menschen angesehen werden wollen, dann dürfen wir keine Vorzugsbehandlung beanspruchen. Nur so können wir herausfinden, wer wir sind. Einige Epilepsiekranke verschaffen sich dadurch Vorteile, daß sie Anfälle vortäuschen, die sehr echt wirken, aber eigentlich nichts anderes als hysterische Anfälle sind. So ein Verhalten schadet uns allen natürlich sehr. Wenn ich das tun würde (aber ich glaube nicht, daß ich dazu fähig bin, denn es stellt meine ganze Philosophie auf den Kopf), verdiente ich einen Tritt in den Hintern und einen Eimer kalten Wassers über den Kopf – hoffentlich ist mir dann noch ein Freund geblieben, der mir diese Behandlung angedeihen läßt.

Das Desinteresse des Walisers an meinem einstigen großen Geheimnis beruhte einerseits darauf, wie ich ihm davon erzählt hatte, und andererseits auf seiner toleranten Einstellung. Wie die Passagiere auf dem Überseedampfer fand er die Krankheit nicht bedeutsamer als meine braunen Haare und meine großen Füße. Meistens reagieren die Menschen jedoch so wie die Farmersfamilie. Sie machen sich Sorgen darüber, daß ich allein lebe. Und wenn ich mich in einer Situation befinde, die eine gewisse Vertraulichkeit zuläßt, dann verleihen alle ihrer Betroffenheit auf ähnliche Weise Ausdruck: »Was sollen wir tun, wenn du zum Beispiel jetzt einen Anfall bekommst?« Ich erkläre dann stets, das sei höchst unwahrscheinlich, aber im Fall daß, sollte man mich bitte in Ruhe lassen, bis der Anfall vorüber ist. Damit ist meist schon genug gesagt. Krankheiten werden als Gesprächsthema schnell langweilig, wie ausgefallen oder schwer sie auch sein mögen. Und auch mit den »besorgten« Bekannten und Freunden gelingt es mir inzwischen, eine

Unterhaltung fortzusetzen, als hätten sie mich lediglich gefragt, ob mir das Mittagessen schmeckt.
Wenn ich mitgenommen wurde, bekam ich oft von den Fahrern zu hören, ich sollte doch einen Job haben, ein Auto und einen Ehemann, anstatt durch England zu trampen. Ich erzählte ihnen dann von dem Problem mit dem Innenministerium (daraufhin begannen alle auf die Behörden zu schimpfen). Wenn sie es merkwürdig fanden, daß ich keinen Führerschein hatte, erklärte ich, daß ich nicht fahren darf. Es faszinierte mich, daß ich daraufhin dieselbe Antwort zu hören bekam wie als Studentin. »Ach ja? Das erklärt natürlich alles.« Ich versuche immer noch mißmutig herauszufinden, was die Leute mit »alles« meinen. Meine Art zu leben? Meine Ansichten und Überzeugungen? Es macht mich etwas traurig, daß so vieles einer Erklärung bedarf. Ich wollte mich schließlich nie sehr von den anderen unterscheiden.
In der Stadt bemerke ich manchmal ein alles andere als schönes Verhalten. Manche Leute schrecken davor zurück, sich mit mir in der Öffentlichkeit zu zeigen, weil sie Angst davor haben, ich könnte in ihrem Beisein einen Anfall bekommen und sie vor anderen Freunden kompromittieren. Sie erklären mir zögernd, aber mit Nachdruck den Grund ihres Verhaltens. Aus ihrer Sicht ist es verständlich, aber ich weiß dann, daß ich einen großen Fehler begangen habe, ihnen von der Krankheit zu erzählen. Wahre Unabhängigkeit heißt, niemandem zu sagen, daß ich Epilepsie habe. Ich will daraus kein Geheimnis machen, aber ich möchte als Individuum beurteilt und akzeptiert werden. Die Epilepsie macht nur einen sehr kleinen Teil meiner Persönlichkeit aus – wenn überhaupt. Ihre Bedeutung in meinem Leben kann willentlich verkleinert werden.
Es gibt auch ernste und vorurteilsfreie Menschen. Ich wollte bei einer Frau in Cambridge ein Zimmer mieten und erzählte ihr aus naheliegenden Gründen etwas von der Behinderung. Wir unterhielten uns mit ihrem Mann. »Nur mit der Sprache heraus«, sagte sie. »Legen Sie Ihre Karten auf den Tisch und sagen Sie ihm ganz offen, daß Sie Epilepsie haben.«
Das klang, als sollte ich ein Geständnis ablegen. Der Fehler lag wieder bei mir, denn ich hatte es ihnen entsprechend eröffnet. Wie sich herausstellte, hatte das Ehepaar unangenehme Erfahrungen mit einem ebenfalls epilepsiekranken Kind gemacht. Wir sind nicht alle Heilige wie Fürst Myschkin – bei uns gibt es alle menschlichen Charaktere. Im allgemeinen nimmt man die

Menschen hin, wie sie sind, aber ich habe herausgefunden, daß man dazu neigt, uns abhängig von den jeweiligen Erfahrungen entweder an das eine oder das andere Ende des Spektrums zu verbannen. Auch das ist ein guter Grund, mit niemandem über unsere Krankheit zu reden – denn dann muß niemand seine Vorurteile bemühen, um uns zu beurteilen.

18. Kapitel

Sechs Monate, nachdem ich mich in die Einsamkeit zurückgezogen hatte, sah es immer noch nicht so aus, als würde ich je wieder legal arbeiten dürfen. Ich besaß kaum noch Geld, und in meiner Verzweiflung war ich zu jeder Arbeit bereit, mit der ich mich so lange über Wasser halten konnte, bis eine definitive Entscheidung fiel. So kam es, daß ich im Frühjahr für vierzig Pence die Stunde einen Job als Tankwart bekam, bei dem ich jeden Abend meinen Lohn erhielt. Es war bitter kalt, und ich fror erbärmlich, wenn ich an die Zapfsäulen hinaus mußte, um die Wagen der Kunden vollzutanken. Ich trug eine leuchtend rote Wollmütze und einen alten Parka. Manchmal vergaß ich meine Fausthandschuhe, und dann spürte ich die Kälte erst richtig. In dieser Jahreszeit verkehrten hier wenig Autos. Um mir die Zeit zu vertreiben, nahm ich Kate und das Transistorradio mit zur Arbeit. An einem scheußlich kalten Tag fuhr ein alter Rover vor, als ich gerade ein besonders spannendes Hörspiel hörte. Ich wollte nichts verpassen, nahm deshalb das Radio mit nach draußen, hielt es die ganze Zeit dicht an mein Ohr und machte mich an die übliche Prozedur: Tanken, Öl-, Wasser- und Luftdruckkontrolle. Der Mann am Steuer wurde wütend. Ohne auf den eisigen, beißenden Wind zu achten, stieg er aus und drohte mir mit der Faust.

»Hören Sie mal zu, junger Mann«, schimpfte er.

»Ich bin eine Frau«, erwiderte ich. Das bremste ihn ein wenig.

»Na schön, Fräulein...«, wollte er wieder loslegen.

»Ich bin eine Frau«, wiederholte ich.

»Hör zu«, tobte er, »du und deinesgleichen, ihr seid für den Verfall der guten Sitten in diesem Land verantwortlich. Jemand sollte euch erziehen. Beim Militär würden sie euch schon Anstand und Benehmen beibringen.« (Er wollte anscheinend nicht glauben, daß ich eine Frau war.) Ganz bestimmt, dachte ich, und grinste ihn unverschämt an.

»Es ist eine Unverschämtheit, sich mehr für diese sogenannte Musik zu interessieren, als die Kunden ordentlich zu bedienen!« Er wollte mir das Radio aus der Hand reißen. Ich war

immer noch beim Tanken und verteidigte mein Radio. Dabei floß Benzin über seine tadellosen Bügelfalten. Im besten Oxford-Englisch sagte ich dann: »Mein Herr, ich verfolge ein hochinteressantes Hörspiel im dritten Programm der BBC. Bitte hören Sie auf, mich zu stören.« Von diesem Job hatte ich die Nase voll. Ich wollte nicht länger mit »junger Mann« oder »Kleiner« angeredet werden. In Wales erwartet man von Frauen, daß sie Röcke tragen.
Dann kam ein Telegramm: »Australische Armeeaufzeichnungen verzeichnen Walter Scott, geboren Pontefract, Yorkshire. Alles Liebe, Mum.« Hurra! Hurra! Ich stürmte zum Rathaus, und es dauerte nur fünf Minuten, dann hatte man die Geburtsurkunde des alten Walter (beziehungsweise des jungen Walter) gefunden. Nach zwei Tagen hielt ich den Nachweis meiner britischen Abstammung in den Händen. Ich war legalisiert.

Der Kampf war vorüber, der Druck wich, und unvermeidlich bekam ich einen *Grand mal*. Aber diesmal, diesmal schien er nicht so schlimm zu sein. Kate gewöhnte sich langsam an das Schauspiel. Sie lag wartend mit ausgestreckten Vorderpfoten neben mir und beobachtete mich mit großem Interesse, als ich aus der Bewußtlosigkeit erwachte. Ich hörte, wie ihr Schwanz gegen den Boden des Wohnwagens schlug. Der *Grand mal* konnte mein Hochgefühl nicht dämpfen. Ich beschloß, den Neurologen am University College Hospital in London noch einmal aufzusuchen. Von ihm lernte ich etwas über Zyklen. Ich sollte mir keine Sorgen machen – mein Zustand würde sich eindeutig wieder bessern. Alle bohrenden Befürchtungen und Vermutungen über eine akute, ernste Hirnschädigung konnte ich beiseiteschieben, und eine neue Freude am Leben erfaßte mich. Der Frühling kam. Kate wuchs mir von Tag zu Tag mehr ans Herz, und ich besaß endlich wieder eine Aufenthalts- und Arbeitserlaubnis. Die Verantwortung, die ich übernommen hatte, um kostenlos in dem Wohnwagen zu leben, behagte mir nicht. Ich zog deshalb in einen anderen um – er war größer, höher und stand an einem Platz, wie ich ihn mir schöner nicht hätte erträumen können. Hier konnte ich wieder völlig gesund werden und meinen kleinen Teufel für immer in die Schranken weisen.
Mit dem Frühling kam auch das Ende in dem Zyklus schlimmer *Grand mals*. Von unserem neuen Zuhause blickte man über ein

friedliches und vergessenes walisisches Tal. Bis zur nächsten Straße mußte ich drei Meilen laufen. Kate machte das nichts aus, aber ich brauchte mehr als ein Paar Schuhe. Die wilden Blumen, die hier so üppig wuchsen, wurden mir sehr vertraut und schenkten mir immer wieder große Freude. Auf den Frühling folgte einer der heißesten Sommer, den man in England seit Jahren erlebt hatte. Langsam gewann ich wieder Klarheit. Ich hatte die sechs einsamen Wintermonate überstanden – sie waren in jeder Hinsicht trostlos gewesen. Aber jetzt schienen sie nicht länger so dunkel zu sein. Diese Zeit glich sehr meiner Erfahrung mit den Verbrennungen – beides waren schwere Prüfungen gewesen. Ich bestand sie und fand eine neue Lebenseinstellung. Es waren Zeiten intensiven Lernens.

Wales ist schön. Aber man sollte die Vorzüge dieses Landes nicht so laut preisen, denn es ist eine der letzten Bastionen der Einsamkeit für Exzentriker. Das Land geht ziemlich hart mit ihnen um. Ich verliebte mich in den alles einhüllenden Nebel, den endlosen Regen und die kahlen, dornigen Büsche. Es war eine unerwartete Freude, im eisigen Wind auf der Straße zu stehen und zu hoffen, daß jemand anhielt, nur weil ich einen Freund besuchen wollte, der Meilen entfernt wohnte und möglicherweise nicht einmal zu Hause war, oder weil Kate Abwechslung brauchte. Der Frühling verzauberte mich. In der strahlenden Sonne sah ich überall neue Hoffnungen, Ideen und Möglichkeiten keimen. Ich lehnte mich zurück und sonnte mich in dieser neuen Art zu leben.

Die freundlichen Farmer in der Umgebung hielten mich für merkwürdig. Ich war nicht verheiratet, hatte keine sieben Kinder und kein Zuhause, keinen Beruf mit einem Jahresurlaub an der Costa del Sol, ich schien nicht viel zu besitzen und fuhr als Anhalterin durch die Gegend. Mochten sie von mir denken, was sie wollten. Sie konnten nicht ahnen, wieviel ich in den letzten sechs Monaten gelernt hatte. Sie konnten nicht ahnen, was es für mich bedeutete, endlich meine eigenen, erprobten elementaren Regeln für Epilepsiekranke, die in der »normalen« Erwachsenenwelt leben, formulieren zu können.

An erster Stelle muß man ein gewisses Maß an Selbstkontrolle aufbringen. Ich glaube, daß viele Anfälle einfach dadurch vermieden werden können, daß man sie nicht erwartet. Dem kleinen Teufel gefällt es nicht, ignoriert zu werden – dann verzieht er sich in seinen Schmollwinkel. Man kann Anfälle auch durch regelmäßige Mahlzeiten vermeiden (ich esse wenig und oft und

freue mich über den ausgezeichneten Vorwand, mir eine Tafel Schokolade oder ein Eis zu gönnen) und durch ausreichenden Schlaf (das muß nicht mit einem glücklichen, geselligen Leben in Konflikt geraten – es bedeutet nur, vorsichtig zu sein). Man kann Anfälle vermeiden, indem man auf alle gebräuchlichen Drogen und Medikamente verzichtet, angefangen vom Aspirin bis zum Alkohol – es sei denn, sie sind absolut notwendig –, und man darf nie, nie versäumen, die lebenswichtigen Tabletten einzunehmen. Es ist eine große Hilfe, wenn man das Tabletteneinnehmen zu einem Ritual macht, denn auch nach vielen Jahren kann man seine Rationen einmal sehr leicht vergessen. Ich trinke zum Beispiel leidenschaftlich gerne Tee. Wenn ich den Teekessel aufsetze, dann weiß ich automatisch: Es ist Zeit für die Tabletten. Ich bewahre sie sogar in der Teedose auf. Wenn ich schreibe, nehme ich fünfmal am Tag Tabletten ein – dreimal zum Tee und zweimal zum schwachen Kaffee. Ich sorge dafür, daß die Tabletteneinnahme nicht zur lästigen Pflicht wird, sondern gestalte sie so angenehm wie möglich.
Ich verzichte nie darauf auszugehen, nur weil ich vielleicht keine Möglichkeit habe, die Tabletten zu schlucken. Meine Handtasche ist groß genug für eine Flasche Wasser und meine neueste Pillendose, ein Geschenk von Liz. Ich nehme immer soviel Tabletten mit, daß ich bis zum nächsten Tag damit auskomme. Ich möchte auf keinen Fall eine Einladung zum Übernachten ausschlagen müssen. Allerdings kam es auch schon vor, daß ich den Tablettennotstand ausrufen mußte – nicht nur einmal. Ich ging dann immer in die Ambulanz des nächstbesten Krankenhauses und erklärte dort den Ärzten, daß ich meine Medikamente zu Hause vergessen hatte. Das ist besser, als einen interessanten Abend abbrechen zu müssen. An einem Weihnachten in Norfolk hatte ich eine ganze Flasche Tegretol mitgenommen, aber keine einzige der in Silberfolie verpackten Garoin-Tabletten. Ich wandte mich an das allgemeine Krankenhaus in Norfolk. Außer mir saß nur noch eine Patientin dort. Sie hatte sich an Heiligabend beim Tanzen das Handgelenk gebrochen. Die diensthabenden Schwestern waren sehr freundlich.
»Sie sind nicht die einzige, die Heiligabend zu uns kommt«, beruhigten sie mich.

Es hilft, wenn man lernt, über die *Grand mals* zu lachen. An einem Morgen dieses herrlichen, fast australischen Sommers brachte mir die Besitzerin des Wohnwagens meine Post. Sie überraschte mich außerdem mit einer leuchtend roten Petunie, die sie mir schenken wollte. Anscheinend konnte ich die intensive Farbe der Blüten nicht ertragen, denn nur an sie erinnerte ich mich, als ich Stunden später wieder zu Bewußtsein kam. Die Frau hatte noch nie jemanden mit einem epileptischen Anfall gesehen, aber sie beschrieb mir den Ablauf so, wie er immer berichtet wird. Allerdings muß ich außerdem in meinem ziemlich kurzen Nachthemd vor dem Beet mit den Stangenbohnen immer hin- und hergelaufen sein. Sie bat mich ängstlich, doch einen Bademantel anzuziehen, denn ein walisischer Morgen ist auch im Sommer sehr kühl. Ich aber starrte sie nur verständnislos an. Obwohl die Frau erschrocken war über den Anfall und ich mich schämte, wenn ich mir vorstellte, was sie gesehen hatte, lachten wir beide über die »Maid zwischen den Stangenbohnen«.

Nach diesem *Grand mal* lernte ich eine andere Grundregel. Ich darf nicht erwarten, daß das Leben eitel Sonnenschein ist. Bei wem ist das schon der Fall? Es gibt immer wieder Rückschläge und Zeiten der Niedergeschlagenheit. Inzwischen weiß ich aber, daß sie vorübergehen, und das ist sehr wichtig. Der Besuch von Liz fiel leider genau in eine dieser depressiven Phasen. Es war mir schließlich gelungen, Liz, die überzeugte Australierin, zu bewegen, mich zu besuchen und sich einmal all das anzuschauen, was sie nicht vermißte – und wenn es auch nur dazu führte, daß sie sichergehen konnte, es nicht zu vermissen. Es war schön, sie wiederzusehen. Unser letztes Zusammentreffen lag acht Jahre zurück. Ich wollte ihr Kate, Wales und mein neues Leben zeigen. Aber als sie da war, fühlte ich mich einfach nur elend.

»Es wird mir niemals gutgehen«, jammerte ich. »Ich habe immer noch viel zuviel Anfälle, und Menschen mag ich immer noch nicht allzusehr. Ach, ich nütze niemandem etwas...« Meine Klagen nahmen kein Ende. Liz schaute mich ungläubig an und hielt es schließlich nicht mehr aus.

»Hör endlich mit deinem Gejammer auf«, rief sie ungehalten. »Natürlich machst du Fehler... Du bist doch keine Heilige!« Ich verstummte, sah sie vorwurfsvoll an und war bereit, ihr das Gegenteil zu beweisen. Aber sie ließ mich nicht zu Wort kommen und zwang mich, etwas zu sehen, was mir bisher noch nie aufgefallen war. »Für dich zählen immer nur die Rückschläge und Niederlagen. Bequemerweise vergißt du, was du schon alles erreicht hast. Du hast unglaubliche Fortschritte gemacht. Ich kann das wirklich beurteilen. Für einen Schritt rückwärts machst du zwei Schritte vorwärts.«

Liz hatte recht. Oft übersieht man die einfachsten Dinge, und andere müssen uns mit der Nase darauf stoßen. Anscheinend ist das so im Leben. Ich hatte in all den Jahren immer nur die Mißerfolge registriert, hatte mich nach jedem Fehlschlag in mein Schneckenhaus verkrochen und auf den nächsten Neubeginn gewartet, um dann natürlich alles richtig zu machen und mir zu beweisen, daß ich ein erfolgreicher Mensch bin. Ich glaube, an diesem Punkt sah ich endlich die Sonne.

Kate half mir sehr, daß ich lernte, mich zu akzeptieren. Weit mehr als Sloopy wurde sie für mich ein echter Freund – treu, liebevoll und ein geborener Clown. Ich lernte wieder zu lachen, denn ihre Späße waren unwiderstehlich. Sie verdoppelt mir die Freude an allem, was geschieht – denn ich teile alles mit ihr. Sie brachte mir bei, für jemanden zu sorgen.

Kate konnte über eine zwei Meter hohe Mauer springen, wenn es ihr Spaß machte. Ich hielt oft einen Stock hoch, und sie sprang nach ihm. Einmal aber übertrieben wir das Spiel. Sie landete unglücklich, ich hörte ein scharfes Krachen, das einem Pistolenschuß ähnlich war, dann jaulte sie auf. Kate hatte sich ein Bein gebrochen. Die Röntgenaufnahme zeigte einen Splitterbruch an einem Schenkelknochen. Der erste Tierarzt sagte, man könne nichts machen, Kate müßte so schnell wie möglich von ihren Schmerzen erlöst werden. Der nächste schlug eine Amputation vor. Schließlich fand ich einen Veterinär, der sich bereit erklärte, sie zu operieren. Zwei Tage war ich äußerst ruhig und vernünftig, während meiner treuen Freundin in guten wie in schlechten Zeiten der komplizierte Bruch mit Hilfe von Stahlschiene und Schrauben wieder gerichtet wurde. Als Kate die Operation überstanden hatte und tief und fest in ihrem Korb schlief, überfiel mich der »Terror« und ließ mich sechsunddreißig Stunden nicht los. Die Kosten für die Operation verschlangen meine letzten Ersparnisse, aber Kate wurde wieder gesund.

Ich fürchtete, der ständige Wechsel zwischen wunderbaren, erschreckenden, aufregenden, erstaunlichen und auch komischen Erlebnissen wird nie aufhören. Oft denke ich, persönliche Freiheit, Unabhängigkeit, Lebensfreude und die Überwindung meines Stigmas müßten ihren Höhepunkt erreicht haben. Aber es gibt immer wieder neue Entdeckungen zu machen und neue Situationen zu bewältigen. Werde ich gereizt, wenn ich zu lange mit Menschen zusammen bin? Dann muß ich eben lernen, allein zu leben, denn das vermeidet die Verwirrung und Erschöpfung infolge zu vieler direkter Konfrontationen, die für die meisten Menschen ganz normale Unterhaltungen sind. Gerate ich zu oft am Arbeitsplatz mit dem Chef aneinander? Gut – dann muß ich lernen, alleine zu arbeiten. Will ich zu oft mit dem Kopf durch die Wand? Kein Problem, ich habe einen dicken Schädel. Aha, ich verschütte immer Tee auf den Rock (ich zittere nämlich, wenn die vielen Medikamente Vergiftungserscheinungen auslösen)? Dann werde ich Expertin im Beseitigen von Teeflecken. Brauche ich jemanden, mit dem ich reden kann? Gut – ich lege mir einen intelligenten Hund zu. Löst Musik TLE-Attacken aus? Dann muß ich den Musikgenuß dosieren.

Wenn viel Schlaf und regelmäßige Mahlzeiten so wichtig sind, dann muß man das Leben entsprechend organisieren. Bin ich ein Einzelgänger? Dann muß ich das genießen lernen! Ich glaubte lange Zeit, es sei unnatürlich, ein Einzelgänger zu sein, und schämte mich, wenn ich mit Leuten zusammen war. Aber das stimmt nicht. Angefangen bei Greta Garbo ziehen es viele Menschen vor, allein zu sein. Die sogenannten ungeselligen Typen teilen nicht die Bedürfnisse und Vorlieben der anderen. Das ist alles. Es gibt kein Problem und keine Situation, die ein Epilepsiekranker, und das heißt jeder andere Mensch auch, nicht mit ein bißchen Nachdenken selbst lösen kann.

Jetzt ist das Leben schön und ausgefüllt. Zum Beispiel mein letztes Abenteuer: Kate und ich besuchten die »Punschschalen des Teufels« in der Nähe von Aberystwyth. Morgens um halb acht war kein Mensch weit und breit. Kate und ich kletterten über die Mauer, um ein kaltes Bad in einem der kleineren Weingläser zu nehmen. Dann machten wir uns auf Entdeckungsreise. Ich fand eine alte unbenutzte und rostige Leiter, die zum Wasserbecken unterhalb des großen Wasserfalls führte. So geschickt Kate auch war, sie konnte dieses Hindernis nicht überwinden und mußte getragen werden. Ich warf meine Reisetasche hinunter, um die Hände freizuhaben. Darin befand sich dieses Manuskript. Und wo landete es? – Mitten in diesem schäumenden Getränk des Teufels.

Die Tasche kreiste im Becken und sank jedesmal etwas tiefer. Die inzwischen achtzehn Monate alte Kate hielt die Tasche für ihr Frauchen und sprang, treu bis in den Tod, mit gestreckten Beinen sowie hocherhobenem Kopf und Schwanz hinterher, als sei sie ein Flughund. Auch sie kreiste jetzt im Becken, aber kam der dem Untergang geweihten Tasche nicht näher. Schließlich stürzte die Tasche über den Wasserfall ins nächste Becken, und ihr folgte ein jaulender, triefender, schwarzweißgefleckter schottischer Schäferhund sechs Meter in die Tiefe. Ich war dem Zusammenbruch nahe und gelobte, falls die Tasche gerettet würde und das Manuskript noch lesbar sei, es zu vollenden. Zum Teufel mit allen Teufeln!
Ich zog die Tasche und Kate fünfzehn Meter weiter unten wieder an Land.
Keine Menschenseele hatte dieses Abenteuer beobachtet, denn die Touristen bereiteten sich erst darauf vor, die Teufelsbrücke in ihrem Programm »abzuhaken«. Ich breitete den Inhalt meiner Tasche auf den Felsen zum Trocknen aus: Nachthemd, Strickjacke, Handtuch, Waschlappen, Strümpfe, Badeanzug, Sonnenhut, Sonnenbrille, Tabletten (ich nahm noch Wochen danach Tegretol in Pulverform und abgewogenen Portionen zu mir) und das Manuskript – nicht schlechter nach der Waschung.
Gesegnet sei Kate. Gesegnet seien alle, die mir bis hierher geholfen haben. Das zerrupfte Käuzchen hat das Nest verlassen und sich in den blauen Himmel hinaufgeschwungen, wo es wie eine Schwalbe fliegt. Ich trage kein Brandmal mehr.

Epilog

Im Leben eines Epilepsiekranken gibt es eine Ungewißheit, die bedrohlich werden kann, wenn man ihr nicht mit Entschlossenheit entgegentritt. Vielleicht bekomme ich heute nacht einen Anfall. Wenn es passiert, erwache ich morgen mit einer zerbissenen Zunge, einem steifen Hals, einem feuchten Kissen und einem Brummschädel, der arbeitet wie ein Automotor auf drei Zylindern. Ich kann mittlerweile damit umgehen. Oder ich habe morgen beim Einkaufen einen *Grand mal*, wenn ich in der Schlange vor der Kasse stehe. Einige der Umstehenden werden Angst bekommen, andere aus falschen Gründen Ekel empfinden – und wahrscheinlich wird zumindest einer die Lage überblicken und die Initiative ergreifen. Ich hoffe, man ruft keinen Krankenwagen. Ich hoffe, ich beunruhige nicht zu viele Menschen. Was immer auch geschehen mag, ich werde überleben, und die Schrecken des schwarzen Ozeans, der über mir zusammenschlägt, werden wieder abklingen. Vielleicht kämpfe ich aber bereits den ganzen nächsten Nachmittag über mit der TLE und kann keine Arbeit ordentlich erledigen. Dann muß sie eben noch mal gemacht werden. Und vielleicht wird nichts von all dem geschehen. Vielleicht... vielleicht bekomme ich nie mehr einen *Grand mal*.

Kein Epilepsiekranker braucht hilflos zu sein, und die meisten können in völliger Unabhängigkeit leben – wenn sie es wirklich wollen. Es gibt keinen Grund, weshalb wir nicht heiraten und Kinder bekommen können – eine sorgfältige Untersuchung durch einen Facharzt sollte das bestätigen. Also verlieben Sie sich ruhig...und übernehmen Sie die Verantwortung! Man braucht sich nicht aus Angst vor ein paar Unfällen von allem fernzuhalten.

Unfälle werden wahrscheinlich passieren, aber die Freuden eines erfüllten Lebens machen das bißchen Schmerz und Angst mehr als wett. Lassen Sie sich nicht zu einem überbehüteten Leben verleiten. Sie sind sehr wohl dazu in der Lage, sich allein wieder aufzurappeln. Und vor allem: Lassen Sie sich nicht einreden, Sie seien ein spezieller Fall, anders als die anderen oder würden sich vom Rest der Menschheit unterscheiden. Niemand wird Sie mögen, wenn Sie übelgelaunt, mürrisch und wenig liebenswert sind – sind Sie aber freundlich, großzügig und geduldig, dann wird man Sie auch mögen. Das gilt für alle Menschen. Was immer Sie also tun möchten, ob Sie nun Gurken pflanzen oder an den Schwimmwettkämpfen der Olympischen Spiele teilnehmen möchten – tun Sie es. Sie können es, und es wird Ihnen gelingen. Ich weiß es.

Nachwort für die Leser der deutschen Ausgabe

Sechs Jahre sind nun seit dem Erscheinen der ersten Ausgabe von »Zerzaustes Käuzchen« vergangen. Mein Leben verlief weiterhin so voller Abenteuer, Hoffnungen und unerwarteter Überraschungen. Auch an Rückschlägen und Niedergeschlagenheit hat es nicht gefehlt.

Während ich diese Zeilen schreibe, baut ein quicklebendiger kleiner Junge von achtzehn Monaten neben mir auf dem Fußboden aus bunten Bauklötzen eine Burg. Er ist der Sonnenschein unseres Lebens, und sein Lächeln könnte strahlender nicht sein. Er sieht seinem Vater von Tag zu Tag ähnlicher.

Als ich Großbritannien schließlich verließ, sehnte ich mich sehr danach, nach Australien und in meine Heimatstadt Melbourne zurückzukehren. Die Entscheidung fiel mir nicht leicht, denn Andy, meine große Liebe aus Cambridge, hatte sich in einer Periode schwerer Anfälle, von denen die meisten mit Verbrennungen und Krankenhausaufenthalten endeten, sehr um mich gekümmert. Der sprudelnde Teekessel – eigentlich mein Trostspender – wurde mir zum größten Feind, denn ich riß ihn bei den *Grand mals* häufig um. Aber das Heimweh wurde zu stark, und ich mußte einfach gehen.

Nach einer dreimonatigen Campingtour durch Amerika kam ich in Melbourne an und holte Kate ab, die ihre Quarantänezeit wohlbehalten in einem Verschlag überstanden hatte. Wir feierten ein geradezu ekstatisches Wiedersehen. Ich fand einen guten Job im Universitätsbuchhandel – aber etwas fehlte. An unserem letzten gemeinsamen Abend in London hatten Andy und ich miteinander getanzt – und auch geweint.

»Uns bleibt die Erinnerung an diesen Abend«, hatte ich zu ihm gesagt.

Aber noch ehe das Jahr um war, verlobten wir uns, und er wanderte nach Australien aus, um mich zu heiraten. Er arbeitet nun in der Computerbranche. Ich unterrichtete Englisch an einer Oberstufe, bis... ja, bis Thomas sich plötzlich meldete! Andy und ich hatten nicht daran gedacht, Kinder zu bekommen. Der Schock, nun plötzlich verheiratet zu sein und ein

eigenes Heim zu haben, nachdem ich das all die Jahre über für unmöglich hielt, war groß genug gewesen.
Die ersten drei Monate der Schwangerschaft verliefen wirklich ziemlich gefährlich. Ich bekam in kurzen Abständen eine Reihe schwerer Anfälle, und die Dosierung meiner Medikamente mußte beträchtlich erhöht werden. Mit der Hilfe von Dr. Ebeling (derselbe Dr. Ebeling, nur mittlerweile Großvater) und eines tüchtigen Gynäkologen fand ich heraus, daß die Schwangerschaftshormone in meinem Blutkreislauf die Wirkung der Medikamente neutralisierten. Es war so, als würde ich nur ganz geringe Dosen einnehmen. Deshalb wurde bis zur Geburt von Thomas alle sechs Wochen ein Bluttest gemacht und die Dosierung der Medikamente sorgfältig überwacht.
Wir waren vor der leicht erhöhten Gefahr gewarnt worden, daß das Kind mit einer Spaltbildung an der Wirbelsäule (Spina bifida) zur Welt kommen konnte, weil ich Dilantin nahm. Aber mehrere Ultraschalluntersuchungen schlossen das aus. Unser Baby war rundum gesund und quicklebendig. Probleme hatte es nur mit dem Bäuerchen! Offensichtlich ging von den schweren Anfällen für das Baby nur geringe Gefahr aus, es sei denn, meine Atmung hätte ausgesetzt und das Gehirn des Babys wäre möglicherweise nicht mit genügend Sauerstoff versorgt worden. Aber das war sehr unwahrscheinlich. (Nach den ersten drei Monaten ging es mir wieder gut, und ich fühlte mich bei Kräften, wenn ich auch viel mehr Schlaf als sonst brauchte.)
Die Entbindung wurde sorgfältig überwacht. Der Termin war vorher festgelegt worden, und ich bekam eine Epiduralanästhesie, damit die großen Schmerzen nicht möglicherweise einen Anfall auslösten. Alles verlief glatt. Wir sind nun Eltern eines wunderschönen, glücklichen Kleinen, der gut ißt, tief schläft und sich seines Lebens erfreut. Natürlich kommt das Staubwischen zu kurz, und die Windeln stapeln sich meterhoch (niemand hatte mir erzählt, wieviel Windeln so ein Baby braucht). Aber Thomas und sein Daddy stehen für mich an erster Stelle.
Außer daß ich nun zur Überraschung und Freude aller verheiratet bin und Familie habe, kann ich mit Stolz sagen, daß mein erster Roman *Memory's Dancer* in diesem Jahr in Großbritannien erscheint. Ich schrieb ihn in Schottland, als ich wieder ganz allein mit Kate in einem Wohnwagen lebte. Ich gebe mittlerweile auch Kurse in kreativem Schreiben im Gemeindezentrum unseres Wohnortes, während Thomas in seinem Kinderhort für

Leben sorgt und die Betreuerinnen entzückt. Das Leben nimmt seinen Gang. Die Farm meines Vaters fiel im letzten Jahr einem verheerenden Buschfeuer zum Opfer. Kate starb an Rückenmarkkrebs. Ich habe vor längerem bereits den Wunsch aufgegeben, in meinem Beruf zu arbeiten. Meine kleine Familie und das Schreiben sind mir viel wichtiger.
Ich blicke nun auf zwanzig Jahre mit schwerer Epilepsie zurück und kann sagen, daß mein Leben oft ein schrecklicher Kampf war. Aber ich habe genausoviel Glück erlebt wie jeder andere Mensch in meinem Alter auch – vielleicht sogar mehr, denn die Höhen heben sich so dramatisch von den Tiefen ab. Ich werde geliebt und fühle mich geborgen; ich habe Arbeit und Menschen, die mich brauchen; ich kenne keine Angst vor dem Morgen, sondern blicke hoffnungsvoll in die Zukunft. Was soll ich mir mehr wünschen?

Susan Wills Goss, Melbourne, September 1985

Zwei wichtige Organisationen für Epilepsiekranke in der Bundesrepublik Deutschland:

Deutsche Sektion
der internationalen Liga
gegen Epilepsie
Landstraße 1
7640 Kehl-Kork

Stiftung Michael
Karthäuserstraße 10
5300 Bonn 1

Bei der Stiftung Michael ist ein Adressenverzeichnis der Selbsthilfegruppen für Epilepsie erhältlich.

Persönliche Erfahrungen mit Krisen

Renate Anders
Grenzübertritt
Band 3287

Ingeborg Bruns
Das wiedergeschenkte Leben. Band 3247

Sue Cooke
Zerzaustes Käuzchen
Band 3245

Jacqueline Fabre
Kinder, die nicht sterben wollten. Band 3289

Sarah Ferguson
Die Stimme und das Schweigen. Band 3284

Andrea Graf
Die Suppenkasperin
Band 3294

Luise Habel
Umarmen möcht ich dich
Band 3299

Christine Hofmann
Stunden, dic zählen
Band 3296

Hera König
Der tödliche Hunger
Band 3286

Christiane Lenker
Krebs kann auch eine Chance sein. Band 3288

Marlene Lohner
Plötzlich allein
Band 3527

Hiltrud Minwegen
Mario. Band 3282

Anemone Sandkorn
Das Sandkorn oder Die Entfernung eines Knotens. Band 3298

Kathryn Seidick
Mit den Anforderungen wächst der Mut. Band 3283

Lydia Stephan
Du hättest so gern noch ein bißchen gelebt. Band 3297

Rosmarie Stüssi
Aufzeichnungen aus dem Leben mit einem blinden Kind. Band 3295

Ingrid Tropp Erblad
Katze fängt mit S an
Band 3293

Marianne Weber
Lernprozeß. Band 3291

Monika Weber
Die dunkle Seite meines Lebens. Band 3285

Frank Wola
Sebastian, ich will es dir erklären. Band 3292

Laure Wyss
Ein schwebendes Verfahren. Band 3526

Fischer Taschenbuch Verlag

fi 26/8

Claudia Storz

Jessica mit Konstruktionsfehlern

Roman. Band 2172

Jessicas Konstruktionsfehler sind ihre Krankheit. Jessicas Geschichte ist die Geschichte der Autorin, ihr eigener Kampf gegen die vermutlich unheilbare Krankheit, der Versuch der jungen Studentin, gegen die Krankheit anzuschreiben.

Jessica ist jung, begabt und intelligent. Sie war wild und erlebnishungrig, bis mit sechzehn diese seltene, grausame Krankheit ausbrach. Das eigentliche Thema ist der Kampf um das Leben mit dieser Krankheit, sind die Menschen, mit denen es sich einzurichten gilt.

Auf der Suche nach Lady Gregory

Roman. Band 5375

Die Reise auf den Spuren der historischen Lady Gregory (1852–1932) ist nur ein äußerer Anlaß zu einem ganz anderen Erzählgeflecht, das sich aus Frauenporträts und -bildern aus der eigenen Erinnerung und der irischen Gegenwart und Sagenwelt zusammensetzt. »… Es geht in diesem Buch jedoch auch um ein Weiterfassen des in ›Jessica‹ so eingeengten Lebens, um eine Ausweitung – auch wenn sie selbst nur in Träumen zustandekommt.«

(Schweizer Feuilleton-Dienst)

Fischer Taschenbuch Verlag